Difficult Airway Management

気道管理スキルアップ講座

編集

中川 雅史 ／ 上農 喜朗
Masashi Nakagawa　Yoshiroh Kaminoh

克誠堂出版

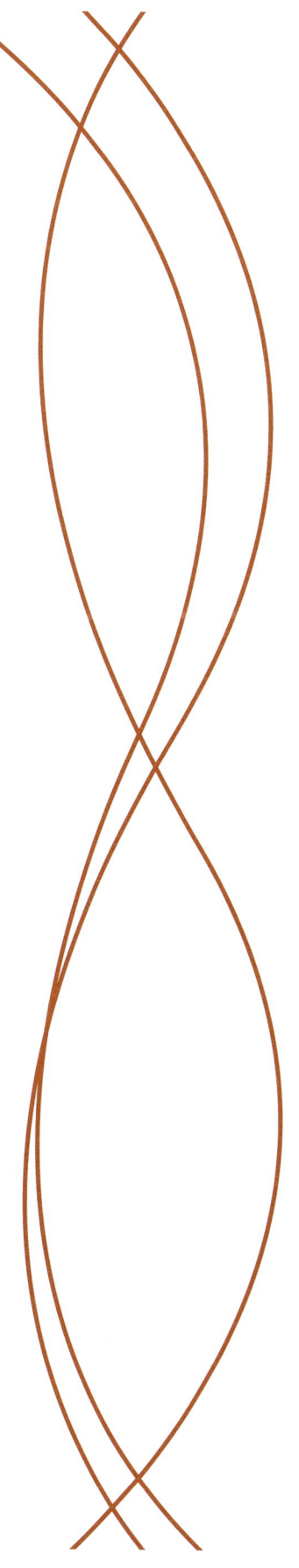

執筆者一覧

● 編　集 ●

中川雅史	社会保険紀南病院麻酔科
上農喜朗	兵庫医科大学病院中央手術部

● 執筆者 ● （執筆順）

中川雅史	社会保険紀南病院麻酔科
小澤章子	静岡医療センター麻酔科・集中治療部
鈴木昭広	旭川医科大学救急集中治療部
水本一弘	和歌山県立医科大学麻酔科学教室
根来孝明	和歌山県立医科大学麻酔科学教室
車　武丸	済生会松阪総合病院麻酔科
野村岳志	島根県立中央病院手術科
二階哲朗	島根大学医学部麻酔科学教室
杉岡伸悟	大阪歯科大学歯科麻酔学講座
香河清和	大阪府立成人病センター中央手術科
狩谷伸享	兵庫医科大学麻酔科学講座
松島久雄	獨協医科大学救急医学
島田二郎	福島県立医科大学救命救急センター
川本英嗣	聖マリアンナ医科大学救急医学
児玉貴光	聖マリアンナ医科大学救急医学
藤谷茂樹	聖マリアンナ医科大学救急医学

序　文

2003年10月15日から19日の3泊5日の日程で渡米し，ピッツバーグ大学WISER（The Winter Institute for Simulation, Education and Research）シミュレーションセンターでDAMコースを受講しました．このとき，一緒に受講した4名の先生方と日本でも同様の活動が必要との意見で一致し，2004年5月の日本麻酔科学会第51回学術集会で第1回DAM実践セミナーを開催したのがわれわれの活動の始まりでした．その後，多くの方々のご支援のおかげで今日までこの活動を継続，発展させることができました．皆さま方のご支援に感謝しております．

今回，この本の企画をいただいたときに，これまでこの活動を一緒に行ってきた仲間でDAMの本を出版することで，今までのご支援に対する恩返しができるのではと考えました．この本は，自分で勉強するためだけでなく，読者の皆さまの施設などでDAMセミナーを行うときのマニュアルとしても使用できるように，指導するポイントを強調するようにしています．この本を用いて麻酔科医だけでなく，気道管理を行うすべての医師，そして手術室看護師など気道管理に関わるすべての方々へDAMが普及することを期待しています．

2010年3月に日本麻酔科学会より第3次麻酔関連偶発症例調査（2004～2008）の結果が発表されました．麻酔管理が原因の死亡に関して，「導入時の気道確保操作不適切」と「維持中の気道管理不適切」が両者合わせて0.008例/1万症例ありました．これは，第2次調査（1999～2003）では，「気道管理不適切」が0.025例/1万症例であったことを考えると，不適切な気道管理によって死亡の転帰を辿る症例の発生率に減少傾向が認められます．

減少傾向にある理由は推測でしかありませんが，多くの新しい気道管理器具が開発普及されたことが大きいとは思います．さらに，学会などを見ていても気道管理に関する演題が非常に増え，多くの学会員が気道管理の重要性を再認識し，興味をもつようになったことも影響していると思います．

われわれが行ってきた活動が多くの麻酔科学会員に気道管理の重要性を再認識してもらえるきっかけになったとしたら，われわれの講習で得た知識が患者の安全に寄与したとしたら喜ばしいかぎりです．

最後に，この本が皆さまの気道管理のさらなる安全性向上に役立つことを祈念いたします．

2010年10月

中川雅史

Contents

I. 総論 ... 1

1. Difficult Airway Management (DAM) ……(中川雅史) 2
はじめに ... 2
1. DAM に必要な解剖 ... 2
2. DAM の時間的考察—酸素化と無呼吸許容時間— ... 5
3. Airway Approach Algorithm ... 9
4. ASA-DAM ガイドライン ... 17
5. 日本における DAM の訓練 ... 25
おわりに ... 25

II. 手技 ... 29

1. 非侵襲的手技 ... 30

1) 喉頭鏡 ……(小澤章子) 30
はじめに ... 30
1. 器具の解説 ... 30
2. 準 備 ... 30
3. 使用方法 ... 30
4. メンテナンス ... 32
5. DAM 症例 ... 32
おわりに ... 33

2) 特殊喉頭鏡 ……(鈴木昭広) 34
はじめに ... 34
1. 第 1 世代喉頭鏡—直視型喉頭鏡— ... 34
2. 第 2 世代喉頭鏡 ... 36
3. 第 3 世代喉頭鏡 ... 37

もくじ

🅳🆅🅳 3）GEB・チューブエクスチェンジャー ……（水本一弘，根来孝明）41
  はじめに …………………………………………………………………… 41
  ● 気管チューブ・イントロデューサー（Gum-Elastic Bougie：GEB）…… 41
    1. 器具の解説…41／2. 準備…42／3. 使用方法…42／4. メンテナンス…43／
    5. DAM への適用…43
  ● チューブエクスチェンジャー …………………………………………… 44
    1. 器具の解説…44／2. 準備…45／3. 使用方法…45／4. メンテナンス…45／
    5. DAM への適用…46
  おわりに …………………………………………………………………… 47

🅳🆅🅳 4）LMA・I-LMA ……………………………（水本一弘，根来孝明）48
  はじめに …………………………………………………………………… 48
  1. 器具の解説 ……………………………………………………………… 48
  2. 準　備 …………………………………………………………………… 50
  3. 使用方法(I-LMA) ……………………………………………………… 51
  4. メンテナンス …………………………………………………………… 53
  5. DAM への適用 ………………………………………………………… 53
  おわりに …………………………………………………………………… 54

5）その他の喉頭上デバイス …………………………（小澤章子）56
  はじめに …………………………………………………………………… 56
  ● ラリンジアルマスク・スプリーム（LMA Supreme™）………………… 59
    1. 器具の解説…59／2. 準備…59／3. 使用方法…60／4. メンテナンス…60／
    5. 症例…60
  ● ラリンゲルマスク　アングル / ストレート / フレックス …………… 61
    1. 器具の解説…61／2. 準備…61／3. 使用方法…61／4. メンテナンス…61／
    5. 症例…61
  ● ソフトシール・ラリンゲルマスク ……………………………………… 62
    1. 器具の解説…62／2. 準備…62／3. 使用方法…62／4. メンテナンス…63／
    5. 症例…63
  ● クリアラリンゲルマスク ………………………………………………… 63
    1. 器具の解説…63／2. 準備…63／3. 使用方法…63／4. メンテナンス…64／
    5. 症例…64
  ● インターサージカル　ラリンゲルマスク　Solus™ …………………… 64
    1. 器具の解説…64／2. 準備…64／3. 使用方法…64／4. メンテナンス…64／
    5. 症例…65
  ● コブラ PLA ……………………………………………………………… 65
    1. 器具の解説…65／2. 準備…65／3. 使用方法…65／4. メンテナンス…65／
    5. 症例…65

- ●ラリンゲルチューブ　LT/サンクションLTS …… 66
  - 1. 器具の解説…66／2. 準備…66／3. 使用方法…66／4. メンテナンス…67／
  - 5. 症例…67
- ●スミウェイWB …… 67
  - 1. 器具の解説…67／2. 操作方法・使用方法…67／3. 禁忌・禁止…68
- ●インターサージカル　i-gel …… 68
  - 1. 器具の解説…68／2. 準備…68／3. 使用方法…68／4. メンテナンス…69／
  - 5. 症例…69
- おわりに …… 69

6) 気管支ファイバースコープ　　　　（車　武丸）71
- はじめに …… 71
- 1. 器具の解説 …… 71
- 2. 準　備 …… 73
- 3. 使用方法 …… 76
- 4. メンテナンス …… 79
- 5. DAMへの適用 …… 80
- おわりに …… 80

7) トラキライト　　　　（車　武丸）82
- はじめに …… 82
- 1. 器具の解説 …… 82
- 2. 準　備 …… 82
- 3. 使用方法 …… 84
- 4. メンテナンス …… 90
- 5. DAMへの適用 …… 91
- おわりに …… 91

8) スタイレットスコープ　　　　（中川雅史）93
- はじめに …… 93
- 1. 器具の解説 …… 93
- 2. 準　備 …… 94
- 3. 使用方法 …… 95
- 4. 症　例 …… 97
- 5. メンテナンス …… 98
- おわりに …… 98

Contents

2. 侵襲的手技 ……………………………………………… 100

1) 経気管ジェット換気法（TTJV） ………（野村岳志，二階哲朗）100
はじめに …………………………………………………………………………… 100
1. 実施のための基礎知識 …………………………………………………………… 100
2. 準　備 ……………………………………………………………………………… 101
3. 使用方法 …………………………………………………………………………… 102
4. 症　例 ……………………………………………………………………………… 104
おわりに …………………………………………………………………………… 105

2) キットを用いた輪状甲状膜切開 …………（野村岳志，二階哲朗）107
はじめに …………………………………………………………………………… 107
1. 実施のための基礎知識 …………………………………………………………… 107
2. 準　備 ……………………………………………………………………………… 108
3. 使用方法 …………………………………………………………………………… 108
4. 訓　練 ……………………………………………………………………………… 112
5. 症　例 ……………………………………………………………………………… 113
おわりに …………………………………………………………………………… 114

3) 外科的輪状甲状膜切開 ……………………………………（野村岳志）116
はじめに …………………………………………………………………………… 116
1. 実施のための基礎知識 …………………………………………………………… 116
2. 準　備 ……………………………………………………………………………… 117
3. 手技および手順 …………………………………………………………………… 118
4. 訓　練 ……………………………………………………………………………… 120
5. 症　例 ……………………………………………………………………………… 121
おわりに …………………………………………………………………………… 121

Ⅲ. 特殊な状況でのDAM ……………………………… 125

1. 歯科のDAM ………………………………………………（杉岡伸悟）126
はじめに …………………………………………………………………………… 126
1. 歯科の特殊性 ……………………………………………………………………… 126
2. 歯科におけるDAM ………………………………………………………………… 127

3. 症　例 ·· 129
　　おわりに ·· 134

🅳🆅🅳 2. 小児の DAM ·· （香河清和）136
　　はじめに ·· 136
　　1. 小児の特殊性 ·· 136
　　2. 小児における DAM ·· 136
　　3. 症　例 ·· 142
　　おわりに ·· 142

3. 産科の DAM ··· （狩谷伸享）144
　　はじめに ·· 144
　　1. 産科の特殊性 ·· 144
　　2. 産科における DAM ·· 146
　　3. 帝王切開の意識下ファイバー挿管症例 ·· 150
　　おわりに ·· 150

🅳🆅🅳 4. 救急の DAM ·· （松島久雄，島田二郎）153
　　はじめに ·· 153
　　1. 救急の特殊性 ·· 153
　　2. 救急における DAM ·· 153
　　3. 症　例 ·· 160
　　おわりに ·· 161

5. 集中治療の DAM ·································· （川本英嗣，児玉貴光，藤谷茂樹）163
　　はじめに ·· 163
　　1. 集中治療の特殊性 ·· 163
　　2. 集中治療における DAM ·· 164
　　3. 症　例 ·· 168
　　おわりに ·· 169

6. 一般病棟の DAM ·································· （川本英嗣，児玉貴光，藤谷茂樹）171
　　はじめに ·· 171
　　1. 一般病棟における特殊性 ··· 171
　　2. 一般病棟における DAM ·· 174

Contents

    3. 症　例 ……………………………………………………………………… 175
    おわりに ……………………………………………………………………… 176

7. 病院外のDAM ……………………………………………（松島久雄）177

    はじめに ……………………………………………………………………… 177
    1. 病院外における気道管理の特殊性 ……………………………………… 177
    2. 病院外におけるDAM …………………………………………………… 177
    3. 院外での気管挿管症例 …………………………………………………… 179
    おわりに ……………………………………………………………………… 180

Ⅳ. DAM実践セミナーマニュアル ……………… 181

1. DAM実践セミナーの実際 ……………………………（中川雅史）182

    はじめに ……………………………………………………………………… 182
    1. DAM実践セミナーの準備 ……………………………………………… 182
    2. シムマンの組み立て …………………………………………………… 184
    3. シムマンの使い方 ……………………………………………………… 185
    4. DAM実践セミナーの開始 ……………………………………………… 186
    ● DAMシナリオ …………………………………………………………… 187
        1. デモンストレーション…187／2. 麻酔導入―マスク換気可能―…188／
        3. 麻酔導入―マスク換気不可能―…190／4. 抜管…195
    補　足 ………………………………………………………………………… 198

2. 録画映像を用いたデブリーフィング ………（松島久雄）200

    はじめに ……………………………………………………………………… 200
    1. 準　備 ……………………………………………………………………… 200
    2. 録画・再生 ………………………………………………………………… 201
    3. デブリーフィング ………………………………………………………… 202
    おわりに ……………………………………………………………………… 203

索　引 …………………………………………………………………………… 205

I. 総論

I. 総論

1. Difficult Airway Management(DAM)

●●● はじめに ●●●

約1世紀前に活躍した呼吸研究の先駆者であるJohn S. Haldane（1860～1936年）は，自己の低酸素ガスを用いた研究より，臨床医が忘れてはいけない文章を残した[1]。

"Anoxemia not only stops the machine but wrecks the machinery."

これは，「生命を維持するためには，酸素化された血液が必要で，それが破たんすると死にいたること」に関して明確に表している。

日本麻酔科学会が行っている麻酔関連偶発症例調査2002によると，麻酔管理に起因する心停止の原因は，薬剤投与（44%），気道（11%），換気（13%）であり，気道，換気を合わせても薬剤投与の約1/2である。しかし，死亡原因は，気道（37%），薬剤投与（22%），換気（12%）の順であり[2]，気道，換気を合わせると薬剤投与の約2倍となる。気道，換気を原因とする心停止は，ほかの原因による心停止より予後が悪い。

昔も今も，そしてこれからも臨床医にとって気道管理の重要性は，変わらない。このDifficult Airway Management（DAM）総論では，米国麻酔科学会（American Society of Anesthesiologists：ASA）のDAMアルゴリズムを中心にDAMに必要な事項を解説する。気道管理に関連したリスクから患者を守るために，本項が参考になればありがたい。

❶ DAMに必要な解剖

気道は，鼻腔より始まり，咽頭，喉頭，気管，気管支，肺胞へとつながっていく。口腔は，咽頭への代替通路であり，本来の気道には含まれない。

(1) 鼻　腔

鼻腔は，前鼻孔から始まり後鼻孔（甲介の後端と耳管咽頭開口部の間あたり）までをさす（図1）。鼻腔は，上・中・下甲介によりそれぞれの甲介の下の上・中・下鼻道と甲介と鼻中隔の間の総鼻道の4つの鼻道に分けられる。総鼻道が最も広く，経鼻挿管チューブはここを通過することが多いが，下鼻道を通過することもある。いずれの鼻道も前鼻孔と直交しているので，挿管チューブを進める方向に注意する。通常，患者は仰臥位なのでほぼ手術台に対して垂直に進めることになる。

成人で前鼻孔から咽頭までは12～13 cmである。ここでチューブは，咽頭後壁に当たり進行方向を変える。まれにこの部位から気管チューブが粘膜下に迷入したり，術後膿瘍形成したりすることがある。このあたりで抵抗がある場合，決して過剰な力で押してはいけない。

経鼻挿管で気管チューブを声帯に誘導した後，チューブが進まなくなることがある。これは，気管チューブの進行方向が気管前壁に向かい，輪状軟骨，気管軟骨に引っかかるために起

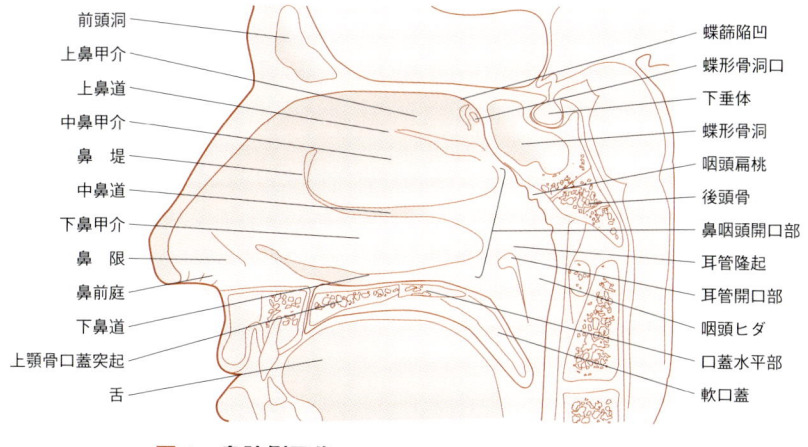

図1　鼻腔側面像

こる現象である。頭部を前屈させる，喉頭鏡の前方へかけている力を緩めたり，マギール鉗子でチューブの進行方向を変えたりするなど気管チューブの進行方向と気管の方向を合わせることで解決する。気管チューブを回転するとうまくいくこともある。

(2) 口　腔

　口腔は，口唇から咽頭口蓋弓，舌の有郭乳頭あたりまでをさす。開口は3横指（6 cm）くらいが正常で，2横指（4 cm）以下は開口障害である。硬口蓋は，通常緩やかなアーチ状である。歯列弓も外に凸の緩やかなカーブを描く。しかし，第1小臼歯（前から4番目の歯）あたりで内側に凹になっている鞍状歯列弓の人は，口腔のスペースが狭く喉頭鏡など挿管用器具が動かしにくくなる。特にエアウェイスコープは，イントロックが大きいので注意が必要である。

　中央部に大きな舌がある。麻酔や意識障害に伴う上気道閉塞は，舌根部が咽頭後壁にくっつくことで生じ，下顎挙上により舌根部が後壁から浮くことにより改善するといわれている。しかし，全身麻酔導入だけでは，舌根部は咽頭後壁に近づくことはあっても接触しない[3]。マスク換気による陽圧が狭くなった舌根部・咽頭後壁の間を前方から押し込むことで完全閉塞を来すのかもしれない。このような理由でいたずらに高い陽圧をかけて換気を試みるのではなく，できるだけ早くエアウェイを挿入し，舌根部・咽頭後壁の間の距離を大きくするほうが有効である。

　同様に強い吸気努力は，軟口蓋や舌根部を咽頭後壁側に吸い込み，上気道を閉塞する可能性がある。自発呼吸を残すことは，DAMの基本であるが，上気道閉塞を助長する可能性があることを忘れてはいけない。

(3) 咽　頭

　咽頭は，鼻腔，口腔の終わりから気管・食道入口部あたりをさす。上方から上咽頭（鼻咽頭），中咽頭（口腔咽頭），下咽頭（喉頭咽頭）の3部分に分類される（**図2**）。咽頭の入口部は，アデノイド（咽頭扁桃），耳管扁桃，口蓋扁桃，舌扁桃などからなるワルダイエル（Waldeyer）咽頭輪と呼ばれるリンパ組織に囲まれており，生体の防御機構をなしている（**図3**）。

　これらのリンパ組織の過形成や感染に伴う腫脹によりマスク換気困難，喉頭展開困難，ラリンジアルマスクなどの通過困難など種々の気道管理困難を起こし得る。特に舌扁桃の過形成は

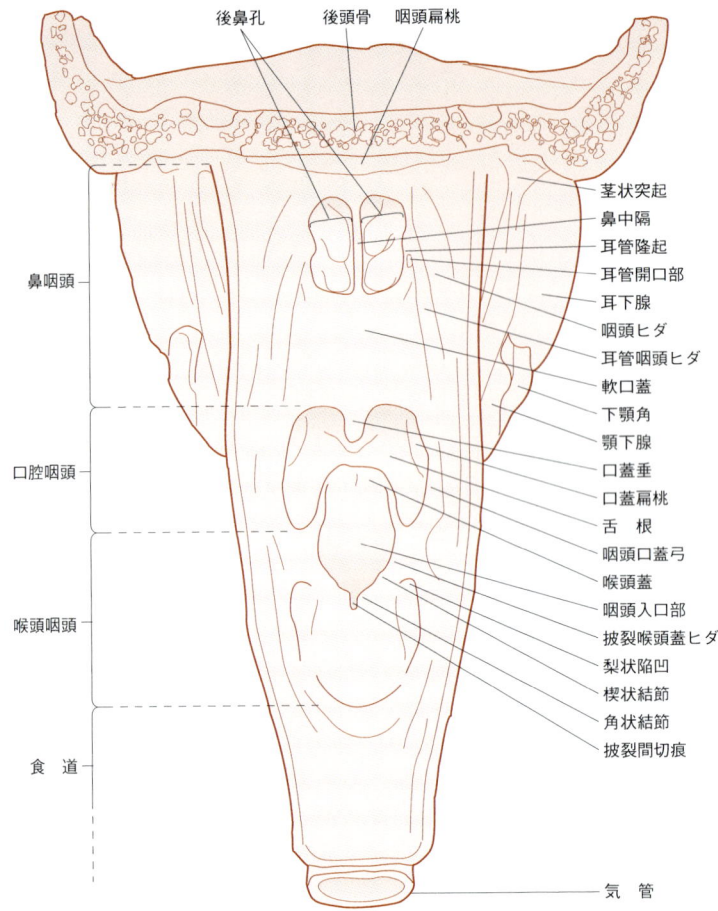

図2 頭頸部の縦断面

正常範囲の変化であり，事前の気道評価では，ほとんど異常を示すことがないが，重篤な気道管理困難を来し得る可能性があるので注意が必要である[4]。

(4) 喉　頭

　喉頭は，喉頭蓋から輪状軟骨までの軟骨性枠組みで囲まれた領域である。上気道と下気道を境するところにあって，弁構造をもち，反射的に固体や液体より気道を守る役割をもっている。また，発声に関わる非常に繊細な部分である。オトガイ（頤）から舌骨までの距離（成人で6 cmまたは3横指以上が正常），舌骨から甲状軟骨までの距離（成人で4 cmまたは2横指以上が正常）が短い場合，喉頭展開が難しい（**図3**）。

　甲状軟骨と輪状軟骨の間の輪状甲状靱帯は，緊急時に穿刺して経気管ジェット換気に用いたり，切開して緊急気道として用いたりすることが可能である。しかし，甲状軟骨下端より声帯までは，5〜10 mmほどしかないので（**図2**），穿刺方向が過度に頭側を向かないように注意が必要である。また，頸部の神経，血管は，両サイドより中央に向かって分布している。そのためできるだけ正中でアプローチすることを心がける。

図3 頭頸部の横断面

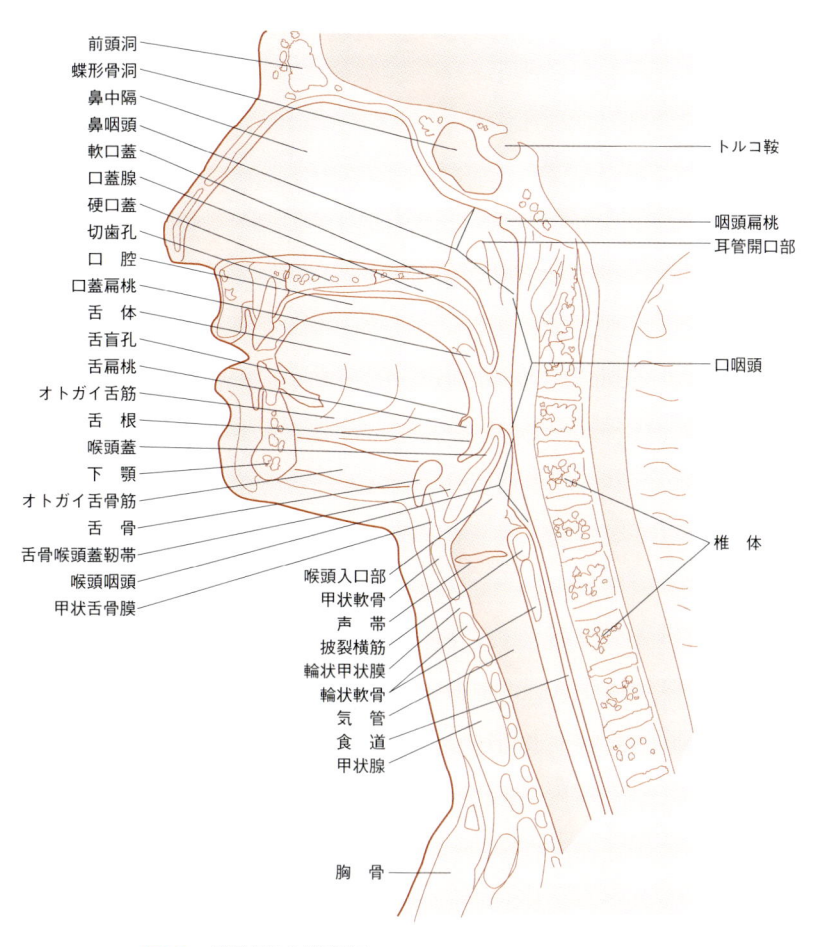

2 DAMの時間的考察
―酸素化と無呼吸許容時間―

ASAのDAMガイドラインにおいて前酸素化の重要性が強調されている[5]。前酸素化の効果，無呼吸許容時間，それらに及ぼす患者要因に関して検討したい。

《1》 酸素化

空気呼吸をしている時点では，吸気ガスの約80％は窒素で，酸素は約20％に過ぎない。一般的な成人男子の全肺気量（total lung capacity：TLC）は約5,000 ccであるが，マスクを外して気道を大気解放した時点では，機能的残気量（functional residual capacity：FRC）となり，容量は約2,500 ccしかない（図4）。つまり酸素のリザーバである肺内には500 ccの酸素しかない。

一方，100％酸素で肺内を置き換えた場合（前酸素化，脱窒素化ともいう）は，FRCレベルにある肺内の酸素は2,500 ccに増加する。

仰臥位で，100％酸素ガス7 l / 分を用いて，1回換気量の通常呼吸を5分間行ったときの呼気ガスのガス組成を見てみると，約3分で酸素濃度が最大で，窒素濃度が最低のプラトーになることが分かる（図5）[6]。

前酸素化の効果に及ぼす呼吸方法の検討で，4回/分の深呼吸法では約1分30秒で呼気酸素濃度が最大になり，1回換気量呼吸法の2倍

のスピードで酸素化が可能である．また，同じ論文で新鮮ガス流量の影響を5，7，10 l/分で検討しているが，新鮮ガス流量は酸素化の効率にはほとんどない[7]．

前述したように前酸素化とは，FRCレベルの肺内の窒素を酸素に置き換えることである．肥満や妊婦のようにFRCが減少する病態や分時換気量（$\dot{V}_E$）が増加する状態では，前酸素化（脱窒素化）が速くなる．妊婦では，FRC減少と分時換気量の増加が合わさって，呼気窒素が5％になる時間は，健常人110秒に対して妊婦は55秒と半分になる[8]．しかし，FRCが減少するということは，酸素リザーバが小さくなるということであるから，当然，無呼吸許容時間は短くなる．

《2》 無呼吸許容時間

無呼吸許容時間は，FRCと酸素消費量に大きく影響を受ける[9]．つまり，前酸素化の時間を2分から1分に減らしても，3分に延ばしても，また，シャント率を増加させても，無呼吸許容時間は，正常と比べても大きく変化しない．一方，酸素消費量が増加したり，FRCを減少したりすると無呼吸許容時間は大きく減少する（図6）．

相対的な酸素消費量は，小児のほうが成人に比べ大きい．そのため年少で体重が小さいほど早く酸素飽和度が低下することが報告されている（表1）[10]．健常児の場合，1歳未満で1分，1～5歳で2分，6歳以上で3分くらいが十分酸素化したのちの無呼吸許容時間である．3分

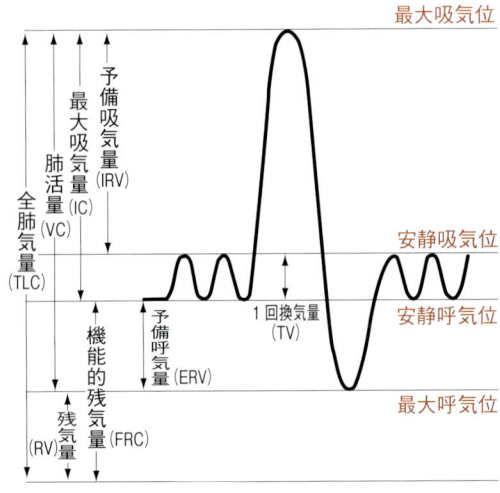

図4　肺気量分画

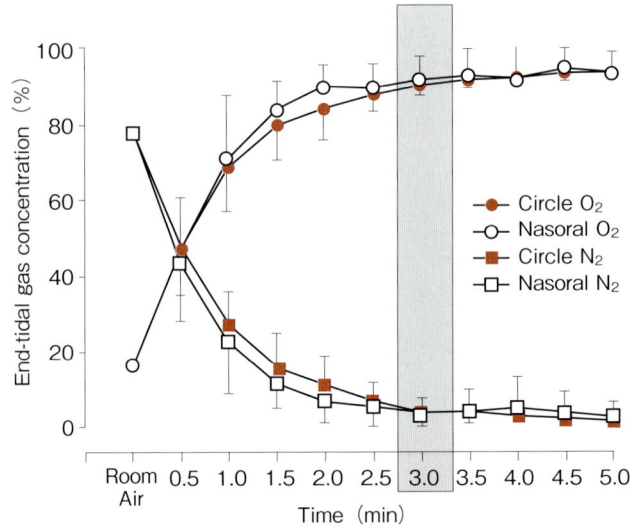

図5　1回換気量呼吸での前酸素化の効果
（Nimmagadda U, Salem MR, Joseph NJ, et al. Efficacy of preoxygenation with tidal volume breathing. Comparison of breathing systems. Anesthesiology 2000；93：693-8 より引用）

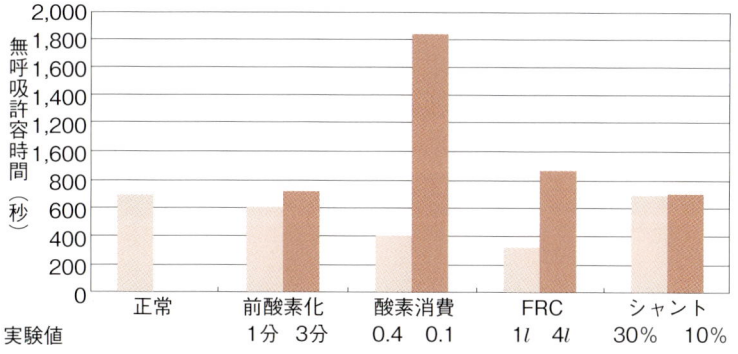

図6 換気停止から酸素飽和度が50％を切るまでの時間
正常：前酸素化2分，酸素消費量0.25 l /min，FRC 2.5 l，シャント1％との比較
（Hardman JG, Wills JS, Aitkenhead AR. Factors determining the onset and course of hypoxemia during apnea：an investigation using physiological modelling. Anesth Analg 2000；90：619-24 より一部改変引用）

表1 年齢と無呼吸で酸素飽和度が90％になる時間

年齢（各群10名）	時間（秒：平均± SD）
2日～6カ月	96.5 ± 12.7
7～23カ月	118.5 ± 9.0
2～5歳	160.4 ± 30.7
6～10歳	214.9 ± 34.9
11～18歳	382.4 ± 79.9

（Patel R, Lenczyk M, Hannallah RS, et al. Age and the onset of desaturation in apnoeic children. Can J Anaesth 1994；41：771-4 より一部改変引用）

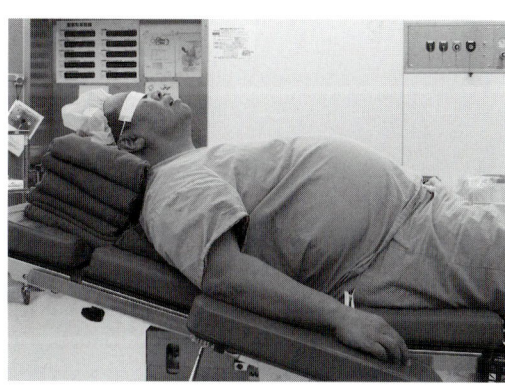

図7 HELP体位

表2 3分間の酸素化後無呼吸許容時間

乳幼児	1分
小児	2分
成人	5分

間の前酸素化を行って，無呼吸で酸素飽和度が維持できる時間を年代別に整理したものを**表2**に示す。当然，妊婦，肥満，代謝亢進（発熱，感染症，痙攣，サクシニルコリンによる筋攣縮など）では，さらに短くなる。

　仰臥位になり，麻酔をかけると重力の影響で腹部内臓が胸腔内に押し込まれることでFRCが低下する。この影響は，肥満の場合，特に強く表れる。肥満患者に麻酔を導入する場合，仰臥位で行うのではなく，約25度のヘッドアッ

プ体位で導入した場合，前酸素化で到達できる動脈血酸素分圧が360 mmHgから440 mmHgへと高くなり，無呼吸許容時間も150秒から200秒へ延びることが示されている[11]。病的肥満は喉頭展開も困難であるので，胸骨切痕と外耳道の高さが合うように上体を上げた体位（HELP体位：head elevated laryngoscopy position）が勧められているが[12]，酸素化の維持からも有効な体位である（**図7**）。

　気道評価困難な場合，サクシニルコリンを用いて筋弛緩を得，喉頭展開可能かどうか確認し，展開不能の場合，一度自発呼吸に戻し，自発呼吸下に覚醒下気道確保を考慮するという気道確保戦略がしばしば行われている。しかし，

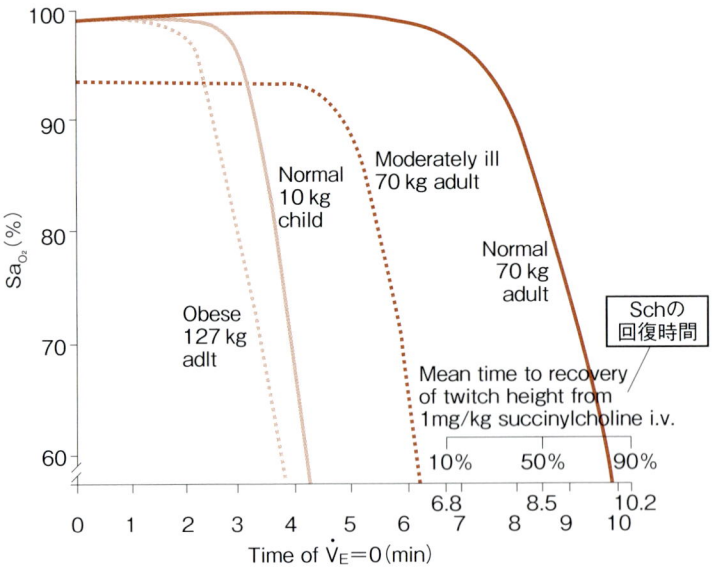

図8　無呼吸での酸素飽和度の推移
(Benumof JL, Dagg R, Benumof R. Critical hemoglobin desaturation will occur before return to an unparalyzed state following 1 mg/kg intravenous succinylcholine. Anesthesiology 1997；87：979-82 より一部改変引用)

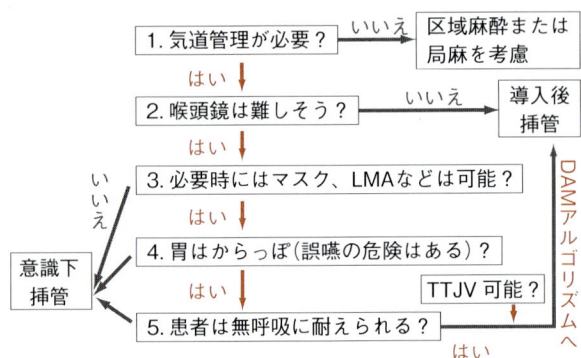

TTJV：Transtracheal jet ventilation
LMA：Laryngeal mask airway

図9　Airway Approach Algorithm
(Rosenblatt WH. Decision making in airway management. In：2006 Annual Meeting Refresher Course Lectures. Anonymous. The American Society of Anesthesiologists；2006. p.109 より改変引用)

　サクシニルコリンは本当に安全なのであろうか。健常人においてチオペンタール5 mg/kg，サクシニルコリン1 mg/kgで導入した場合，自発呼吸再開時間は5.2分で，50%の被検者が経皮酸素飽和度が90%となったと報告されている[13]。図8は，いろいろな背景をもつ患者において呼吸停止後の酸素飽和度の推移を示したものである。図8の右下にあるサクシニルコリン1 mg/kg投与後の筋力回復時間まで酸素飽和度が維持できるのは，健常な70 kgの成人のみで，その他の患者では飽和度が維持できない[14]。これらのことから，サクシニルコリ

表3 術前気道評価・診察のポイント

1. 上顎切歯の長さ	長くないか
2. 閉口時の上下顎切歯の関係	反っ歯，オーバーバイト
3. 最大下顎前突時の位置	下顎切歯が上顎切歯を越えない
4. 開口時の上下切歯間距離	3 cm 以下
5. 口蓋垂の見え方	Mallampati 分類 クラス 2 以上
6. 口蓋の形	アーチ状，狭い
7. 下顎部分の状態	固い，腫瘍がある，弾力性がない
8. 甲状-オトガイ距離	6 cm 以下
9. 首の長さ	短い
10. 首の太さ	太い
11. 頭頸部の可動性	顎が胸につかない，後屈できない
12. 輪状甲状膜	触れるか

(Practice guidelines for management of the difficult airway : an updated report by the American Society of Anesthesiologists Task Force on Management of the Difficult Airway. Anesthesiology 2003 ; 98 : 1269-77 より一部改変引用)

ンによる喉頭展開が可能かどうかの確認は，必ずしも安全とはいえない。

3 Airway Approach Algorithm

麻酔を依頼されたときにどのような麻酔方法を選択するのか，気道管理の戦略はどうするのかを検討することは重要である。その検討をするときに Airway Approach Algorithm（AAA）を用いると有効である[15]。図9にある質問に答えながら戦略を検討していくことになる。

【質問1：気道管理が必要？】

麻酔の依頼があった場合，患者の状態，手術の内容，麻酔担当医である自分自身の技術レベルなどから気道管理の必要性を検討する。ここで忘れてはいけないことは，

「患者の呼吸を弱めることは，患者の生命は麻酔担当医の技術に委ねられる」

ということである。

局所浸潤麻酔や区域麻酔，エコーガイド下神経ブロックなど全身麻酔の代替法として使用できる手技も普及している。本当に全身麻酔でないといけないのか再検討する必要がある。ただ，これら代替法で開始しても途中で全身麻酔が必要になることもあり得るので，ドレープのかかった状態（通常よりはるかに難しい）で気道管理ができるかどうかを考え，気道管理戦略は立てねばならない。

【質問2：喉頭鏡は難しそう？】

気道管理を計画したとき，初めに検討するべきことは，喉頭展開の困難の程度である。麻酔前情報として，気道確保歴がある場合は，問診，以前の麻酔記録などからできる限り多くの情報を集める。ASA-DAM ガイドラインには，**表3**に示す問診，診察するポイントが例として挙げられている[5]。さらに，これらをもとに必要であれば，追加検査を行うとなっているが，どのような検査をするかの明確な指針は示されていない。

これらのベッドサイド・スクリーニングテストは，単独では信頼性が低い[16)17)]。また，舌扁桃過形成のようにスクリーニングテストで検出できない気道管理困難[4]や理由のよくわからな

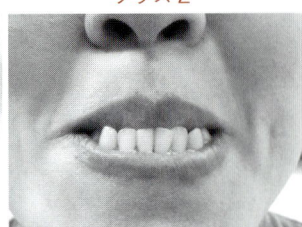
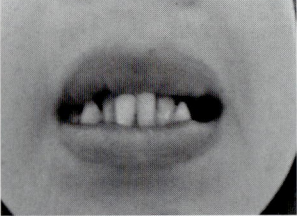

クラス1　下の歯で上口唇を完全に噛みこめる
クラス2　下の歯で上口唇を部分的に噛める
クラス3　下の歯で上口唇をまったく噛めない

図10　Upper Lip Bite Test
〔Khan ZH, Kashfi A, Ebrahimkhani E. A comparison of the upper lip bite test (a simple new technique) with modified Mallampati classification in predicting difficulty in endotracheal intubation : a prospective blinded study. Anesth Analg 2003；96：595-9 を参考に作成〕

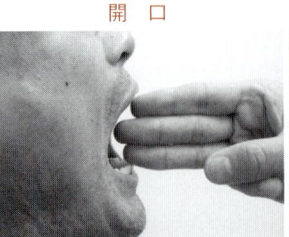
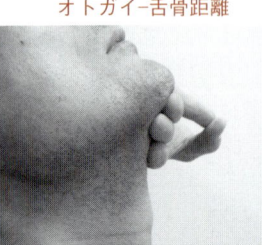
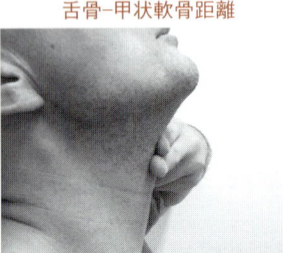

開　口　　オトガイ-舌骨距離　　舌骨-甲状軟骨距離

図11　3-3-2の評価

い気道管理困難がある．少しでも喉頭展開困難が疑われる場合は，十分な準備で気道管理に臨む謙虚な気持ちも忘れてはいけない．

　簡便に評価をする組み合わせの頭文字をとって「L-E-M-O-N 法」を紹介したい[18]．

▶ L：Look externally（外からの観察）

　上顎切歯の長さ，上下切歯の位置関係，下顎の大きさ，歯並び，口蓋の形状，首の太さ・長さ，輪状甲状膜が触知できるかなどを評価する．また，ハローベスト装着，腫瘍性病変の有無，皮膚の形状（放射線治療による変色，やけど，皮膚硬化症など）も併せて観察する．

　上下切歯の長さ，可動性，大きさを一度に評価する方法として，Upper Lip Bite Test（ULBT）というものが提唱されている．**図10**のように下の歯で上唇を噛むことができるかどうかで，3クラスに分類する．頻度は，クラス1または2が85％，クラス3は15％くらいである．クラス3は，

コルマックグレード3，4が多い[19]．

▶ E：Evaluate 3-3-2（下顎の大きさ，可動域などの評価）

　下顎の大きさ，可動域を評価する3-3-2（横指）法を解説する．1つ目の「3」は，開口である．**図11**のように開口が3横指あれば，十分である．1横指半（約3cm）以下は，注意が必要である．また，十分開口できる患者でも，顎関節症のある患者，下顎骨折の既往のある患者などでは，自分では開口できても麻酔後開口しようとしたときに開口できないことがあるので要注意である．

　2つ目の「3」は，オトガイ-舌骨距離である．この距離も3横指くらいが正常である．長くても，短くても喉頭展開が難しくなる．この部分は距離も大切であるが，腫瘍性病変，膿瘍などの存在にも注意する．

　最後の「2」は，舌骨-甲状軟骨距離で2横指

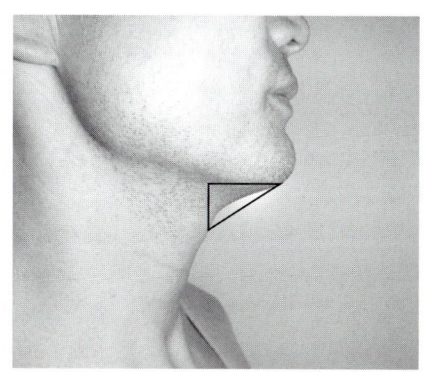

図12　Patil の三角
オトガイ−舌骨−甲状軟骨で囲まれた三角を Patil 三角という。

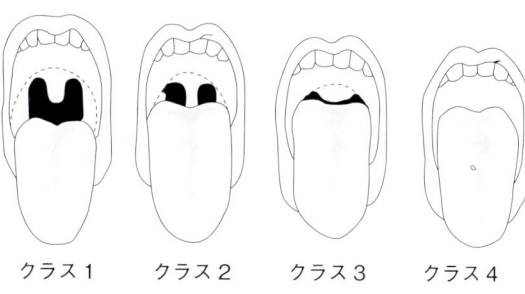

図13　Mallampati 分類

くらいが正常である．2 横指以上では，喉頭が舌根より離れていて見にくくなるし，2 横指以下は，anterior larynx と呼ばれ舌をよけにくくなる．

　オトガイ・舌骨・甲状軟骨を結んだ三角を Patil の三角という（**図12**）．その斜辺であるオトガイ・甲状軟骨距離が 3 横指（約 6 cm）以下で，かつ Mallampati 分類クラス 3，4 であるとき喉頭展開困難であることが多い[16]．また，身長をオトガイ−甲状軟骨距離で割った値が 23.5 以上で頸部可動域に制限がある場合も喉頭展開困難になりやすい[20]．

▶ M：Mallampati 分類

　口腔内のバランスを評価するため Mallampa-

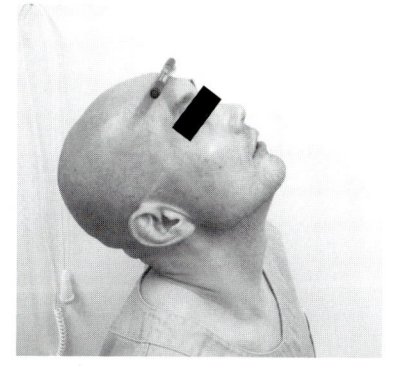

図14　後屈の評価（ペンシルテスト）
頸を最大に反らせ，前額部に鉛筆などが落ちずに載れば，後屈十分と判断する．

ti 分類（**図13**）を評価する．評価は，座って，できるだけ大きく口を開け，舌をできるだけ出してもらって評価する．Mallampati 分類は，単独では喉頭展開困難の予測にはあまり役立たないが，ほかの評価指標と組み合わせると予測確度が上がるので評価をする価値はある．

表4　挿管困難に関連した遺伝性症候群

症候群	問題点
21 trisomy（Down synd）	巨舌，小口で喉頭展開困難，声門下径が小さい，喉頭痙攣を起こしやすい
Goldenhar synd（眼耳−椎骨異常）	下顎低形成，頸椎異常のため喉頭展開が困難
Klippel−Feil synd	頸椎癒合による頸部拘縮
Pierre−Robin synd	巨舌，小口，下顎骨異常
Treacher−Cillins synd（下顎顔面骨無形成）	喉頭展開困難
Turner synd	挿管困難の可能性が高い

（Stackhouse RA, Infosino A. Airway management. In：Stoelting RK, Miller RD, editors. Basics of anesthesia. Philadelphia：Elsevier；2007. p.207-39 より引用）

表 5　気道管理に影響をもつ病態

病　態	問題点
感染性喉頭蓋炎	喉頭展開により閉塞が増悪
口腔・咽頭周辺の膿瘍	気道の変形・圧排により換気・挿管困難
クループ・気管支炎・肺炎（最近または現在）	気道の過敏性亢進。咳・喉頭痙攣・気管支痙攣を来しやすい。
乳頭腫	気道閉塞
破傷風	開口障害で経口挿管は不可能
異　物	気道閉塞
頸椎損傷	頸部操作で脊髄を損傷する可能性
頭蓋底骨折	経鼻挿管で頭蓋内チューブ留置の可能性
上顎骨，下顎骨の損傷	気道閉塞，マスク困難，挿管困難。両方の損傷では，輪状甲状膜穿刺も。
喉頭外傷	手技中に気道閉塞が悪化する可能性。気管チューブを喉頭外に誤挿入。損傷を悪化することも。
喉頭浮腫	気道の過敏性，喉頭入口部の狭小化
軟部組織・頸部損傷	解剖学的変形，気道閉塞
咽頭・喉頭腫瘍	物理的気道閉塞によるチューブ通過不能
気管・気管支・縦隔腫瘍	気管挿管でも閉塞が解除しない。鎮静で気道閉塞。
放射線療法	線維化で可動性低下，喉頭展開困難
関節リウマチ	下顎低形成，顎関節炎，頸椎硬直，喉頭の回旋，輪状甲状関節炎により挿管困難
強直性脊椎炎	頸椎癒合のため喉頭展開できない
顎関節症候群	高度の開口障害
強皮症	開口障害・マスク換気障害
サルコイドーシス	リンパ組織による気道閉塞
血管浮腫	腫脹による閉塞で換気・挿管困難
先端肥大症	巨舌，骨肥大
糖尿病	環椎後頭関節の可動性低下，後頭展開困難
甲状腺機能低下	巨舌と粘液水腫のため，換気・挿管困難
甲状腺腫	気道圧迫
肥　満	意識消失による上気道閉塞，マスク換気困難。FRC 低下による低酸素。

（Stackhouse RA, Infosino A. Airway management. In：Stoelting RK, Miller RD, editors. Basics of anesthesia. Philadelphia：Elsevier；2007. p.207-39 より引用）

▶ **O：Obstruction（上気道閉塞の評価）**

かすれ声，痛みや閉塞に伴う嚥下困難，上気道由来の喘鳴などがないかを評価する。特に喘鳴がある場合，鎮静に伴い気道閉塞になることがあるので注意する。

▶ **N：Neck mobility（首の可動性の評価）**

前屈は，首を曲げてもらい，顎が胸につくか確認する。後屈は，座位でできるだけ首を後ろにしてもらい，図 14 のように前額部に鉛筆を乗せて（ペンシルテスト）落ちなければ十分（80度以上）後屈できていると評価できる[21]。

これら身体所見以外に，現病歴，既往歴より気道管理に影響を与える病態もある[22]。それらを表 4，5 にまとめておくので参考にしてもらいたい。

表6 Hanマスク換気困難スケール

分類	定義	頻度
グレード0	マスク換気を行わない	
グレード1	マスクのみで換気可能	71.3〜77.4%
グレード2	経口または経鼻エアウェイを用いてマスク換気可能	21.1〜26.3%
グレード3	マスク換気困難（不適切，不安定，2人法で換気）	1.4〜2.2%
グレード4	マスク換気不能	0.1〜0.2%

(Han R, Tremper KK, Kheterpal S, et al. Grading scale for mask ventilation. Anesthesiology 2004；101：267 より引用)

表7 マスク換気のリスクファクター

	Langeron, et al.[27]	Kheterpal, et al.[25]		Kheterpal, et al.[26]
マスク換気困難の程度		グレード3	グレード3 or 4	グレード4
因子				
髭	○	○		○
肥満	BMI>26	BMI>30	BMI>30	
歯牙欠損	○			
年齢	>55	>57		
いびき	○	○	○	
睡眠時無呼吸			○	○
Mallampati分類		クラス3 or 4		クラス3 or 4
下顎前突制限		重度*	重度*	
太い首			○	
頸部放射線照射				○
男性				○

*下顎前突制限重度：下顎切歯が上顎切歯を越えない。

【質問3：必要時にはマスク，LMAなどは可能？】

マスク換気は，気道管理の第一歩であり，最も重要な手技であるが，マスク換気困難の定義やリスクファクターなど十分検討されていないのが現状である[23]。定義に関していくつかの報告に用いられているのが，Hanの分類である（表6）[24]。

この分類をもとにしたマスク換気困難の頻度は，問題となるグレード3，4は，2％くらいということになる（表6）。しかし，約25％（4人に1人）は，エアウェイを使用して換気を行っており（グレード2），麻酔導入の前にすぐに

エアウェイを使用できる環境を整えておく必要がある。

マスク換気困難のリスクファクターを表7に示す。マスク換気のリスク評価に「M-O-A-N-S法」を紹介する[18]。

▶ **M：Mask seal（マスクフィットに影響する因子の評価）**

口髭・歯牙欠損は，マスク周囲からのリークを来しやすい。

▶ **O：Obese（肥満の評価）**

基準に違いはあるが，肥満はマスク換気を難

しくする。上気道を閉塞しやすくするだけでなく，腹部内臓による胸腔内圧迫や胸郭の重さのため胸郭拡張障害もある。

▶ **A：Age（年齢）**

基準による違いはあるが，中年以降マスク換気が難しくなるようである。

▶ **N：No teeth（無歯顎）**

総入れ歯もマスクフィットが悪い。歯茎と頬の間にガーゼを入れてフィットをよくしたり，入れ歯を入れたままマスク換気するとよいこともある（喉頭展開前にガーゼも入れ歯も取り除くことを忘れないように）。

▶ **S：Snores or Stiff（いびきと肺の硬さ）**

いびきの患者は，鎮静により上気道を閉塞しやすい。喘息や肺水腫などにより肺のコンプライアンス低下状態では，換気に高い気道内圧が必要でマスクでは換気困難なことがある。肺の硬さだけでなく，放射線照射，やけどなどによる皮下組織の硬化は，下顎の可動域を制限し気道確保困難を来し得る[26]。

表8 マスク換気困難患者のその後の気道管理方法

挿管困難なし（コルマックグレード1 or 2，または喉頭展開3回以内）	58
挿管困難だが喉頭鏡で可能（コルマックグレード3 or 4，または喉頭展開4回以上）	8
マッコイ型喉頭鏡で挿管	2
ブラードまたはグライドスコープで挿管	4
ライトワンドで挿管	1
覚醒させ，覚醒下ファイバー挿管	2
覚醒させ，覚醒した気管切開	1
緊急輪状甲状膜切開	1
合 計	77

（Kheterpal S, Martin L, Shanks AM, et al. Prediction and outcomes of impossible mask ventilation：a review of 50,000 anesthetics. Anesthesiology 2009；110：891-7 より引用）

マスク換気不能（グレード4）であった患者77名のその後の気道管理方法を調べた結果を**表8**に示す[26]。大部分は何らかの方法でそのまま挿管できているが挿管困難でなかった患者は75％にすぎず，約5％の患者で覚醒させて気管支ファイバー挿管を選択したり，気管切開，さらに緊急輪状甲状膜切開を行ったりしている。マスク換気困難のない症例に比べ，コルマックグレード3，4が多く，挿管困難，挿管不能も多いことを忘れてはいけない[27]。

マスク換気困難のパターンとその割合を**表9**に示す[27]。マスクからのリークおよびそのために両手でマスク保持を必要とする場合が多い。

表9 マスク換気困難のパターン

パターン	人数（％）
マスク周囲のリーク	42（56％）
両手によるマスク保持	36（48％）
15 l／分以上の新鮮ガス流量や2回以上の酸素フラッシュ使用	24（32％）
十分な胸部の拡張がない	18（24％）
Sp_{O_2}＜92％	11（15％）
担当の交代	9（12％）

パターンが1個は51％，2個は28％，3個以上は21％に認められた。
(Langeron O, Masso E, Huraux C, et al. Prediction of difficult mask ventilation. Anesthesiology 2000；92：1229-36 より一部改変引用)

マスク換気困難の原因は，術者の技術的なことと患者要因に分類される（**表10**）[23]。それらは，術前診察で予測できること，麻酔器始業点検で解決できること，麻酔関連薬の副作用に関連することなど，予防・予測できることも多い。

表10　マスク換気困難の主な原因

1. 技術的なこと		
	1）麻酔科医	経験不足
	2）装　置	不適切なマスクサイズ
		マスクフィット困難 　例：口髭，顔面奇形，後退した下顎
		回路からのリーク
		回路内のバルブ異常
		不適切なエアウェイのサイズ
	3）体　位	不適切な頭，頸部のポジション
	4）不正確な輪状軟骨圧迫	
	5）薬剤に関連した事象	オピオイドによる声門閉鎖
		サクシニルコリンの咬筋 rigidity
		不適切な麻酔深度
		筋弛緩の欠如
2. 気道に関連したこと		
	1）上気道閉塞	舌，喉頭蓋による閉塞
		肥満や睡眠時無呼吸に見られる肥大した軟部組織
		舌扁桃過形成
		口，顎，喉頭，咽頭の腫瘍
		気道浮腫
		喉頭痙攣
		外からの圧迫（頸部腫瘍，血腫など）
	2）下気道閉塞	重傷気管支痙攣
		気管，気管支腫瘍
		前縦隔腫瘍
		硬い肺
		異物
		気胸
		気管支胸膜瘻
3. 重度胸郭変形，側弯による胸郭拡張障害		

（El-Orbany M, Woehlck HJ. Difficult mask ventilation. Anesth Analg 2009；109：1870-80 より引用）

ラリンジアルマスクなど喉頭上デバイスに関する使用困難の分類はなされておらず，使用困難例のリスクファクターの報告はない。症例報告からいわれている使用困難症の例は，「R-O-D-S法」で表わされている[18]。

▶ **R : Restricted mouth opening**

開口制限のある患者には，使用できない。しかし，ラリンジアルマスク・ファストラックやラリンジアルマスク・スプリームのように解剖学的弯曲をもったタイプのラリンジアルマスクは，シャフトの太さ分（親指1本くらい）の開口ができれば，カフの部分を無理やりでも（軟らかいので変形させながら）口に入れ，挿入可能になることもある。

▶ **O : Obstruction**

喉頭以下の閉塞には対応できない。

▶ **D : Disrupted or distorted airway**

破壊，変形した気道には，対応できない。最低でも収まって，シールする部分は正常でないといけない。

▶ **S : Stiff lungs or cervical supine**

硬い肺（喘息重積など）では，高い気道内圧が必要のためリークが生じる。また，頸部の可動域の低下や側弯などの変形では挿入，シールがうまくいかないことがある。

【質問4：胃はからっぽ（誤嚥の危険はある）？】

全身麻酔に伴う誤嚥は，頻度はまれであるが，起きた場合の予後は悪い。誤嚥の定義が難しいので頻度の報告にばらつきがあるが，代表的なものは**表11**のとおりである。全体では，3,200症例に1例くらいであるが，予定より緊急，ASAリスクの高いほうが発生率は高い[28]。誤嚥の発生するタイミングは，**表12**に示すように挿管・抜管に関連して発生することが多い[28]。誤嚥のリスクファクターは**表13**のとおりである[29]。

術前の経口摂取に関して，誤嚥防止のための絶飲食時間は，**表14**のように推奨されている[29]。小腸通過障害，糖尿病性胃腸麻痺，オピオイド使用，抗コリン薬使用，交感神経緊張（痛み，不安など）がある場合，gastric emptying ratio（GER）を遅くするので，時間だけで区切るのはよくない。念のため外傷などでは，受傷時点より腸管が麻痺していると考え，フルストマックかどうか考えるのが安全である。

【質問5：患者は無呼吸に耐えられる？】

患者が無呼吸に耐えられるかどうかは，前述のDAMの時間的考察を参考にする必要がある。妊婦，病的肥満，高齢者，呼吸器疾患患者，小児患者，代謝亢進患者（発熱，痙攣など）は，無呼吸許容時間が短いことを忘れないように。

繰り返しになるが，AAAでは，ここに挙げた5つの質問に答えながら，導入後挿管にするか，意識下挿管にするかを検討する（p.8, 図9）。導入後挿管の判断の前に，経気管ジェット換気（TTJV）の利用可能性を評価することも必要である。

AAAでは，マスク困難，フルストマック，無呼吸許容時間の短い場合，自発呼吸を残した意識下挿管を推奨しているが，迅速挿管も当然選択肢には入る。

表11　全身麻酔症例における誤嚥の頻度

ASA-PS	予定手術	緊急手術	P値*
I	4/36,916（1：9,229）	1/2,949（1：2,949）	0.319
II	11/82,435（1：7,494）	3/5,036（1：1,679）	0.043
III	31/74,301（1：2,397）	8/4,413（1：552）	<0.001
IV or V	6/8,409（1：1,401）	3/1,029（1：343）	0.066
合計	52/202,061（1：3,886）	15/13,427（1：895）	<0.001

*予定，緊急での比較
(Warner MA, Warner ME, Weber JG. Clinical significance of pulmonary aspiration during the perioperative period. Anesthesiology 1993；78：56-62 より引用)

表12　誤嚥の発生時期

導入前	2
導入中（クリコイド圧迫あり）	4
マスク換気中（クリコイド圧迫なし）	7
喉頭展開中	22
抜管中	24
抜管後5分以上してから	7

(Warner MA, Warner ME, Weber JG. Clinical significance of pulmonary aspiration during the perioperative period. Anesthesiology 1993；78：56-62 より改変引用)

表13　誤嚥のリスクファクター

- 高齢者
- 意識障害
- 胃内圧上昇
- 胃酸産生過多（胃潰瘍，胃炎，食道炎）
- 胃腸の運動低下（便秘，妊娠，肥満，糖尿病，腎不全，電解質異常）
- 近々の経口摂取
- 食道下部括約筋機能障害（裂孔ヘルニア，胃食道逆流）
- 神経筋運動失調
- 胃管留置

(Dotson R, Wiener-Kronish JP, Ajayi T. Preoperative evaluation and medication. In：Stoelting RK, Miller RD, editors. Basics of anesthesia. Philadelphia：Elsevier；2007. p.157-77 より引用)

表14　術前絶飲食時間

食品・飲料水の種類	絶飲食時間
Clear liquid（水・無果汁飲料，炭酸飲料，茶など）	2時間
母乳	4時間
離乳食	6時間
人以外のミルク	6時間
軽食（トーストとClear liquidなど）	6時間

(Dotson R, Wiener-Kronish JP, Ajayi T. Preoperative evaluation and medication. In：Stoelting RK, Miller RD, editors. Basics of anesthesia. Philadelphia：Elsevier；2007. p.157-77 より引用)

4　ASA-DAMガイドライン

(1) 目的

　ASAは1993年，困難気道に対するアルゴリズムを公開した[30]。その後，ラリンジアルマスクの普及と困難気道における有効性を考慮して2003年に改定された[5]。前述したように，気道・換気に関連するトラブルは，非常に予後が悪い。麻酔の質の向上に気道・換気に関連する安全性を高めることは，絶対条件である。本ガイドラインでは，DAMの普及および困難気道に関連した合併症の減少を目的にしている。なお，ここでの合併症は，心停止，高次脳機能障害，死亡などの重篤なものだけでなく，不必要な気管切開，気道損傷，歯牙損傷なども含んでいる。

　参考までに英国のDifficult Airway Societyのガイドライン[31]でも，酸素化と気道損傷の予防をDAMの中心に位置づけており，目的は同じである。

((2)) 困難気道の定義

Difficult Airway の定義は,「トレーニングを積んだ麻酔科医が,マスク換気か気管挿管,あるいは両者の困難を来す臨床状況」である。その状況により,①マスク換気困難,②喉頭展開困難,③気管挿管困難,④気管挿管失敗の4つに分類されている。

これらの状況は,患者の状態,スタッフの状況,施設にある道具,気道管理を必要としている患者のいる場所の状況などにより困難度が相対的に変化し得る。つまり非常勤で麻酔を行う場合とふだん働いている場所で麻酔をするときとでは,同じ患者であっても Difficult Airway の程度が変わり得ることに注意が必要である。

Difficult Airway の頻度は,その定義に大きく影響されるが,代表的なデータは**表15**のとおりである。女性より男性に多く,特に 40～50 歳代の男性に気管挿管困難が多いとされている[32]。

2003 年の ASA のガイドライン改定後もエアウェイスコープ（PENTAX AWS®）をはじめとして多くのデバイスが発売されている。困難気道症例 293 例（マッキントッシュでの喉頭展開困難 270 例,困難気道予測症例 23 例）中,エアウェイスコープは,290 例で 2 回以内に挿管が可能であったと報告されている[33]。また,ガイドラインでは,ラリンジアルマスクは,挿管できないときの代替法やマスク換気できないときの緊急処置として紹介されているが,挿管が必要でない症例で,かなり広く挿管を試すことなく始めからラリンジアルマスクで行う全身麻酔も普及してきている[34]。

このように気道管理に用いるデバイスは変化している。困難気道の定義はガイドラインにあるように,施設のデバイスの保有状況,麻酔科医のデバイスに対する習熟度などに強く影響される。そこで,各施設にあった困難気道の定義,

表15 Difficult Airway の頻度（一般成人）

マスク換気困難	5%
マスク換気不可能	0.1～1%
気管挿管困難	1～3%
Cannot ventilate, cannot intubate	0.01%

(Henderson JJ, Popat MT, Latto IP, et al. Difficult Airway Society guidelines for management of the unanticipated difficult intubation. Anaesthesia 2004; 59: 675-94 より引用)

リスクファクターの分析が求められる。

((3)) 気道の評価・診察・追加検査

③ AAA の項（p.9）に詳細に記載したので参考にしてもらいたい。

((4)) DAM のための基本的準備

ガイドラインでは,困難気道に遭遇したときにいろいろな道具が利用可能であること,援助者が確保できることが本当に有益かは明記されていない。しかし,気道管理がうまくいくためや気道管理に伴うリスクを最小限にするための努力をすることに関しては強く賛成している。その中でも 3 分以上の自発呼吸による前酸素化と抜管後の酸素投与は,低酸素の危険性を下げる方法として強調している。また,DAM をスムーズに行うために,**表16**に示したような道具をセットした DAM セットを準備し,いつでも運搬可能にしておくことも重要である[5]。

筆者の所属する紀南病院では,**表16**の下線で示した道具以外に,エアウェイスコープ,スタイレットスコープ,ラリンジアルチューブ,胸腔穿刺キット,吸入用エアロチャンバー,イレウスチューブ挿入用ガイドワイヤーなどを DAM カートにまとめてある。また,ビデオ喉頭鏡,気管支鏡光源をまとめた挿管台車も準備している（**図15**）。挿管のときは,挿管台車の

表16 DAMセットに準備すべき器具

1. 喉頭鏡：形状（マッキントッシュ型，ミラー型，マッコイ型など）を各サイズそろえる
2. 各種サイズの気管チューブ
3. 気管チューブガイド：ガムエラスティックブジー，トラキライト，チューブエクスチェンジャー，マギール鉗子など
4. ラリンジアルマスク：各サイズ，ラリンジアルマスク・ファストラックも
5. 気管支鏡（可能であれば2種類の太さ）
6. 逆行性挿管（著者注：国内には専用キットはない）
7. 少なくとも1種類の緊急の非侵襲的気道確保セット：ジェット換気，コンビチューブなど
8. 緊急の侵襲的気道確保セット：輪状甲状膜穿刺，切開キット（ペアンとメス）
9. CO_2検出器

下線をつけてあるのは紀南病院DAMカートにある器具
(Practice guidelines for management of the difficult airway：an updated report by the American Society of Anesthesiologists Task Force on Management of the Difficult Airway. Anesthesiology 2003；98：1269-77より一部改変引用)

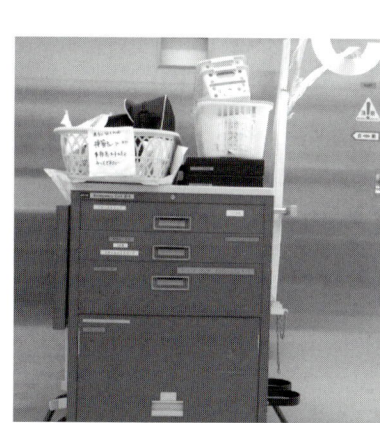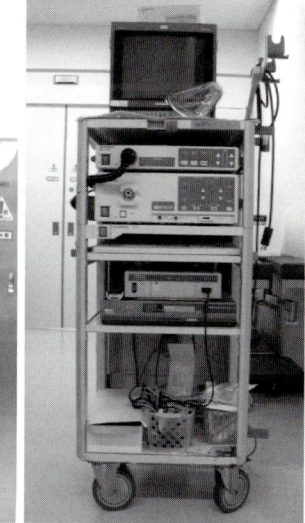

図15 紀南病院DAMカートと挿管用台車

みを準備し，必要があればDAMカートを持って来られるようにしてある。

気道確保困難が予想される場合，あらかじめ患者（または保護者）に気道確保手順を説明し，必要ならば気管切開までの同意を得る。道具の準備とともに，気道確保困難に対応できるアシスタントを少なくとももう1人準備する。また，マスクによる前酸素化を行い，気管挿管中も酸素を投与する努力（鼻カニューラからの酸素投与，顔への酸素を吹きつけておくなど）を続ける。抜管後も酸素を投与することを忘れてはいけない。

ガイドラインには記載されていないが，DAMのための基本的心構えとして，日頃から自分自身が使用する気道確保機器の使い方に慣れ，周りのスタッフにも補助や準備の方法などを十分周知させておくことが最も大切である。緊急時に慣れていない道具でうまくいくはずなどないことを忘れずに。

使い方，訓練の方法は，詳細に後述しているので参考にしてもらいたい。

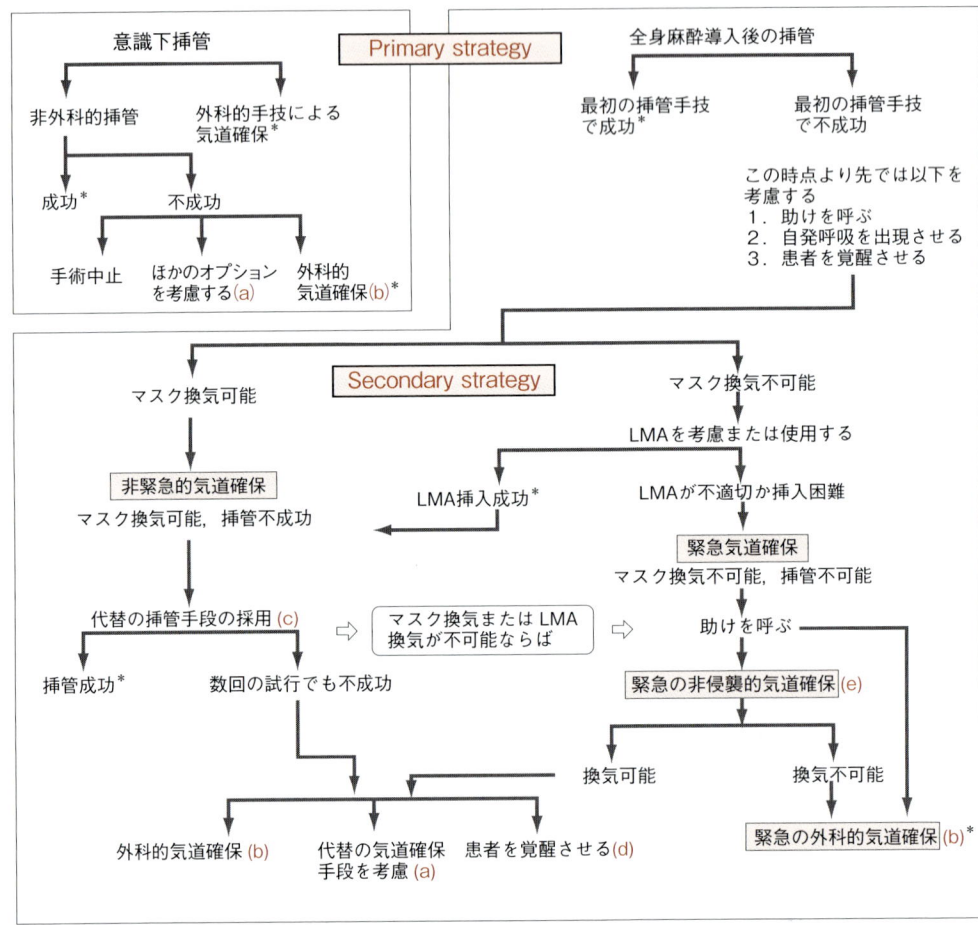

図16 DAM アルゴリズム

(辻本三郎. ASA の Difficult airway algorithm をもとにした麻酔中の difficult airway 対策. 救急医 2007；31：39-44 より引用)

《5》DAM のアルゴリズム（図16）

　DAM は，心肺蘇生同様，技術的，生理的複雑さをもっている。それをスムーズに行うには，アルゴリズムに従った preplanned strategy が必要である。その準備は，手術予定，患者の状態，麻酔科医の技術などに影響を受ける。その準備内容は，下記のような項目が含まれる。

　第1に気道管理上の問題点（換気困難，挿管困難，非協力，気管切開困難など）を明らかにして，チームで共有する。

　第2に気道管理手技中に酸素を投与し続ける方法を検討する。

　第3に気道管理方法のメリット，適性を検討する。特に最初の方針とそれがうまくいかなかったときの代替方針を立てることが大切である。うまくいかないと判断する基準を決めておくことも大切である。ASA の DAM アルゴリズム同様，有名な英国の Difficult Airway Society のガイドライン[31]では，喉頭鏡，ラリンジアルマスクの使用回数を規定しており，気道損傷予防に重点を置いている。また，ASA-Closed claim 研究からも挿管にこだわると結果が悪いことが示されている[36]。代替方法に移行するタイミングを間違ってはいけない。

　第4に primary strategy として意識下挿管か導入後挿管かを分けることになる。挿管法を検討する場合，前述した AAA を用いると有効である[15]。

　意識下挿管を選択した場合，外科的に行うか非外科的に行うかを決める。進行喉頭癌のように物理的に気管チューブが通過しないため，局所麻酔で気管切開の後，全身麻酔を開始する場合は，外科的気道確保を必要とする典型例である。非外科的の挿管の場合，最初の方針とそれがうまくいかなかったときの代替方針を立てることが大切である。

　導入後挿管を選択した場合，当然，マスク換気から始まることになる。ASA-DAM アルゴリズムには書かれていないが，マスク換気困難時には図17のように対応することが推奨されている[23]。

　マスク換気困難が生じた場合，頭の位置，下顎の位置を適正な位置に調節する，エアウェイ挿入，マスクサイズ変更，術者交代などいろいろ試してみる。それでもうまくいかないときは，助けを呼んで2人法で換気を試みる。

　それでも換気ができなければ，挿管を試みるかラリンジアルマスクを試す。前述したように，マスク換気困難は，必ずしも挿管困難ではないので挿管を試す価値はある[26]。

　ASA-DAM アルゴリズムで導入後挿管を選択し，最初の挿管で不成功の場合，secondary strategy へ進むことになる（図16）。進む時点で，助けを呼び，自発呼吸を出すか，患者を覚醒させるかなどを検討する。

　Secondary strategy では，マスク換気が可能かどうかで，非緊急か緊急気道確保に進むパスウェイが決まる。換気ができれば，急ぐ必要はなく，落ち着いて代替挿管手段を行えばよい。

　代替挿管手段に関しては，多くの種類があり，いきなり ASA-DAM アルゴリズムを見てもどれが適当か迷うだけである。実際は施設により保有している機材，慣れている機材は異なるので，施設ごとに日ごろから代替手段を決めておくべきである。ただ，ここでも最初の方針とそれがうまくいかなかったときの代替方針を立てることが大切である。

　Secondary strategy においてマスク換気ができなければ，まず，ラリンジアルマスクを試みる。ラリンジアルマスクで換気ができれば非緊急気道確保へ進む。ここでのラリンジアルマスクは，種類は規定されていないが，後で挿管に進むことを考えればラリンジアルマスク・ファストラックがよい。

　ラリンジアルマスクによる換気もうまくいか

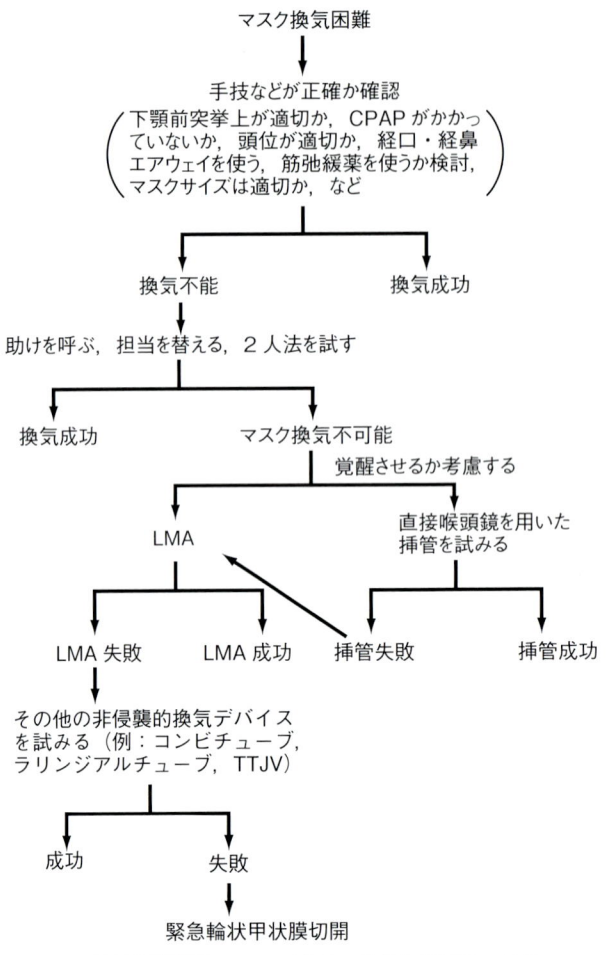

図17 マスク換気困難時の対応
(El-Orbany M, Woehlck HJ. Difficult mask ventilation. Anesth Analg 2009；109：1870-80 より引用)

ない場合，つまり，換気も挿管もできない状態 (cannot ventilate, cannot intubate：CVCI) は超緊急の非常事態である．この時点で再度，助けを呼び，緊急の非外科的気道換気か外科的な気道換気を選択することになる．

ASA-Closed claim 研究から緊急時の非外科的気道換気（経気管ジェット換気）は，皮下気腫など合併症を来し，結果がよくない症例が多いことが明らかになっている[36]．適切な時期に外科的気道換気に移行することも重要である．

《6》DAM のためのテクニック

DAM のためのテクニックは，**表17**にまとめた．個々の手技の詳細，訓練法は，各論で詳しく述べる．繰り返しになるが，ここに挙げてあるテクニックが必要になるのは緊急事態である．そのようなときに慣れていなければできるはずがないので，自分自身ができるかどうかだけでなく，看護師をはじめ周りのスタッフも補助の方法などを十分に慣れておく必要がある．

表17 DAMのためのテクニック

挿管困難時	マスク換気困難時
種々の喉頭鏡	気管内ジェット換気用スタイレット
意識下挿管	ラリンジアルマスク
盲目的挿管（経口・経鼻）	エアウェイ（経口・経鼻）
ファイバー挿管	硬性気管支鏡
挿管用スタイレット，チューブエクスチェンジャー	侵襲的気道確保
ラリンジアルマスクを用いた挿管	2人法のマスク換気
逆行性挿管	コンビチューブ*
侵襲的気道確保	

*コンビチューブは，合併症の問題があり避けられる傾向にある。ラリンジアルチューブなど喉頭上デバイスを練習しておく方がよい。
(Practice guidelines for management of the difficult airway: an updated report by the American Society of Anesthesiologists Task Force on Management of the Difficult Airway. Anesthesiology 2003; 98: 1269-77 より引用)

表18 抜管時に検討すること

- 鎮静下抜管にするか，覚醒後抜管にするか。
- 抜管後に換気困難を来す可能性のある臨床的な要因はないか。
- 抜管後，十分な換気ができない場合の対策は？
- 迅速に再挿管が行えるような対策は？

(Practice guidelines for management of the difficult airway: an updated report by the American Society of Anesthesiologists Task Force on Management of the Difficult Airway. Anesthesiology 2003; 98: 1269-77 より引用)

《7》抜管のアルゴリズム

挿管困難の症例では，抜管後再挿管が必要になった場合，当然，挿管困難になる。さらに食道癌や下行大動脈置換術など長時間の手術では，ダブルルーメンチューブを通常の気管チューブに入れ替える際に，喉頭周辺が腫脹していることはよく経験することである。つまり，1度目の挿管より，抜管後の再挿管は難しいことが多い。ASA-Closed claim研究でもDAMに関連した訴訟の17％が抜管時・術後回復室での事例であり，安全な抜管が重要である[36]。

抜管に際しては，**表18**にある項目を検討する。

鼓室形成術（特にあぶみ骨手術）などのように抜管時にできるだけバッキングや体動を避けたい場合，鎮静下抜管が必要なこともある。

長時間の腹臥位手術や気道周辺の手術などでは，抜管後気道浮腫より換気困難を来し得る。また，喉頭周辺も腫脹している可能性が高く，再挿管も難しくなる。そのような症例で抜管する場合，気管チューブのカフを抜き，陽圧をかけて，カフ周囲よりエアが漏れるかどうかを確認するリークチェックを必ず行う。

抜管後十分な換気ができない場合や迅速に再挿管するために**図18**のようなアルゴリズムが提唱されている[37]。要点は，チューブエクスチェンジャー（tube exchanger: TE）を留置して抜管をする。その状態で必要であればフェイスマスクより酸素を投与し，換気，酸素化が十分であることを確認できたら，30分くらい（必要ならもっと長時間）観察し（**図19**），TEを

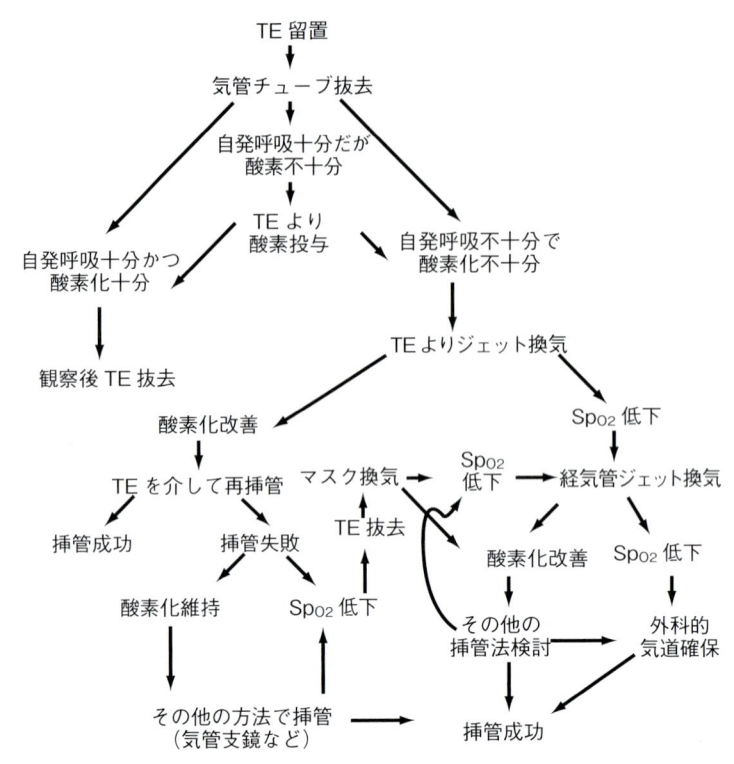

図18 抜管のアルゴリズム
(Peterson GN, Domino KB, Caplan RA, et al. Management of the difficult airway：a closed claims analysis. Anesthesiology 2005；103：33-9より引用)

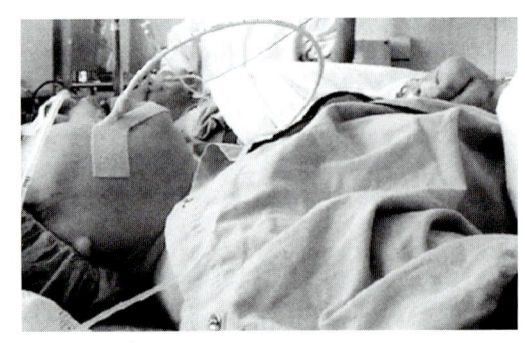

TE：チューブエクスチェンジャー

図19 TE留置で観察する
TEを留置しても基本的に鎮静は不要。酸素投与は必要であれば行う。

抜去する．フェイスマスクで十分な酸素化ができない場合，TEを介した酸素投与で観察する（投与可能な酸素濃度が高い）が，最終的にフェイスマスクで酸素化ができてからTEは抜去する．

TEを介した酸素投与でも酸素化が維持できない場合，TEを介したジェット換気を行う．ジェット換気で酸素化が維持できれば，TEを使って再挿管し，再度人工呼吸に戻す．TEを使った再挿管がうまくいかなくても，TEを介したジェット換気で酸素化が維持できていれば，そのままで気管支ファイバー挿管など代替手段で再挿管を試みる．

TEを介したジェット換気でも十分な酸素化ができない場合，TEを抜去し，Bag Value Mask（BVM）で酸素化を試みる．それでも酸素化が十分でなければ，挿管時のDAMの緊急経路にあるように，ラリンジアルマスク，非侵襲的緊急気道管理，侵襲的緊急気道管理へと進んでいく．

((8)) フォローアップ

DAM に遭遇した麻酔科医は，気道管理上，どのような困難（マスク換気困難，ラリンジアルマスク困難，挿管困難など）があったのか，その原因は何か，どのような器具を用いて管理したのかなどを整理して，患者に伝える必要がある．

また，気道管理に関連した合併症（誤嚥，気道損傷，気胸など）の可能性のある患者はそれが解決したことを確認できるまで経過観察しなければならない．

5 日本における DAM の訓練

1993 年の ASA の DAM の実践アルゴリズム発表[30]に遅れること 12 年，われわれは，Difficult Airway 患者のガイドラインおよび対応策の普及を目的として日本麻酔科学会第 51 回学術集会（2004 年，名古屋）において，第 1 回 DAM 実践セミナーを企画・実施した[38]．セミナー準備のためマネキン型シミュレータを積極的に用いて教育を行っている，米国最大規模のトレーニングセンターであるピッツバーグ大学 WISER（The Winter Institute for Simulation, Education and Research）を訪問し[39]，麻酔科医スタッフを対象とした DAM コースを受講した．

第 1 回 DAM 実践セミナーは，WISER での体験をもとにカリキュラムを日本でも実施可能なように改変し行った．ASA のアルゴリズムに基づく気道管理困難対策に関する 60 分の講義と，シミュレータと実際の機器や機材を用いた 120 分の実技訓練を行った．

シミュレータを用いたハンズオン形式の講習会は，前年の日本臨床麻酔学会で行われていたが，DAM に関する講習は初めてであり，登録開始早々に定員に達し，また受講後のアンケート調査からも日本臨床麻酔学会員の DAM に対する需要と関心の高さがうかがえた．

第 1 回 DAM 実践セミナーが好評であったので，継続して開催していく必要性から DAM 研究会を発足させた．現在，DAM 研究会は，それをもとに発展させた日本医学シミュレーション学会の一部会である DAM 世話人会として DAM 関連セミナーの運営の中心を担っている．第 1 回 DAM 実践セミナーのあと，日本麻酔科学会学術集会，日本臨床麻酔学会，日本蘇生学会，独自セミナーなどで同様のセミナーを継続開催してきた．2009 年 12 月に第 28 回実践セミナーを実施した．その他に多くの大学医局でミニ DAM セミナー（DAM インストラクターが独自で開催する DAM，内容は実践セミナーと同じ）も開催され，これまでに延べ 500 人以上の麻酔科医が受講している．

◆◆ おわりに ◆◆

気道管理を専門にするものにとって DAM は必須である．気道確保技術だけでなく，その背景にある考え方，解剖，生理をよく理解して DAM を実践することが大切である．

文献

1) Larson MD. History of anesthetic practice. In：Miller RD, editor. Miller's anesthesia. 6th ed. Pennsylvenia：Elsevier；2005. p.3-52.
2) 入田和男，川島康男，巌 康秀，ほか「麻酔関連偶発症例調査 2002」および「麻酔関連偶発症例調査 1999-2000」について：総論—（社）日本麻酔科学会安全委員会偶発症例調査専門部会報告—. 麻酔 2004；53：320-35.
3) Nandi PR, Charlesworth CH, Taylor SJ, et al. Effect of general anaesthesia on the pharynx. Br J Anaesth 1991；66：157-62.
4) Ovassapian A, Glassenberg R, Randel GI, et al. The unexpected difficult airway and lin-

5) Practice guidelines for management of the difficult airway : an updated report by the American Society of Anesthesiologists Task Force on Management of the Difficult Airway. Anesthesiology 2003 ; 98 : 1269-77.
6) Nimmagadda U, Salem MR, Joseph NJ, et al. Efficacy of preoxygenation with tidal volume breathing. Comparison of breathing systems. Anesthesiology 2000 ; 93 : 693-8.
7) Nimmagadda U, Chiravuri SD, Salem MR, et al. Preoxygenation with tidal volume and deep breathing techniques : the impact of duration of breathing and fresh gas flow. Anesth Analg 2001 ; 92 : 1337-41.
8) Norris MC, Kirkland MR, Torjman MC, et al. Denitrogenation in pregnancy. Can J Anaesth 1989 ; 36 : 523-5.
9) Hardman JG, Wills JS, Aitkenhead AR. Factors determining the onset and course of hypoxemia during apnea : an investigation using physiological modelling. Anesth Analg 2000 ; 90 : 619-24.
10) Patel R, Lenczyk M, Hannallah RS, et al. Age and the onset of desaturation in apnoeic children. Can J Anaesth 1994 ; 41 : 771-4.
11) Dixon BJ, Dixon JB, Carden JR, et al. Preoxygenation is more effective in the 25 degrees head-up position than in the supine position in severely obese patients : a randomized controlled study. Anesthesiology 2005 ; 102 : 1110-5 ; Discussion 5A.
12) Brodsky JB, Lemmens HJ, Brock-Utne JG, et al. Anesthetic considerations for bariatric surgery : proper positioning is important for laryngoscopy. Anesth Analg 2003 ; 96 : 1841-2.
13) Heier T, Feiner JR, Lin J, et al. Hemoglobin desaturation after succinylcholine-induced apnea : a study of the recovery of spontaneous ventilation in healthy volunteers. Anesthesiology 2001 ; 94 : 754-9.
14) Benumof JL, Dagg R, Benumof R. Critical hemoglobin desaturation will occur before return to an unparalyzed state following 1 mg/kg intravenous succinylcholine. Anesthesiology 1997 ; 87 : 979-82.
15) Rosenblatt WH. Decision making in airway management. In : 2006 Annual Meeting Refresher Course Lectures. Anonymous. The American Society of Anesthesiologists ; 2006. p.109.
16) Shiga T, Wajima Z, Inoue T, et al. Predicting difficult intubation in apparently normal patients : a meta-analysis of bedside screening test performance. Anesthesiology 2005 ; 103 : 429-37.
17) Lee A, Fan LT, Gin T, et al. A systematic review (meta-analysis) of the accuracy of the Mallampati tests to predict the difficult airway. Anesth Analg 2006 ; 102 : 1867-78.
18) Murphy MF, Doyle J. Airway evaluation. In : Hung OR, Murphy MF, editors. Management of the difficult and failed airway. New York : McGraw-Hill ; 2008. p.3-14.
19) Khan ZH, Kashfi A, Ebrahimkhani E. A comparison of the upper lip bite test (a simple new technique) with modified Mallampati classification in predicting difficulty in endotracheal intubation : a prospective blinded study. Anesth Analg 2003 ; 96 : 595-9.
20) Krobbuaban B, Diregpoke S, Kumkeaw S, et al. The predictive value of the height ratio and thyromental distance : four predictive tests for difficult laryngoscopy. Anesth Analg 2005 ; 101 : 1542-5.
21) Wilson ME, Spiegelhalter D, Robertson JA, et al. Predicting difficult intubation. Br J Anaesth 1988 ; 61 : 211-6.
22) Stackhouse RA, Infosino A. Airway management. In : Stoelting RK, Miller RD, editors. Basics of anesthesia. Philadelphia : Elsevier ; 2007. p.207-39.
23) El-Orbany M, Woehlck HJ. Difficult mask ventilation. Anesth Analg 2009 ; 109 : 1870-80.
24) Han R, Tremper KK, Kheterpal S, et al. Grading scale for mask ventilation. Anesthesiology 2004 ; 101 : 267.
25) Kheterpal S, Han R, Tremper KK, et al. Incidence and predictors of difficult and impossible mask ventilation. Anesthesiology 2006 ; 105 : 885-91.
26) Kheterpal S, Martin L, Shanks AM, et al. Prediction and outcomes of impossible mask ventilation : a review of 50,000 anesthetics. Anesthesiology 2009 ; 110 : 891-7.

27) Langeron O, Masso E, Huraux C, et al. Prediction of difficult mask ventilation. Anesthesiology 2000 ; 92 : 1229-36.
28) Warner MA, Warner ME, Weber JG. Clinical significance of pulmonary aspiration during the perioperative period. Anesthesiology 1993 ; 78 : 56-62.
29) Dotson R, Wiener-Kronish JP, Ajayi T. Preoperative evaluation and medication. In : Stoelting RK, Miller RD, editors. Basics of anesthesia. Philadelphia : Elsevier ; 2007. p.157-77.
30) Practice guidelines for management of the difficult airway. A report by the American Society of Anesthesiologists Task Force on Management of the Difficult Airway. Anesthesiology 1993 ; 78 : 597-602.
31) Henderson JJ, Popat MT, Latto IP, et al. Difficult Airway Society guidelines for management of the unanticipated difficult intubation. Anaesthesia 2004 ; 59 : 675-94.
32) 辻本三郎. Difficult Airway 対策—Difficult Airway Society の Guideline をもとに—. 臨麻 2006 ; 30 : 341-58.
33) Asai T, Liu EH, Matsumoto S, et al. Use of the Pentax-AWS in 293 patients with difficult airways. Anesthesiology 2009 ; 110 : 898-904.
34) Verghese C, Brimacombe JR. Survey of laryngeal mask airway usage in 11,910 patients : safety and efficacy for conventional and nonconventional usage. Anesth Analg 1996 ; 82 : 129-33.
35) 辻本三郎. ASA の Difficult airway algorithm をもとにした麻酔中の difficult airway 対策. 救急医 2007 ; 31 : 39-44.
36) Peterson GN, Domino KB, Caplan RA, et al. Management of the difficult airway : a closed claims analysis. Anesthesiology 2005 ; 103 : 33-9.
37) Miller KA, Harkin CP, Bailey PL. Postoperative tracheal extubation. Anesth Analg 1995 ; 80 : 149-72.
38) 中川雅史, 野村岳志, 五十嵐寛, ほか. Difficult Airway Management（DAM）第1回実践セミナーを実施して. 麻酔 2005 ; 54 : 557-62.
39) 中川雅史, 野村岳志, 五十嵐寛, ほか. The Winter Institute for Simulation, Education and Research（WISER）訪問記—DAM（Difficult airway management）コースに参加して. 日臨麻会誌 2004 ; 24 : 370-4.

〈中川雅史〉

Ⅱ. 手技

II. 手技

1. 非侵襲的手技　1）喉頭鏡

●●● はじめに ●●●

喉頭鏡は非侵襲的に確実に気管挿管を行うために，現在，最も一般的に用いられている器具である。気管挿管の際，喉頭鏡を使用できない場合や喉頭鏡を使用せずに行う方法もあるが，対象患者の年齢を問わず，簡便さ，確実性，価格の点で，喉頭鏡は基本の器具である。

1 器具の解説

①ブレード

口腔内の最大の障害物である舌をよけるための部分で，マッキントッシュ型（彎曲型）とミラー型（直型）がある。彎曲の程度により，マッキントッシュ型とミラー型の間に各種のタイプがあるが，現在はマッキントッシュ型が一般的に使用されている。ブレードに電球を使用しているタイプとファイバータイプがある[1]。

②ハンドル

各種ある。妊婦には短いものが使いやすい。ブレードをつけてL字型にすると点灯する。ブレードは必ず事前に接続を確認しておく。

③光源部分

ハンドル内に電池が入っていて，ブレード先端に電球がある。電池が消耗していることもあり，必ず使用前に点灯の有無と明るさの程度を確認しておくことが重要である[2]。

2 準　備

1. 患者に合わせて，ブレード，ハンドルを選ぶ。
2. 電池の明るさを確認する。
3. 口腔内，咽喉頭の解剖を理解しておく。
4. CVCI（cannot ventilate, cannot intubate）か否かを判断し，導入方法を決定する。

3 使用方法

▶ 挿管手順

1. 必要に応じて鎮静，筋弛緩を得る。
2. 喉頭鏡のブレードを口腔内に挿入する。右手の母指と第2指を交差させて口を開ける，または軽く頭部を後屈させると口が開く。
3. 喉頭鏡を挿入する。舌をよけて右口角部分にスペースを作る。このとき，舌が視野を塞がないように喉頭鏡で舌をよける。この操作が不十分なまま気管チューブを入れようとしても上手くいかないので，しっかりと舌をよけることが重要である。
4. 左手の持ち方：握りしめない。力を入れすぎてはいけない。
5. マッキントッシュ型：ブレードを口腔内に挿入する。
   ①先端を喉頭蓋谷に入れる方法：先端を喉頭蓋と舌根部の間の喉頭蓋谷に進めて，喉頭蓋を持ち上げる。
   ②喉頭蓋ごと持ち上げる方法：ブレードを

咽頭の奥まで挿入し，手前に引いてくる。声門が見えたところで先端を喉頭蓋の背面に当てて，喉頭蓋を持ち上げる。

ミラー型：ブレードの先端を喉頭蓋の背面に当てて，喉頭蓋を持ち上げる。いずれの方法も，声門が見えたところで，喉頭鏡のハンドルと左手首をそのままの角度で前方に持ち上げて喉頭を展開する。手首をこねると，ブレードが前上歯に当たり，歯牙損傷を来すことがある。

6. 喉頭を展開したその位置で左手を保持し，右手で気管チューブを持ち声門に挿入する。このとき，左手が緩んだり，目が声門から離れたりすると，食道挿管を来すことがあるので注意する。

7. 声門を直視できない場合は，BURP 手技を行う。Back（後方）へ，Up（上方）へ，Right（右方）へ，Pressure（圧迫）して，声門が見える位置を探す。口腔軸（OA）に，

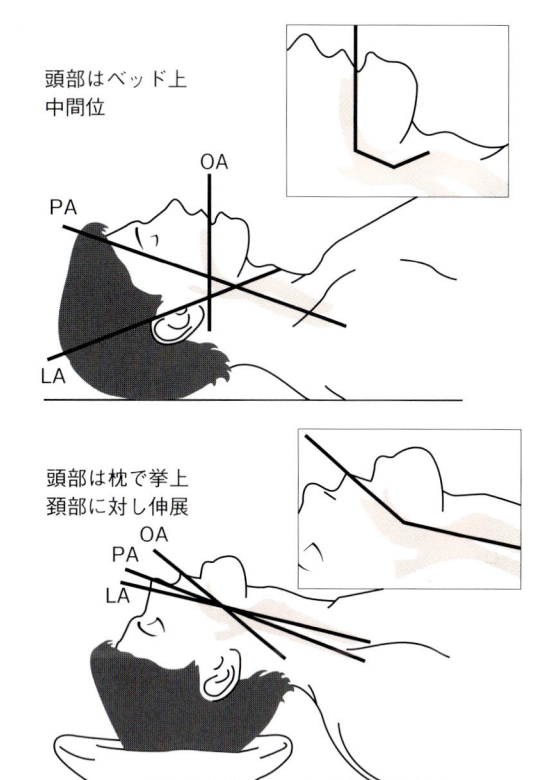

図1　口腔軸（OA），咽頭軸（PA），喉頭軸（LA）の位置

表　気管挿管確認方法

視　診	1.	気管チューブが声門を通過したのを観察できる
	2.	換気に伴う両側胸郭の上下運動が観察できる
	3.	換気に伴い気管チューブ内壁の曇りが観察できる
聴　診	1.	換気に伴い両側で均一な呼吸音を聴取できる
	2.	換気に伴い上腹部でガス音が聴取されない
触　診	1.	胸壁に手を置き，換気に伴う胸郭運動を確認できる
	2.	麻酔器のバッグのコンプライアンスが適正である（換気ができる）
器　具	1.	食道挿管検知器（EDD：esophageal detector device）
	2.	簡易炭酸ガス検知器具
	3.	呼気終末炭酸ガス分圧測定モニター

注意すべき点	
パルスオキシメータ	使用すべきだが，気管挿管の確認方法としては必ずしも適していない。 （短時間内では体内に貯蓄した酸素を表示することがあり，判断を誤ることがある。）
胸部X線写真	正面像では気管チューブが気管内にあることを証明できない。 側面像は有用だが，撮影に時間を要するので不適切である。

咽頭軸（PA），喉頭軸（LA）を近づけると声門が直視しやすい（**図1**）[3]。

8. 気管チューブを挿入後，チューブの深さを確認する。喉頭鏡を口腔内から抜き出し，バイトブロックを挿入し，気管チューブをテープで固定する。
9. 換気を行い，胸郭の上がり具合，バッグの感触，気管チューブの曇りを確認し，聴診器で呼吸音とその左右差がないことを確認する（**表**）。

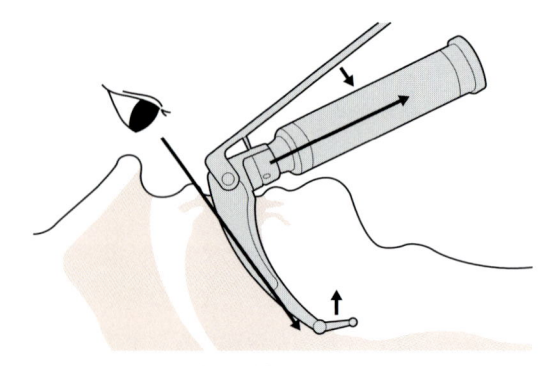

図2　マッコイ型喉頭鏡
喉頭蓋が持ち上がり気道が見やすくなる。

❹ メンテナンス

ブレードは洗浄し，粘液，血液などの付着物を落とす。滅菌は，一般的にはエチレンオキサイド滅菌，高温蒸気滅菌（134℃/5分）が可能であるが，製品により異なることもあるので，必ず発売元に確認する。感染症患者への使用には，ディスポーザブルタイプの喉頭鏡も考慮する。

❺ DAM症例

通常でもDAMの場合でも，「舌をよけて，口腔内にスペースを作る」ために使用する。

《1》 喉頭鏡を主体として使用する

①喉頭鏡のみ

1. ブレードサイズ，種類の変更：1つ大きいサイズやほかの種類（例えばミラー型）に変更する。
2. 頸部の位置：臭いをかぐ姿勢（sniffing position）をとる。
3. 左アプローチ（left molar approach）：通常は，喉頭鏡はやや右口角から挿入し舌を圧排してスペースを作り正中位で口腔内に進めるが，視野が不良な場合は左口角から挿入する方法（left molar approach）がある。声門に到達するまでの距離は切歯よりも左右の口角の方が短く，左口角からの挿入は正中および右口角よりもよい視野を得られた[4]，口腔内のスペースが通常よりも狭いためチューブの先端のコントロールが難しいが，視野はよい[5]など，多数の報告がある。

②喉頭鏡＋スタイレット，GEB（p.41）

《2》 ほかの器具を挿入時に補助器具として使用する

①気管支ファイバー

筋弛緩薬使用後や意識がなくて，口腔内のスペースが狭くてオリエンテーションがつかない場合には，喉頭鏡を挿入して舌をよけてスペースを作ることで喉頭蓋など解剖学的メルクマールを発見しやすくなる。

②喉頭上デバイス

舌をよけて，デバイスを挿入しやすくする。

《3》 特殊な喉頭鏡

①プリズム型

プリズムをブレードに装着して，通常どおりの喉頭展開を行うと，視野は約30度広がる[6]。

②マッコイ型

ハンドルに特殊なマッコイブレードを装着し，マッコイブレードのレバーをハンドルに近づけるとブレードの先端が持ち上がり，喉頭蓋を挙上できる（図2）。

③ブラード型（p.37）

◆◆ おわりに ◆◆

喉頭鏡で確実に気管挿管を行うために長年の間にさまざまな研究が積み重ねられ，われわれは多くの知見を得てきた。近年は多彩なデバイスが登場しているが，現時点では，いつでも，どの施設でも，どの場所でも使用できるわけではない。解剖，生理を学ぶためにも，気道確保手技の基本となる喉頭鏡操作の習熟は重要である。

文献

1) 笠羽敏治．喉頭鏡．岩崎 寛，高崎真弓，弓削孟文，ほか編．麻酔科診療プラクティス11．気道確保のすべて．東京：文光堂；2003. p.28-34.
2) Brendan T, Albert H. Principles of airway management. 3rd ed. New York : Springer-Verlag ; 2003. p.62.
3) Walls RM, Luten RC, Murphy MF, et al. Manual of emergency airway management. 1st ed. Philadelphia : Lippincott Williams & Wilkins 2000. p.57-8.
4) Yamamoto K, Tsubokawa T, Ohmura S, et al. Left-molar approach improves the laryngeal view in patients with difficult laryngoscopy. Anesthesiology 2000 ; 92 : 70-4.
5) Saini S, Bala R, Singh R. Left molar approach improves laryngeal view in patients with simulated limitation of cervical movements. Acta Anaesthesilol Scand 2008 ; 52 : 829-33.
6) Brendan T, Albert H. Principles of airway management. 3rd ed. New York : Springer-Verlag ; 2003. p.224.

（小澤章子）

指導 POINT

1. 基本の挿管操作を確実に行う。舌をよける，展開が早い，左手がゆるむ，直視せずに挿入することはトラブルのもと。
2. 頻回の喉頭鏡の挿入は絶対に避ける。口腔内，咽頭への挿入は，粘膜浮腫，出血につながる。まず事前にCVCIを予測し，喉頭鏡の挿入回数を最少にし，確実な気道確保までの時間を最短にするように計画をたてるべきである。

II. 手技

1. 非侵襲的手技　2)特殊喉頭鏡

●●● はじめに ●●●

　挿管のための喉頭鏡は実に豊富な種類がある．特殊喉頭鏡の主な役割は，米国麻酔科学会（American Society of Anesthesiologists：ASA）ガイドライン上における非緊急的な気道確保時の代替手段と思われる方が多いのではないだろうか．しかし，マッキントッシュの代替としてではなく，はじめから使用することで挿管困難に遭遇する頻度そのものを減らすことが可能となる器具である．また，間接視型の場合は少ない外力で声門の視認性を向上させることもできるため，awake挿管で利用することもできる．本項では，多彩な喉頭鏡を大きく3つに分類する．第1世代喉頭鏡とは直視型喉頭鏡で，視野空間をチューブ通過経路と共有するもの．最も有名なマッキントッシュ型やミラー型をはじめ，マッコイ（McCOY）型やダイナブレードもここに含まれる．第2世代喉頭鏡はカメラやプリズムなどを用いて喉頭鏡のより先端部，より声門近くで，間接的に喉頭を観察する構造をもつもの．TruView®喉頭鏡やGlideScope®が含まれる．第3世代喉頭鏡は同じく間接視型喉頭鏡だが，チューブを声門方向に誘導するための特殊構造をもつもので，本邦では現在3種が利用可能である．ブレード型は特殊スタイレットにより，またエアウェイスコープとエアトラックではガイド溝によりチューブを円滑に誘導できる．

① 第1世代喉頭鏡
―直視型喉頭鏡―

　第1世代喉頭鏡は直視型喉頭鏡である．直視型は施行者の目と患者の声門の間に直線的な視野空間を構築し，この空間をチューブの通過経路と共有することで気管挿管を行う．マッキントッシュ型がその代表であるが，視野確保のためには舌や喉頭蓋などの障害物を視野内から排除するような操作が必要となる．通常は喉頭鏡のブレード部分で舌を圧排し，また喉頭鏡の先端を喉頭蓋谷に入れて間接的に引き上げて視野を確保している．多くの症例ではこの方法で問題なく声門を視認することができる．視野が得られたことはチューブの通路が確保されたことと同義であるため，通常は声門が十分に観察できれば挿管は容易である（can visualize = can intubate）．一方，小顎，あるいは巨舌など，下顎スペースに比して舌が相対的に大きい場合には，舌を圧排する操作によって舌が尾側方向に移動し，喉頭鏡先端が喉頭蓋谷の適切な位置からはずれてしまい，よい視野が得られなくなる．しかも，その状況を改善しようと力を加えれば加えるほどかえって視野が悪くなるという悪循環に陥る．HortonはこれをPeardrop現象と名付けている[1]．直視型は，声門が見えなければチューブの通路が確保されないため，挿管が失敗しやすい（cannot visualize = cannot intubate）．以下紹介する2つの喉頭鏡は，マッキントッシュ型の最大の欠点であるPeardrop現象を回避し，声門視認性を高める目的でデザインされている．

(1) マッコイ（McCOY）型喉頭鏡
（町田製作所，東京）（図1）

マッコイ型喉頭鏡は，マッキントッシュ型喉頭鏡と同じ形状をもつが，ブレード先端部分に限局した可変式の屈曲部をもち，レバー操作で喉頭蓋の間接挙上効果を高めて声門視認性を改善することができる[2]。先端の動きは喉頭鏡ハンドル部に併走するレバーで調節する。マッコイ型を用いた喉頭所見は，マッキントッシュ型の所見に比べて改善するものの，マッキントッシュ型に体表からBURP（backward upward rightward pressure）などの喉頭操作を併用した場合に及ばないという結果があり，代替喉頭鏡としての有用性は必ずしも高いとはいえない[3]。しかし，マッコイ型は先端を屈曲させることで喉頭蓋谷に力を加え続けることができる利点があるため，Peardrop現象が発生するような場合には，舌の圧排で喉頭鏡先端が喉頭蓋谷から離れていくことに対抗できる可能性がある。

(2) ダイナブレード
（アコマ医科工業，東京）（図2）

ダイナブレードは本邦の西川晃司医師が開発した直視型喉頭鏡である[4]。マッキントッシュ型喉頭鏡とよく似た形状をしているが，マッキントッシュ型がなだらかなC字状のカーブをもつのに対し，ダイナブレードは中央部の弯曲がやや強く，かつ先端部が反り返る，ゆるやかなS字状のデザインをもつ。この結果，先端部の仰角は35～39度と，直視型としては強い屈曲を有する。このS字構造により，圧排時の舌の尾側へのシフトが軽減されるとともに，先端の反り返り部分で喉頭周辺の空間を広く確保することが可能になるとされる。

さらにブレード先端部分は2つに割れた作りで，それぞれに小さい突起が付着し，喉頭蓋谷における接触面積を広げ，間接挙上の外力を局所的に増す効果がある。Peardrop現象に伴う喉頭展開困難のメカニズムをよく研究した結果作られた喉頭鏡である。実際にコルマックグレード3のケースもグレード2に改善したと報告されており，今後の臨床使用での実績評価の報告がまたれる。現在，小児から成人までの4サイズが利用可能となっている。

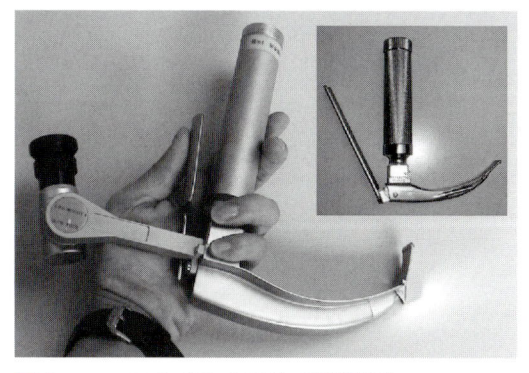

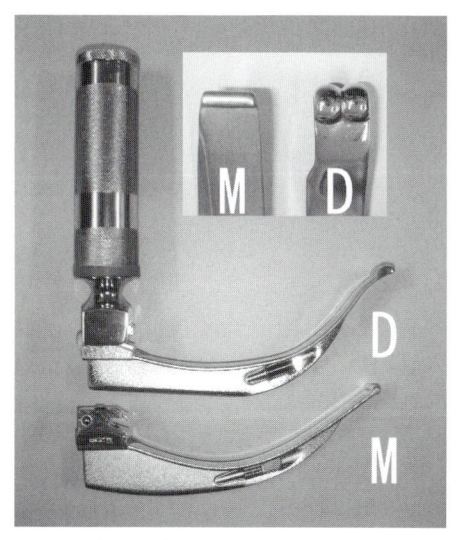

図1 マッコイ（McCOY）型喉頭鏡
マッコイ型の形状はマッキントッシュ型と同じだが（右上），手元のレバー操作により先端部を屈曲させて喉頭の視認性を改善できる。左側で紹介しているマッコイ型には観察と画像外部出力のためのアイピースが付属している。

図2 ダイナブレード
ダイナブレード（D）とマッキントッシュ型（M）。
ダイナブレードはゆるやかなS字のブレードデザインをもつ。先端には喉頭蓋谷との接触面積を増やすための突起が2つ付いた作りをしている（右上）。

❷ 第2世代喉頭鏡

　第2世代型は，声門の視認性向上のために，直視ではなく間接視の技術を利用した喉頭鏡である。初期にはマッキントッシュ型にカメラを取り付けて直視と間接視の両方を使える器具が出ていたが，次第に間接視が優先され，ブレードの形状自体を気道解剖に沿ったデザインに変更したものが登場し始めた。その結果，第2世代型は声門視認性を劇的に改善することが可能となった。しかし，喉頭鏡先端が声門前にたどりつき，喉頭の観察を行えても，チューブの通り道が確保されたわけではないため，喉頭が見えるのに挿管はできない現象（can visualize but cannot intubate）が新たな問題点となった。さらに，カメラに映らない死角の部分でチューブを進める際に軟部組織を損傷する現象（trauma in the blind zone）にも注意が必要である。

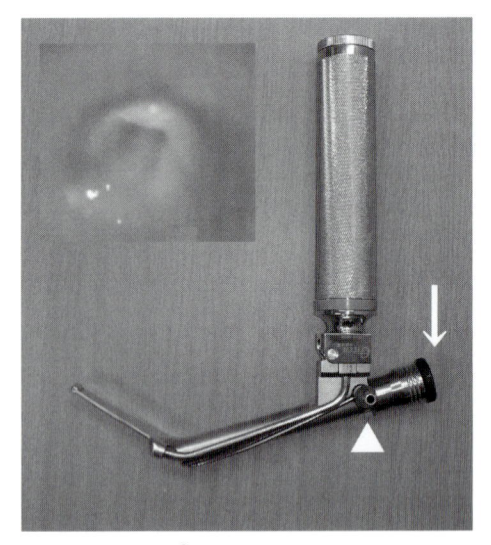

図3　TruView® EVO2 喉頭鏡
　TruView® EVO2 のブレードには急な屈曲部があるため，肉眼で声門を直視することは困難である。このため，アイピース（↓）を介してプリズムレンズを用いた声門観察を行う。左上に実際に観察される喉頭の様子を示す。このケースではコルマックグレード4がグレード1に改善している。
　なお，レンズの曇りを防止するために酸素を流すためのポート（△）が付いている。

《1》 TruView® EVO2 喉頭鏡（日本ビー・エックス・アイ，東京）（図3）

　TruView® は通常のマッキントッシュ型喉頭鏡にプリズムレンズを装着し喉頭鏡先端の前上方を観察することができるようにした喉頭鏡である。直視と間接視と両方の視野を使い分けることができ，直視で観察困難な際にレンズを覗いて補助とすることができたが，レンズが直視の視野を狭め，時にチューブ進行の妨げになっていた。近年は視認性を向上させるためにマッキントッシュ型の形状から離れ，先端部に40度の仰角を持ち，アイピースの延長線に対して20～40度上方の範囲を観察できる TruView® EVO2 が発売されている。アイピースを覗き込むことによって声門が観察できる構造となっている。酸素吹送が可能で，レンズの曇りも防止する構造になっている。成人用と小柄成人，小児用の3サイズが利用できる。また，挿管をスムーズに行うために専用のスタイレットが付属している。

　Li らの報告[5]ではマッキントッシュ型と比較した場合，喉頭視野は52％でコルマックグレード1以上の改善を認め，45％は不変，2％で視野の悪化を認めた。コルマックグレード4の症例はいずれもグレード2，3に改善した。視認性は向上するが，挿管の所要時間はマッキントッシュ型よりも有意に長くなり（34秒 vs. 51秒），声門へのチューブ誘導がやはり少し難しいようである。海外では New Viewmax という名前で扱われており，文献検索時は注意されたい。

《2》 GlideScope®（ベラソン メディカル，東京）（図4）

　GlideScope® はブレード仰角が60度と，釣り針のような急角度の屈曲をもつ喉頭鏡である。発行論文数は130本以上あり，第2世代喉頭鏡の代表といえる。喉頭鏡先端から観察した

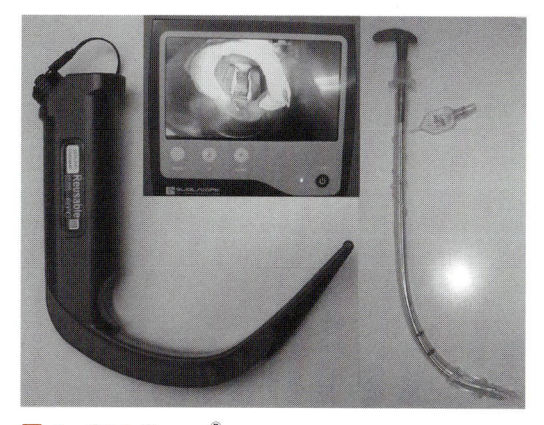

図4　GlideScope®
GlideScope®のブレード（左）は独特の彎曲構造をもつため，声門を直視することはできない。ブレード先端カメラの画像を外部の専用モニターに出力して（中央）気管挿管を行う。右はチューブに誘導を容易にするための専用スタイレットに，メーカーが推奨するパーカーチューブをセットした様子。

喉頭視野は，ケーブルを介して外部カラーモニターに出力される。大，中，小の3サイズがあり，1.5kgの新生児からの使用が可能である。Cooperらが728症例での使用を解析し，マッキントッシュ型よりも喉頭視野がおおむね改善することを示した。挿管成功率は96.3％であり，良好な視野を得ていてもチューブが留置できないケースがあるという，第2世代喉頭鏡の弱点を指摘した[6]。その後，カメラの死角でチューブが軟口蓋を穿孔する事例が2年間で7件相次いで報告された。メーカーはこの事態を重く見てチューブ留置を円滑にする専用スタイレットを開発し，さらに挿管時はチューブ先端が柔らかいパーカー気管チューブを使用することを推奨している。

❸ 第3世代喉頭鏡

第3世代喉頭鏡は間接視型喉頭鏡にチューブを声門に誘導するための機能がついたものと考える。基本的にチューブとブレードを一体化させる構造をもち，声門が見えればチューブ先端も声門前に到着済みであること，視線の通過経路とチューブの通過経路がほぼ一致することが特徴である。第2世代の欠点である，「見えるのに挿管できない」状況を解決できる可能性が高い。

《1》ブラード型喉頭鏡（原田産業，東京）（図5）

ブラード型喉頭鏡はゆるやかなS字を描く形状で，先端部分は気道解剖に沿ったJ字型となっている。本体形状に沿った専用スタイレットにチューブを取り付け，ブレードとスタイレットを同時に把持して口腔内に挿入する。本体側には内視鏡が内蔵されており，手元のアイピースを覗き込むことで，ブレード先端の映像を見ることができ，しかも喉頭蓋はブレード先端部で直接挙上して視線上から除去するため声門視認性は非常によい。声門が確認できたらチューブをゆっくりと押し進めれば声門に向かって進む仕組みになっている。スタイレット

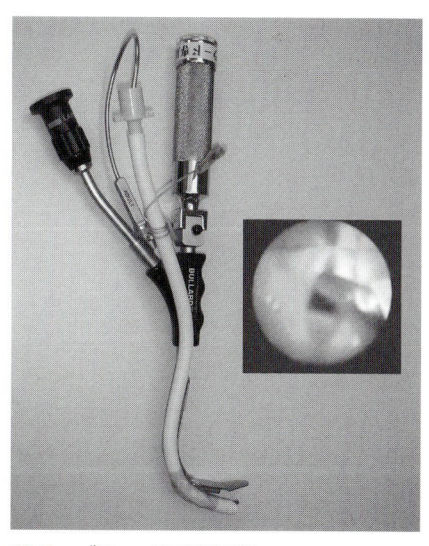

図5　ブラード型喉頭鏡
ブラード型は先端部が気道解剖に適合するようにゆるやかなS字状にデザインされている。ブレードに沿うようにデザインされた特殊スタイレットにチューブをセットしてチューブとブレードをまとめて保持して使う。喉頭観察はアイピース（黒い部分）で観察する。右側は実際の喉頭の様子。スタイレット先端は常に画面上に見えている。

は硬くできてはいるが，チューブの押し込み操作時に先端に若干のブレが生じるためか，チューブが右披裂部に当たりやすく，挿管が困難となることがある。このような場合にはチューブ進行方向に声門を位置づけるように喉頭鏡先端の方向を操作しなければならず，使いこなすにはある程度の習熟が必要である。パーカー気管チューブやラリンジアルマスク・ファストラックチューブ（LMA Fastrach™）を使うことでチューブの留置困難はある程度解決可能である[7]。ブレード型喉頭鏡単体で挿管した場合の頸椎の動きはマッキントッシュ型に用手的頸部正中位固定を行った場合と同等であり，ブレードでの挿管時に頸部の正中位固定を行うとさらに頸椎に対して愛護的になる[8]。欠点としては，喉頭鏡を挿入している最中はアイピースが患者の足側に向いており，気道解剖の観察ができないことである。ハンドル部を引き起こしてもオリエンテーションがつきにくい場合は口蓋垂まで戻って操作するとよい。Adult, Child, Newborn/Neonates の3種が利用可能であるが，Newborn/Neonates にはスタイレットは付属しない。

(2) エアウェイスコープ
(HOYA, 東京)（図6）

脳外科医・小山淳一氏が開発したエアウェイスコープ（PENTAX AWS®）は本体ケーブルの先端に CCD カメラを付け，手元の小型液晶画面で画像を観察できる間接視型喉頭鏡で，ディスポーザブルブレード（イントロック）と組み合わせて用いる[9]。一言でいえば「第3世代のミラー型喉頭鏡」といえる。ブレード型と同様，喉頭展開は喉頭蓋の直接挙上である。間接挙上の状態で挿管を試みると，ガイド溝の性質上，チューブは喉頭蓋に高頻度で突き当たり，失敗する。直接挙上の原則は使用者が必ず守るべき事項で，どうしても先端で挙上できない場合にのみ間接挙上にブジーなどの補助器具を併用して挿管することもあると認識すべきである。イントロック右側にあるガイド溝がチューブ誘導機構である。ガイド溝はチューブを包み込むようにできているため，現行モデルでは18 mm と厚みがある反面，気道粘膜をチューブ先端から保護する役割ももつ。スタイレットを必要としないのでチューブ内腔は空のままであり，挿管時の酸素投与，吸引管やチューブイントロデューサー（ブジー）の挿入などが可能である。ガイド溝により厚みをもたせたぶん，開口制限への対応は犠牲となるが，チューブ誘導は非常に安定している。チューブに押し込み力が加わっても，背面にガイドの板があるために後方へのブレがなく，力のベクトルが声門方向へ修正される。ガイド溝のデザイン上，チューブは画面中央ではなく右上方に向かう。しかし，液晶画面にはターゲットマークという的が表示され，これがチューブ進行の目安となる。喉頭展開後はターゲットマークと声門を合わせるよ

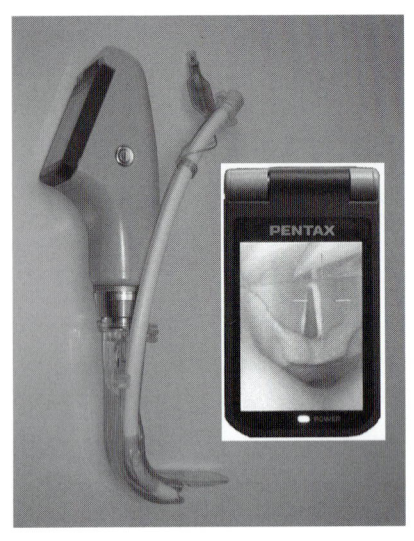

図6 エアウェイスコープ
エアウェイスコープは先端が気道解剖に沿うようデザインされている。チューブはブレード内のガイド溝内に収納する。先端に CCD カメラがあり，画像は保持する部位の上に付属する液晶モニターに表示される（右）。

うに操作すれば挿管は容易である。ガイド溝には吸引用のポートもついており，細めの吸引管を挿入できるが，あまり実用的ではない。

エアウェイスコープは従来のマッキントッシュ型喉頭鏡に比べて明らかに利点が多い。マッキントッシュ型で挿管が困難であった270症例の検討でも，エアウェイスコープはその99%で挿管を行うことができ，挿管困難症例への対応も容易であった[10]。また，挿管時の頸椎の動きはマッキントッシュ型よりも小さい。ブジーをチューブに通して操作すると，チューブの可動方向を大きく広げることができ，喉頭展開を声門が見える最小限でやめてブジーを介した挿管を行うことで，さらに頸椎の動きを小さくできる[11]。

現在，成人用1サイズしか使用できない。また，患者の体温による曇りが視界を悪くする欠点がある。

《3》 エアトラック（泉工医科工業，東京）（図7）

エアトラックはエアウェイスコープとほぼ同時期に海外で発売された。J字型デザインでチューブ誘導溝がありエアウェイスコープと非常に似たコンセプトをもつ，完全ディスポーザブルの喉頭鏡である[12]。レンズと反射鏡を組み合わせて先端の喉頭所見を手元のアイピースで覗き込んで使用する。エアウェイスコープとの最も大きな違いは，基本的に喉頭蓋を間接挙上して挿管する器具である。その意味で，こちらは第3世代の「マッキントッシュ型喉頭鏡」とイメージすればよい。ただし，挿管が難しい場合には直接挙上もオプションとしている。エアウェイスコープのようなターゲットマークはなく，チューブは画面中央に向かって進むようにできている。また，レンズ曇りを防止するためにIC回路が内蔵され，レンズの温度を感知して加温することができる。同時に，このIC回路には再利用防止機構もついているらしく，連続点灯40分程度で光源が点滅して使えなくなるとのことである。挿管後は抜管時に備えてすぐにスイッチを切り，麻酔終了までは破棄しないようにしないと，いざというときに使用できなくなる危険性がある。声門視認性の改善効果や頸椎への影響はマッキントッシュ型よりも優れており，エアウェイスコープと同等の機能を有すると考えられる。しかしアイピースを利用する器具のため，ブレードと同様に挿入して引き起こすまでの間の気道解剖を観察できず，画像情報共有のために専用のカメラやモニター類が必要となる。サイズは豊富で，新生児から成人まで対応でき，また分離肺換気チューブ用，ガイドのない経鼻用も利用可能である。

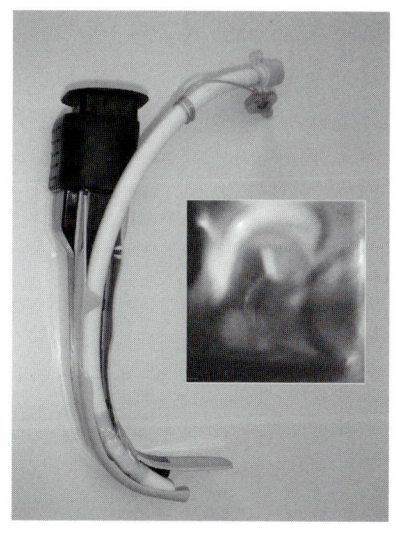

図7　エアトラック
エアトラックは先端が気道解剖に沿うようデザインされている。チューブはブレード内のガイド溝内に収納する。喉頭観察は手元のアイピースを覗いて行う。声門が中央にくるように先端位置を調整し，チューブの声門通過を確認する。

文献

1) McCoy EP, Mirakhur RK. The levering laryn-

goscope. Anaesthesia 1994 ; 49 : 358.
2) Horton WA, Fahy L, Charters P. Factor analysis in difficult tracheal intubation : laryngoscopy-induced airway obstruction. Br J Anaesth 1990 ; 65 : 801-5.
3) Harioka T, Nomura K, Mukaida K, et al. The McCoy laryngoscope, external laryngeal pressure, and their combined use. Anaesth Intensive Care 2000 ; 28 : 537-9.
4) Nishikawa K, Yamada K, Sakamoto A. A new curved laryngoscope blade for routine and difficult tracheal intubation. Anesth Analg 2008 ; 107 : 1248-52.
5) Li JB, Xiong YC, Wang XL, et al. An evaluation of the TruView EVO2 laryngoscope. Anaesthesia 2007 ; 62 : 940-3.
6) Cooper RM, Pacey JA, Bishop MJ, et al. Early clinical experience with a new videolaryngoscope (GlideScope) in 728 patients. Can J Anaesth 2005 ; 52 : 191-8.
7) Suzuki A, Tampo A, Abe N, et al. The Parker Flex-Tip tracheal tube makes endotracheal intubation with the Bullard laryngoscope easier and faster. Eur J Anaesthesiol 2008 ; 25 : 43-7.
8) Watts AD, Gelb AW, Bach DB, et al. Comparison of the Bullard and Macintosh laryngoscopes for endotracheal intubation of patients with a potential cervical spine injury. Anesthesiology 1997 ; 87 : 1335-42.
9) Koyama J, Aoyama T, Kusano Y, et al. Description and first clinical application of AirWay Scope for tracheal intubation. J Neurosurg Anesthesiol 2006 ; 18 : 247-50.
10) Asai T. Tracheal intubation with restricted access : a randomised comparison of the Pentax-Airway Scope and Macintosh laryngoscope in a manikin. Anaesthesia 2009 ; 64 : 1114-7.
11) Takenaka I, Aoyama K, Iwagaki T, et al. Approach combining the airway scope and the bougie for minimizing movement of the cervical spine during endotracheal intubation. Anesthesiology 2009 ; 110 : 1335-40.
12) Maharaj CH, Higgins BD, Harte BH, et al. Evaluation of intubation using the Airtraq or Macintosh laryngoscope by anaesthetists in easy and simulated difficult laryngoscopy : a manikin study. Anaesthesia 2006 ; 61 : 469-77.

〈鈴木昭広〉

II. 手技

1. 非侵襲的手技 3)GEB・チューブエクスチェンジャー

●● はじめに ●●

ここではまず，喉頭展開困難時の気管挿管補助器具である気管チューブ・イントロデューサー（ガムエラスティックブジー；Gum-Elastic Bougie：GEB）について説明し，次に，気管チューブ入れ替えや抜管後再挿管を安全に行うために気管内に留置して使用するチューブエクスチェンジャーについて解説する。

▶ 気管チューブ・イントロデューサー（Gum-Elastic Bougie：GEB）

1 器具の解説

1949年，Dr. Macintoshが気管チューブ内腔へ挿入したゴム製尿道カテーテルを先進することで気管挿管が容易になると報告したのが始まりである[1]。1960年代にEschmann Brothers & Walsh社が英国でGEBの販売を開始し，同国では，気管挿管困難時の第1選択補助器具となった。英国Difficult Airway Society（DAS）による「予想外の気管挿管困難対応ガイドライン」でも，全身麻酔導入後の気管挿管困難におけるGEBの有用性が強調されている[2]。

当初，弾力性のあるゴム製であったためGum-Elastic Bougieの名称がついている。メーカー名からEschmann tracheal tube introducerと呼ばれることもある。現在では，ラテックスフリーのポリ塩化ビニル製ディスポーザブル製品が主流である。気管チューブイントロデューサ®（スミスメディカル・ジャパン，東京）は，全長70 cmのアイボリー色で，従来品に比べ全長が10 cm長くなり，また，材質はやや硬めの腰ある質感になった（図1）。この改良により，ロングタイプの気管チューブ挿入が容易になり，口腔内での操作性が向上した。

その特徴は，先端から3.5 cmの部分で約40度屈曲している形状である（図2）。この屈曲が，直視下にない声門への盲目的挿入をより容易にしている。通常の喉頭鏡を用いた喉頭展開で，

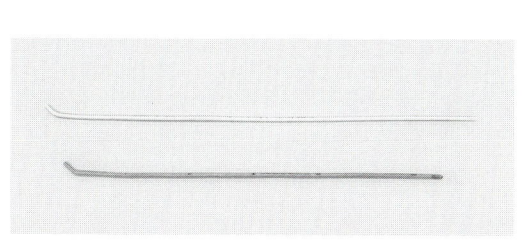

図1 気管チューブイントロデューサー（Gum-Elastic Bougie：GEB）

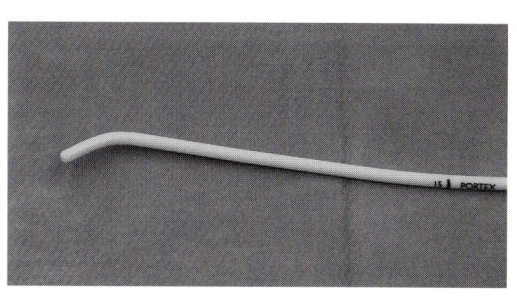

図2 GEB先端部の弯曲

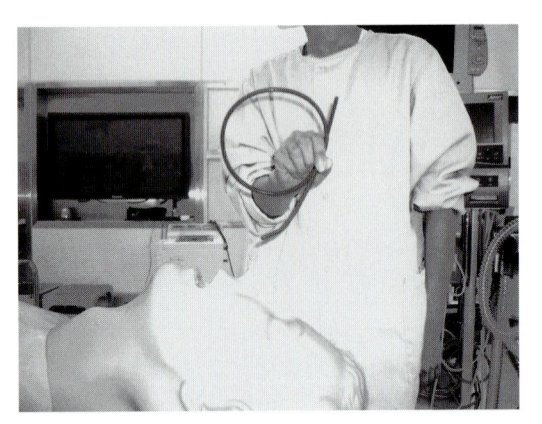

図3 GEB 使用時の準備
先端の曲がりに合わせて丸めて持つ。

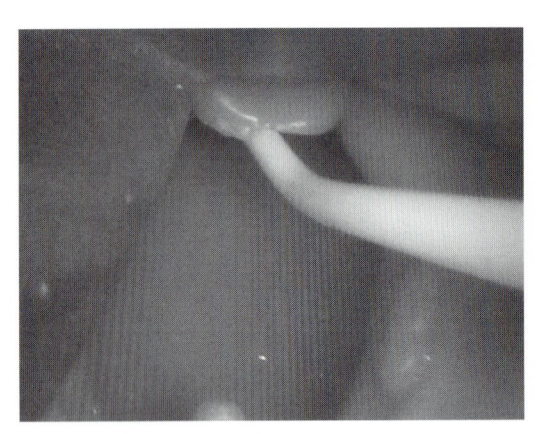

図4 喉頭蓋下を通過する GEB

コルマックグレード2（声門の後部のみが目視できる），および3a（声門はほとんど見えないが，喉頭蓋は咽頭後壁から挙上できる）が適応となる。グレード3b（喉頭蓋は観察できるが，喉頭蓋と咽頭後壁の間に間隙はない）以上では，有効性は低くなる[3]。

適用となる気管チューブは，ID 6.0〜11.0である。

❷ 準　備

特別な準備はほとんど必要なく使用できるのがGEBの最大の魅力である。準備としては，袋から取り出し，GEBに薄く潤滑剤を塗布し，先端の曲がりに合わせて丸めて持つだけである（**図3**）。

❸ 使用方法

スタイレットのようにあらかじめ気管チューブ内腔に挿入し，GEB先端屈曲部を気管チューブ先端から出した状態で使用する方法もあるが，ここでは，GEB単独で気管に挿入し，それをガイドとして気管チューブを挿管する方法を示す。

1. 通常どおり喉頭展開をする。
2. 喉頭鏡による通常の喉頭展開で声門を完全には目視できない状況下で，喉頭蓋や披裂部など確認できる部位の位置関係より，声門の位置・方向を推測する。
3. 喉頭展開した状態で介助者よりGEBの曲がった先端を手渡してもらい，声門が位置すると予測した方向に，喉頭蓋をすくい上げる感覚でGEBを奥へ進める（**図4**）。
4. 声門を通過すれば，屈曲したGEB先端が気管前面の軟骨部に当たるコツコツというクリック（click sign）を認める。これは，GEBが気管に挿入されたことを示すサインである。
5. GEBをさらに進めると，切歯から45 cm以内（日本人では，成人症例でほとんどが30〜35 cmの間）の挿入で，屈曲した先端が気管分岐部や気管支分岐に当たり，それ以上スムーズに挿入できなくなる（distal hold up sign）。45 cm以上抵抗なく挿入できた場合は，食道に誤挿入したと判断し，GEBを抜去してマスクによる換気に戻る。
6. Distal hold up signを認めたら，先端による気道粘膜損傷防止のためにGEBを数cm引き戻す。その位置がずれないように介助者に患者の右口角でGEBを保持してもらい，気管チューブを通す。

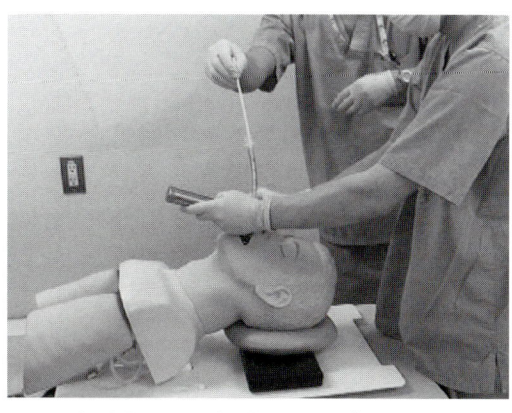

図5　介助者による気管チューブ挿入時のGEB保持

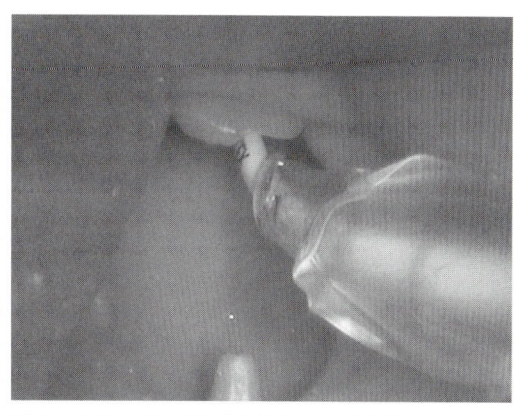

図6　GEBガイド下気管チューブ挿管

7. 介助者にGEB近位端を空中で保持してもらい（図5），喉頭鏡を用いて喉頭展開した状態で，GEBをガイドに気管チューブを挿入する（図6）。GEBとチューブの間にギャップが生じると，気管チューブ先端が喉頭披裂部や右声門に当たり，声門を通過しないことがある。この場合，気管チューブを反時計方向に90度回転することや180度回転後に90度戻すことでギャップが小さくなり挿管が容易になる。この際，気管チューブを回転させる前に約1cm引き戻すことにより，声門への擦過を避けるべきである。
8. 気管チューブを適切な深さまで挿入したあとGEBを抜去して，適切な気管挿管であることを，聴診，カプノグラムや気管支ファイバースコープにより確認する。

4 メンテナンス

現在，主流はディスポーザブルのため，使用後は廃棄すればよい。再利用可能なゴム製のEschmann tracheal tube introducerは，洗浄後にEOG滅菌しておく。保管は，可能であれば曲がらないように吊るしておくのが理想である。

5 DAMへの適用

前述したように喉頭展開したときに，コルマックグレード2（声門の後部のみが目視できる）および3a（声門はほとんど見えないが，喉頭蓋は咽頭後壁から挙上できる）が適応となる。グレード3b（喉頭蓋は観察できるが，喉頭蓋と咽頭後壁の間に間隙はない）以上では，有効性は低くなる[3]。また，声門は見えているのに気管チューブをうまく持っていけないときなどは，気管チューブで何度もトライするよりもGEBを先行させて挿管する方が声帯に優しい挿管が可能である。

また，エアウェイスコープを用いて気管チューブを挿管する場合，イントロックにセットした気管チューブが挿入時に声門周囲に当たって気管挿管できないことがある。このような場合，気管チューブ内に挿入したGEBを先行させて声門を通過させることにより，よりスムーズな気管挿管が実施できる[4]。通常のマッキントッシュ型喉頭鏡以外では，マッコイ（McCoy）型喉頭鏡を用いるとグレード3bでの有用性が高くなる可能性がある。ビデオ喉頭鏡との組み合わせは研修・指導目的だけでなく，拡大画面でclick signに伴うGEBの上下動を視認可能となる場合がある。

指導 POINT

　実技指導担当者は，事前に臨床経験を積み，GEB を十分習熟しておくべきである．受講生に，各施設で常備することを強く推奨するためにも，まずは，自らの施設に常備すべきである．GEB は，比較的安価（定価 2,800 円 /1 本）であり，また，携帯性にも優れている．気道管理器材が十分でない施設での麻酔業務担当時に GEB を携行することは，簡便かつ有効な DAM 戦術となる．

　通常挿管とほとんど同じ感覚で使用できるため，特別指導することはないが，臨床上のポイントとして下記のようなことを解説する．

1. GEB の声門通過後に認めるクリックは，指先に振動として感じることもあるが，むしろ，ゆっくり進めながら，GEB の上下動を目視する方がわかりやすい場合もある．クリックは声門通過確認に必須ではない．意識下挿管や半意識下挿管時には，気管挿入に伴い咳嗽を認めることがある．
2. GEB が気管分岐部より深い位置（気管支分岐）で hold up した場合，口腔外に出ている部分が気管チューブより短いことがある．この場合，気管チューブ手前で GEB 遠位端が把持できる位置まで，中心静脈カテーテル挿入時のガイドワイヤーと同じ要領で GEB を引き戻す．
3. 気管チューブの径が小さいほど GEB とのギャップも小さくなり，気管挿管も容易となる．先端の形状がユニークなパーカー気管チューブ®（小林メディカル，大阪）やラリンジアルマスク・ファストラック専用気管チューブでは，GEB とギャップを生じにくいため，声門をスムーズに通過しやすく，また，声門周囲の組織損傷を生じにくい．
4. あくまでも盲目的気管挿管であり，食道挿管の可能性があることに注意すべきである．Distal hold up sign は，食道挿管時でも認める場合がある．気管挿管であることを，聴診，カプノグラムや気管支ファイバースコープにより確認する必要がある．

▶ チューブエクスチェンジャー

1 器具の解説

　気管チューブ挿管期間が長い患者や分離肺換気用チューブ抜去後など気管チューブの入れ替えが必要な場合に用いる塩化ビニール製のガイドチューブである．それ以外に，抜管後の気道管理困難症例への対応策として，米国麻酔科学会（American Society of Anesthesiologists：ASA）の DAM ガイドラインでは，再挿管時ガイド機能と酸素投与ルート機能を有する中空型チューブエクスチェンジャーの短期間留置を考慮すべきとしている[5]．

　チューブエクスチェンジャーには，カテーテル内腔が両端で開存したタイプと，両端が盲端になったタイプがある（**図7**）．ここでは，前者タイプである Cook Airway Exchange Catheters with Rapi-Fit® Adapter（Cook Japan，東京）について解説する．

　Cook Airway Exchange Catheters with Rapi-Fit® Adapter は，成人用として通常チューブ入れ替え用の 83 cm タイプとダブルルーメン・チューブ入れ替え用の 100 cm タイプがあ

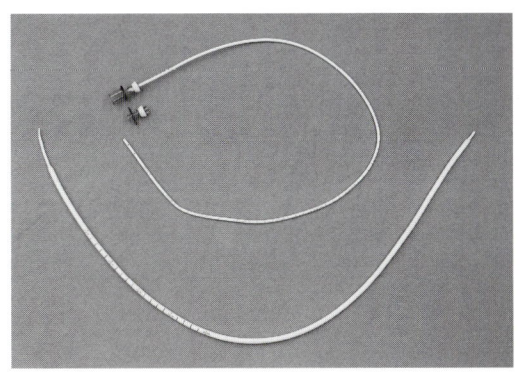

図7 チューブエクスチェンジャー

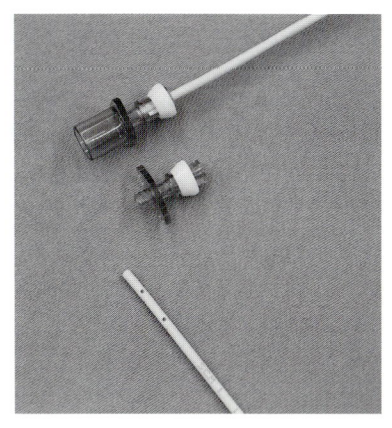

図8 コネクタ部

る。いずれも，中空のチューブの端に着脱容易なRapi-Fit®というコネクタが付いている。コネクタは2種類付属しており，1つは15 mmコネクタで麻酔回路に接続可能で，もう1つはルアーロックコネクタでマニュアル・ジェット換気が利用できる（図8）。

❷ 準　備

気管チューブの入れ替え目的で使用する場合，チューブエクスチェンジャーのサイズが，現在挿管中の気管チューブと再挿管予定の気管チューブの両方に挿入可能でかつ長さが十分であることを確認する。また，必要に応じて，表面に薄く潤滑剤を塗布しておく。

❸ 使用方法

一般的な使用方法として，気管チューブの入れ替え時の使用法について説明する。

1. 吸入酸素濃度を100％して，3分以上換気を行う。また，口腔内と気管内を十分に吸引しておく。
2. チューブエクスチェンジャーを挿管中の気管チューブに挿入し，気管チューブ先端より数cm先進させる。この際，チューブエクスチェンジャー先端で気道粘膜を損傷しないように注意する。
3. 喉頭鏡を用いて喉頭展開し，口腔内を再度吸引した後，チューブエクスチェンジャーを残して気管チューブを抜管する。抜管中，口腔内にチューブエクスチェンジャーを視認できたら，気管チューブと一緒に抜去されないよう摂子やマギール鉗子で保持する。
4. チューブエクスチェンジャーの位置がずれないよう介助者に患者右口角で保持してもらい，入れ換え目的で準備した気管チューブを通す。
5. 介助者にチューブエクスチェンジャー近位端を空中で保持してもらい，喉頭鏡を用いて喉頭展開した状態で，気管チューブを挿入する。気管チューブ先端が声門を通過しない場合は，GEB使用時と同様に，気管チューブを反時計方向に90度回転させることや180度回転後に90度戻すことでチューブエクスチェンジャーとのギャップが小さくなり挿管が容易になる。
6. 気管チューブを適切な深さまで挿入した後，チューブエクスチェンジャーを抜去する。

❹ メンテナンス

ディスポーザブル製品であるので，使用後は廃棄する。

❺ DAMへの適用

上気道閉塞による抜管後再挿管の可能性がある状況での使用法を簡単に説明する。

頚部手術後や長時間腹臥位手術後など，抜管後に上気道閉塞出現の可能性がある状況で，気管チューブの抜管を試みるときには，積極的に使用すべきである。あらかじめ抜管操作開始前に，使用するチューブエクスチェンジャーが挿管中のチューブ内腔をスムーズに通過することを確認しておく。また，チューブエクスチェンジャーが通過可能である細い目の気管チューブを別に準備しておく。ダブルルーメン・チューブでは，チューブエクスチェンジャーの太さだけでなく，長さも十分あるか（100 cmタイプであるか）を確認しておく。

十分酸素化し，気管内・口腔内を吸引する。さらに，口腔から声門部の観察を行い，上気道の状態を評価することが重要である。気管チューブカフを脱気した陽圧換気時に気管チューブ周囲からのエアリークがない場合は，気道閉塞発生の可能性が高くなる。表面に薄く潤滑剤を塗布したチューブエクスチェンジャーを気管チューブ内腔に挿入し，表面の目盛りを目安にチューブ先端より数cm奥まで進め，遠位端を介助者に空中で保持してもらう。喉頭鏡による喉頭展開を行い，気管チューブを抜管する。介助者は，抜管時にチューブエクスチェンジャーを保持して，位置がずれないように注意する。気管チューブ抜管後は，口角部で固定する（**図9**）。

抜管完了後，酸素投与を行い，患者の呼吸状態を注意深く観察する。気道閉塞を認めた場合，あらかじめ準備していた細いサイズの気管チューブで再挿管する。準備に時間を要する場合は，チューブエクスチェンジャーの遠位端にコネクタを装着して麻酔回路による用手換気もしくはマニュアル・ジェット換気のいずれかの

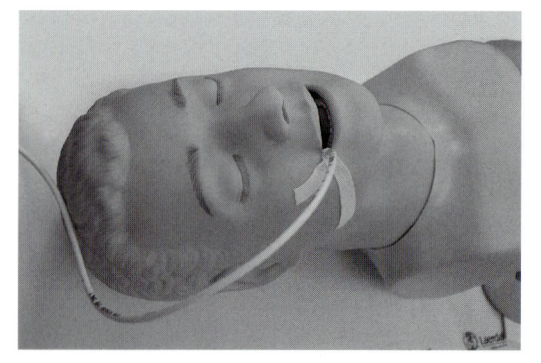

図9 口角部で固定留置中のチューブエクスチェンジャー

方法で酸素投与と換気の努力を続ける。チューブエクスチェンジャーを介した換気，酸素投与時には，気道の圧損傷に注意が必要である。送気後，呼気が十分排出されていることを確認してから次の送気を行う。また，気管分岐部より遠位側まで挿入されていると圧損傷の危険性が高くなるため，口角での深さを再確認する。

再挿管時は，必ず喉頭展開して気管チューブを進める。GEBを用いた気管挿管と同様，介助者はチューブエクスチェンジャーの遠位端を空中で保持する。挿管中に抵抗を感じたら反時計方向に90度回転させるなど愛護的に挿管する。

遅発性気道閉塞発生の可能性がある場合は，数時間から半日程度，チューブエクスチェンジャーを気管内に留置したままで経過観察することも可能である。鎮静は必須ではないが，状況に応じてデキサメデトミジンなどによる鎮静を行う。

指導 POINT

単に気管チューブの入れ替えに有用なだけでなく，抜管後の気道管理困難症例への対応策として，ASAのDAMガイドラインでは，再挿管時ガイド機能と酸素

投与ルート機能を有する中空型チューブエクスチェンジャーの短期間留置を考慮すべきとしていることを強調する。したがって，両端が盲端になった製品は有用性が低くなり，あまり推奨できない。

チューブエクスチェンジャー内腔を利用したマニュアル・ジェット換気を実施する場合，圧損傷を起こさないために，まず，先端が気管分岐部より手前に位置していることを再確認する。次に，送気時には胸郭の動きを注意深く観察する。最後に，送気後は，呼気が十分排出されていることを確認してから次の送気を行う。

◆◆ **おわりに** ◆◆

ここでは，GEB とチューブエクスチェンジャーについて解説した。外観上，両者は類似しているが，それぞれの適応に合った目的で使用する必要がある。GEB をチューブエクスチェンジャーの代替品として使用することは認められない。

文 献

1) Viswanathan S, Campbell C, Wood DG, et al. The Eschmann Tracheal Tube Introducer (Gum elastic bougie). Anesthesiol Rev 1992；19：29-34.
2) Henderson JJ, Popat MT, Latto IP, et al. Difficult Airway Society guidelines for management of the unanticipated difficult intubation. Anaesthesia 2004；59：675-94.
3) 井口美奈, 齊藤 裕, 金久保吉荘, ほか. 気管挿管困難症に対するガムエラスティックブジーの有用性の検討. 日臨麻会誌 2008；28：792-5.
4) 上嶋浩順, 浅井 隆, 新宮 興, ほか. エアウェイスコープにブジーを併用し気管挿管が可能であった症例. 麻酔 2008；57：82-4.
5) Practice guidelines for management of the difficult airway. An updated report by the American Society of Anesthesiologists Task Force on Management of the Difficult Airway. Anesthesiology 2003；98：1269-77.

〈水本一弘，根来孝明〉

II. 手技

1. 非侵襲的手技　4) LMA・I-LMA

●●● はじめに ●●●

　臨床医でラリンジアルマスク（Laryngeal Mask Airway：LMA）を見たことがないという方はほとんどいないはずである．しかし，LMA 未経験者や使用経験ありの LMA 否定派は相当数存在する．ここでは，声門上エアウェイデバイス（supraglottic airway devices）の代表である LMA について解説する．

1 器具の解説

《1》LMA ファミリーの系図

　1980 年代に，英国の麻酔科医である Dr. A. I. J. Brain が，歯科治療時に鼻に装着して全身麻酔に使用する Goldman nasal mask からヒントを得て，「気管挿管より低侵襲で，確実な気道確保と換気を簡便に実施できる器具」として開発したのが，最初の LMA（現在のラリンジアルマスク・クラシック/LMA Classic™）である．LMA は，1990 年，日本でも販売開始となった．
　その後，適応を拡大すべく次々に新しいタイプの LMA が開発された．サイズに関しても，発売開始当初は，成人用のサイズ 3 と 4 の 2 種類だったものが徐々に追加されていった．1992 年，ラセン入り気管チューブに相当するラリンジアルマスク・フレキシブルが開発された．1997 年には，挿入がより容易であり，気管挿管が主目的であるラリンジアルマスク・ファストラック/LMA Fastrach™（Intubating LMA：I-LMA）が登場した．さらに，シール圧を高めて胃内容ドレナージ用チューブを内蔵することで，LMA の弱点であった陽圧換気と誤嚥を一挙に解決したラリンジアルマスク・プロシール/LMA ProSeal™ が，2000 年に発売開始となった．
　再使用可能であることで高い経済性を強調していた LMA だが，近年になり，感染症伝播防止の観点からディスポーザブル製品が次々と導入された．また，基本的部分の特許権消失後，複数のメーカーより LMA 型ディスポーザブル製品が発売されている．
　2009 年には，I-LMA がもつ挿入の容易さとプロシールの陽圧換気可能な高シール圧を兼ね備えた LMA の集大成とでもいうべきラリンジアルマスク・スプリーム/LMA Supreme™ が日本でも発売された．
　ラリンジアルマスク・ファストラックの進化型である LMA C-Trach™（日本未発売）は，マスク開口部の CCD カメラによる声門部画像を見ながら，より簡便で確実な気管チューブ挿管を可能にする．このほか，海外では I-LMA のディスポーザブル製品も販売されている．

《2》日本国内で使用可能である LMA（2010 年 8 月末現在）

① ラリンジアルマスク・クラシック/LMA Classic™

　シリコン製の楕円形カフとエアウェイチューブからなるロングセラー製品で，最大 40 回の

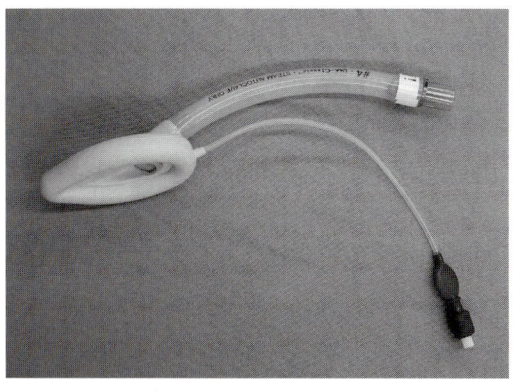

図1　ラリンジアルマスク・クラシック

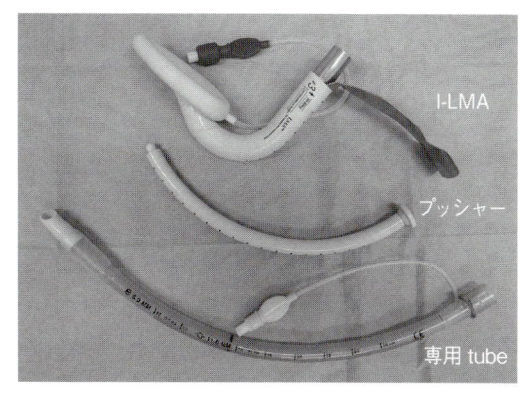

図3　ラリンジアルマスク・ファストラック

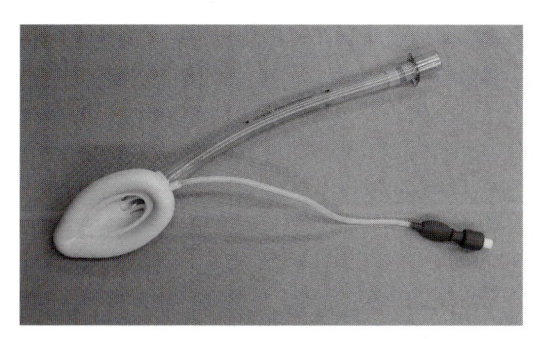

図2　ラリンジアルマスク・フレキシブル

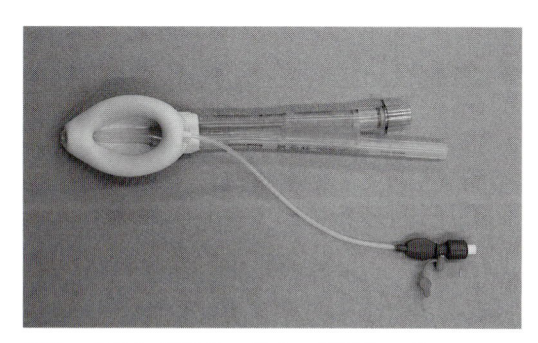

図4　ラリンジアルマスク・プロシール

再使用が可能である．サイズが，#1～5まで7種類あり，新生児から成人まで幅広く対応している（**図1**）．

② ラリンジアルマスク・フレキシブル/LMA Flexible™

クラシックと同様に再利用可能で，エアウェイチューブがクラシックより細くらせん構造を有するため，頭頚部手術や口腔内手術時の使用が適応である．エアウェイチューブの部分が細くて柔らかいため，挿入に多少技術を要する．したがって，DAMでの選択性は低い．サイズは，#2～5の5種類で，体重10kg以上の小児から成人までに対応する（**図2**）．

③ ラリンジアルマスク・ファストラック（I-LMA）/LMA Fastrach™

気管挿管を目的に特化されており，エアウェイチューブは，太く短い金属製である．マスク開口部バーは，スリットではなく，喉頭蓋エレベータバーが付いている．独特の金属製チューブ弯曲とハンドルがLMAの挿入を容易にする．サイズは#3～5のみで，体重30kg以上の小児と成人が使用対象となる（**図3**）．

④ ラリンジアルマスク・プロシール/LMA ProSeal™

通常のカフだけでなく背側のカフも膨らむことで（ダブルカフ構造），より高いシール圧が得られる．これにより，陽圧換気の確実性が高まった．幅広の内蔵バイトブロックの採用で，本体の回転によるカフのずれも予防される．ドレーンチューブを有するため，胃内容ドレナージ・吸引や胃管挿入が可能となり，誤嚥の危険性が低くなった．サイズは#1.5～5の6種類で，体重5kg以上の乳児から使用可能である（**図4**）．

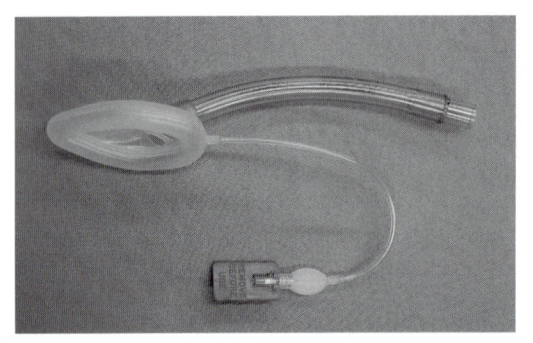

図5 ラリンジアルマスク・ユニーク

⑤ ラリンジアルマスク・ユニーク/LMA Unique™

クラシックのディスポーザブル版である。形状や使用方法は，クラシックと同じである。プリオンを含む感染症伝播に関して安全性が高い。単体の購入コストが低く，救急カートなど使用頻度の低い場所への配備が容易となった。サイズもクラシック同様#1～5で，新生児から使用可能である（図5）。

⑥ ラリンジアルマスク・スプリーム/LMA Supreme™

プロシールと同様の高いシール圧を保つカフとドレーンチューブを備え，ファストラックと同様のスムーズな挿入に適したカーブを描いたエアウェイチューブを有するディスポーザブル製品である。中心に位置するドレーンチューブの周囲がエアウェイチューブという二重構造で，胃管挿入がプロシールより容易である。一方，I-LMAとは異なり，エアウェイチューブ内腔を利用した気管挿管には不適である。サイズは#3～5のみで，30 kg以上の小児と成人が使用対象となる（図6）。

⑦ ソフトシール・ラリンゲルマスク

PORTEX社製のディスポーザブル製品で，スリットのないマスク開口部と太い内径のエアウェイチューブ（#3で約10 mm, #5で約

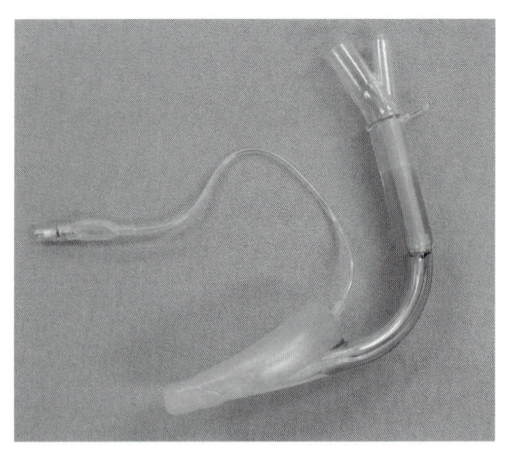

図6 ラリンジアルマスク・スプリーム

12 mm）の採用により，エアウェイチューブ内腔を利用した気管挿管が比較的容易である。サイズが#1～5の7種類で，新生児から使用可能である。

⑧ ラリンゲルマスク アングルタイプ

Ambu社製のディスポーザブル製品で，エアウェイチューブ部分はファストラックやスプリームと同様に上気道の解剖に基づいた独自のカーブを施されており，挿入が容易である。エアウェイチューブの内径は，本体サイズに比例して太くなり，#4では10 mmとなる。筆者は経験していないが，エアウェイチューブ内腔を利用した気管挿管手技も可能と考える。サイズは#1～5の7種類で，新生児から使用可能である。

❷ 準 備

ここからは，気道確保・換気器具と気管挿管補助器具という2つの機能を有したI-LMAの実際の使用法について解説する。

まず，患者の性別や体格に合わせて準備するサイズを選択する。通常，成人男性ならば#5を成人女性ならば#4を第1選択とする。カフにシワがよらないように完全に脱気し，カフ背

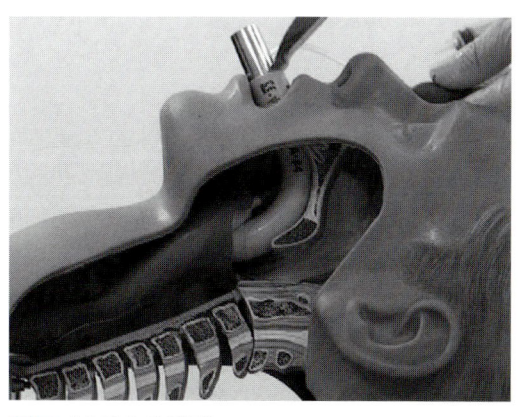

図7　I-LMAの固定

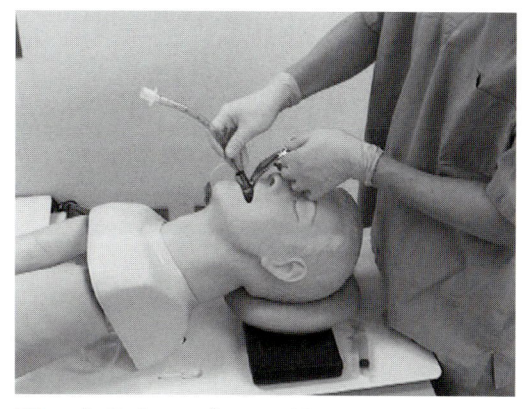

図8　気管チューブ15cm挿入

面へ薄く潤滑剤を塗布する。また事前に，準備した気管チューブがパイロットカフ部分も含めてI-LMA内腔を通ることを確認しておく。さらに，気管支ファイバースコープを用いる場合は，ファイバースコープが気管チューブ内腔をスムーズに進むことも確認しておく。

❸ 使用方法（I-LMA）

1. 患者頭位は，枕を使用し水平位をとる。
2. 頭位を水平に保ったまま，左手母指を患者左口角部へ挿入して下顎を保持して2cm以上開口させる（麻酔薬や筋弛緩薬により，すでに下顎が弛緩して開口している場合はこの操作は不要である）。右手でI-LMAのハンドルを保持し，硬口蓋に沿わせてカーブを描きながら挿入する（クラシック挿入時のように，右手指を口腔内へ挿入する必要はなく，また，硬口蓋へ強く押しつける必要もない）。カーブを描いてI-LMAを挿入したら，ハンドルから一旦右手を離して，60 cmH$_2$O以下の圧でカフを膨らませる（図7）。

左手でハンドルを軽く保持して，麻酔回路やバッグバルブマスクを接続して，換気できることを確認する。吸気時気道内圧が高い場合や，呼気の戻りが悪い場合には，用手換気しながら，ハンドルを前後左右に少し動かしてI-LMA固定位置の微調整を行う。最もスムーズに換気可能なポジションが最良で，声門がマスク開口部正面に位置する。

3. 気管挿管を必要としない場合は，このまま全身麻酔を維持することも可能であるが，気管挿管を選択する場合は，下記の手順に進んでいく。

なお，I-LMAを用いた気管チューブ挿管には，マスク開口部正面に声門が位置していることを前提とした盲目的挿管法もあるが，DAMでは，以下の理由より気管支ファイバースコープを用いた方法を推奨する。

理由1：I-LMAによる換気可能な状況では，急いで気管挿管する必要がなく，確実な挿管を優先すべきである。

理由2：気道操作や患者因子による気道の障害（浮腫，出血など）が存在している可能性があり，盲目的挿管手技による刺激で気道の状態悪化を来す可能性がある。

理由3：気管支ファイバーを使用することで，声門周囲の状態を正確に評価できる。

4. I-LMA専用チューブ（ID 7.0, 7.5, 8.0の3種類あり）もしくはOD 10 mm未満の気管チューブを準備し，カフの部分を中心に薄く潤滑剤を塗布しておく。気管チュー

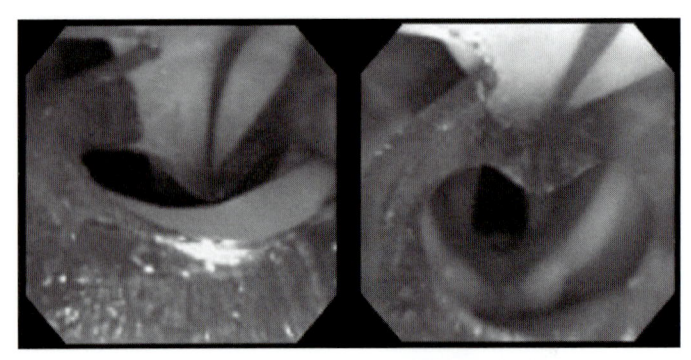

図9 気管チューブ先端によるI-LMA開口部バー挙上

ブを金属製エアウェイチューブ入り口から15 cm挿入するとLMA開口部に到達する(**図8**)。

5. 気管支ファイバースコープをガイドにして，気管挿管する。まず，介助者にI-LMAハンドルと気管チューブを保持してもらい，気管支ファイバースコープを気管チューブ先端手前まで進める。気管支ファイバースコープの視野（画像）がクリアであることを確認したら，気管チューブをゆっくり進めて，I-LMA開口部のバー（喉頭蓋エレベータバー）を持ち上げる（**図9**）。声門が確認できたら，気管支ファイバースコープを気管内に進め，気管分岐部確認後，気管チューブを気管内に進める。声門を視認できない場合は，介助者によるI-LMAハンドル操作で位置の微調整を試みる。
   気管支ファイバースコープガイド下に気管チューブを挿入する場合，チューブサイズや先端の形状によっては，声門周囲に引っかかる場合がある。チューブを反時計方向に90度回転させると容易に挿入できることがある。
   気管支ファイバースコープで気管チューブの固定位置が適切であることを確認する。気管チューブのカフを膨らませて，気管支ファイバースコープを抜去し，気管チューブを介して適切に換気できることを確認する。

6. 短時間の手術などでは，I-LMAを挿入したままでの管理も可能である（その場合は，I-LMAのカフ圧を下げておく）が，長時間の留置は咽頭浮腫のリスクがあるため，抜去する必要がある。

7. I-LMAを抜去する場合は，以下の手順で行う。まず，I-LMAのカフを完全に脱気する。患者に十分な換気と酸素化を行った後，気管チューブのスリップジョイントを外し，気管チューブのカフは膨らませたまま，I-LMAのハンドルを左手で持ち，挿入時と逆方向にカーブを描きながらゆっくり抜去していく。この際，気管チューブが声門から逸脱しないよう右手でI-LMAの金属製エアウェイチューブ内へ押し進めていく。気管チューブが短い場合は，I-LMA専用のロッド（プッシャー）などを使用して気管チューブを金属製エアウェイチューブ内へ押し進めながら，さらにI-LMAを抜去する。右口角から右手指を口腔内へ挿入させて気管チューブを触知したら，硬口蓋に押しつけるように気管チューブを保持したまま，I-LMAを口腔内から完全に抜去する。この際，ハンドルを時計方向に動かすとスムーズに抜去できる場合がある。プッシャーを使用した場合，I-LMAに差し込んだままでは，気管チュー

ブのパイロットカフが引っ掛かり断裂するので注意が必要である。

気管チューブの深さを再確認して，外していたスリップジョイントを接続して，適切な換気を確認する。

❹ メンテナンス

再利用可能な製品に関しては，使用後に付着した有機物などを水道水で十分洗った後，オートクレーブによる滅菌を行う。EOG滅菌やプラズマ滅菌に対するメーカー保証はない。再滅菌可能回数に関しては，40回を上限としている。現行のリユーザブル製品には，滅菌回数を記入するチェックシートが同封されており，再滅菌ごとにチェックを入れることで，41回以上再使用することを防止している。

❺ DAMへの適用

Dr. Brainは，当初よりLMAが気道管理困難症例に対しても有用であると報告している[1]。1992年に，米国麻酔科学会（American Society of Anesthesiologists：ASA）から公開されたDAMガイドラインでは，換気困難時における緊急の非外科的気道確保法としてアルゴリズムに採用されている[2]。その後，DAMにおけるLMAの有用性が確立され，2003年に改訂されたガイドラインでは，気管挿管が不成功でマスク換気困難になった時点での第1選択手技に位置づけられている[3]。英国 Difficult Airway Society（DAS）による「予想外の気管挿管困難対応ガイドライン」でも，全身麻酔導入後の気管挿管困難症例におけるLMA，とりわけI-LMAの有用性が強調されている[4]。

《1》 DAMでは，どのタイプのLMAを選択すべきか？

DAMでLMAを選択する目的は，大きく分けて2つある。まずは，換気困難を改善するための確実な気道確保器具としての使用である。もう1つは，気管挿管困難時の挿管補助器具としての使用である。ASAのDAMガイドラインで，挿管手技の代替選択肢としてはI-LMAに限定しているが，それ以外の部分では選択すべきLMAのタイプを特定していない。DASガイドラインは気管挿管を目的として作成しており，I-LMAの優位性は高いが，気道確保目的のLMAの選択は許容している。気道確保目的であれば，どのタイプのLMAでも構わないことになる。したがって，この場合には最も使い慣れているタイプを選択すべきである。プロシールに自信があればそれを用いるべきである。

気管挿管が必要な状況では，I-LMA（ファストラック）が第1選択となる。クラシックの選択自体に問題はないが，マスク開口部バーの切断加工やチューブエクスチェンジャーの留置が必要な場合もある。もちろんサイズの制約から新生児〜小児では，I-LMAは選択できない。またI-LMAは再使用可能であるが，比較的高価であり，常備していない施設もある。日本国内では，ディスポーザブルのI-LMAは未発売である。スプリームはファストラックと類似した形状を有するが，エアウェイチューブの構造より気管挿管補助器具としての適応度は低い。

《2》 I-LMAの利点

1．挿入が容易である。

独特の金属製チューブ弯曲とハンドル使用により，クラシックに比べて挿入が容易である。

2．エアウェイチューブ内腔を利用した気管チューブ挿管が容易である。

金属製エアウェイチューブは太い（内径10 mm）ため，ID 8.0 までの気管チューブが挿管可能である。クラシックでは，内腔を通過可能な気管チューブは最大 ID 6.0 である。また，エアウェイチューブが短い（15 cm，クラシックは 21 cm）ため，挿管した気管チューブのカフは確実に声門より奥に位置する。クラシックでは，内腔を進めて挿管した気管チューブのカフが声門部や声門上に位置する場合がある。

　ハンドルを前後左右に動かすことにより，マスク開口部を声門部正面に位置させることが可能である。また，喉頭蓋エレベータバーが，進行する気管チューブ先端で押されて喉頭蓋を持ち上げることで，喉頭蓋を巻き込むことなくスムーズな気管挿管が可能となる。

3．I-LMA 専用の気管チューブが準備されている。

　専用の気管チューブは，カフが小さく，脱気するとチューブ表面に段差ができにくいため，金属製エアウェイチューブへの挿入がよりスムーズである。また，先端から 15 cm の位置にマーキングされており，I-LMA エアウェイチューブ内をこの線まで進めると気管チューブ先端がちょうどマスク開口部に位置する。さらに，専用気管チューブの先端は，丸くて柔らかいため，声門通過時に周囲の組織を損傷しにくい。また，気管支ファイバースコープやチューブエクスチェンジャーとの間にギャップができにくい。

《3》 I-LMA の欠点

1．長時間の使用による合併症リスクがある。

　エアウェイチューブは金属製のため，長時間の留置は，口腔・咽喉頭粘膜損傷の危険性があり，気管挿管完了後には，原則として抜去する必要がある。

2．使用対象年齢に制限がある。

　現在販売されているサイズは #3～5 のため，30 kg 未満の小児，乳児や新生児では使用できない。

　前述した利点，欠点を総合的に評価して，日本医学シミュレーション学会では，気道確保および気管挿管補助の両面から，DAM 選択枝の LMA として I-LMA を推奨している。

◆◆ おわりに ◆◆

　ここでは，I-LMA に関する実際の使用方法について解説したが，クラシックやプロシールなど他タイプの使用法についても，習得しておくことを勧める。LMA は，気道管理に携わる医師に必須の手技である。LMA が有効であれば，気道確保と同時に酸素投与と換気も行える。LMA はまさに DAM における東の横綱である。

文献

1) Brain AI. Three cases of difficult intubation overcome by the laryngeal mask airway. Anaesthesia 1985；40：353-5.
2) Practice guidelines for management of the difficult airway：a report by the American Society of Anesthesiologists Task Force on Management of the Difficult Airway. Anesthesiology 1993；78：597-602.
3) Practice guidelines for management of the difficult airway：an updated report by the American Society of Anesthesiologists Task Force on Management of the Difficult Airway. Anesthesiology 2003；98：1269-77.
4) Henderson JJ, Popat MT, Latto IP, et al. Difficult Airway Society guidelines for management of the unanticipated difficult intubation. Anaesthesia 2004；59：675-94.

〔水本一弘，根来孝明〕

指導 POINT

1. セミナー開始前に，マネキンとI-LMAとの相性を確認しておく。挿入の容易さやバッグバルブマスクによる換気が可能であることを確認する。
2. 同じLMAでも，I-LMAとクラシックでは挿入する際の患者頭位が異なることを必ず説明する。枕を入れて，頭部は水平位を保ち，後屈させないことを強調する。
3. 挿入時は，ハンドルを持って，硬口蓋に優しく沿わせてカーブを描きながら進め，決して硬口蓋に強く押しつけないように説明する。
4. セミナーでは，基本的にI-LMA気管専用チューブを使用する。その際には，専用気管チューブのメリット（前述）を解説すると同時に，カフが高容量低圧型でないため長時間の手術には注意が必要であることを説明する。
5. 専用チューブ以外の製品を使用する場合の注意点を解説する。
   スリップジョイントが外れないタイプは不可である。また，パイロットカフの形状や大きさによっては，I-LMA金属製エアウェイチューブ内腔を通過しにくい場合がある。
6. 盲目的挿管の問題点を説明し（前述），気管支ファイバースコープガイド下の気管挿管を強く推奨する。
7. 気管支ファイバースコープは，挿管する気管チューブの内腔をスムーズに進む，なるべく太いサイズを準備するように説明する。分離肺換気時の挿管・位置確認用の細いタイプは，視野も狭く，気管チューブとの間に段差が生じやすい。気管チューブとのギャップが小さいほどスムーズに挿管できることを説明する。
8. 喉頭蓋エレベータバーは，気管チューブを進めて持ち上げることを強調する。気管支ファイバースコープを先に進めると，先端部の損傷の危険性がある。また，セミナー受講生は，気管挿管を完了することに集中するあまり，焦って気管支ファイバースコープを乱暴・不適切に扱う場合があるので，実技中は注意が必要である。
9. 気管挿管完了後にI-LMAを抜去する際，気管チューブのスリップジョイントを外す必要がある。臨床現場では，外したスリップジョイントが行方不明になることも多い。外した後のスリップジョイントは，麻酔回路に差し込んでおくなどの工夫が有効である。
10. 気管チューブのカフを脱気せずにI-LMAの抜去操作をすると，チューブの固定位置がずれて，その際に膨らんだカフが気管粘膜を擦過損傷させる危険性がある。一方，膨らんだカフが声門に引っかかることで挿管後の気管チューブの事故抜去を防止する観点から気管チューブのカフ脱気は推奨しないという考えもある。それぞれの利点と欠点を考慮したうえで，いずれかの方法を選択すればよい。
11. 抜去時に使用する専用ロッド（プッシャー）がない場合の対応策については，①同じサイズor少し細い気管チューブをもう1本準備する，②ディスポーザブルの5ml注射器の内筒を利用することでプッシャーの代用品となることを説明する。
12. 臨床現場では，I-LMA抜去時の気管チューブ把持にマギール鉗子を使用することもあるが，鉗子による圧迫で専用気管チューブのらせん部分が変形して，吸引チューブの挿入が困難になる場合があり，この方法は指導していない。

II. 手技

1. 非侵襲的手技　5）その他の喉頭上デバイス

●●　はじめに　●●

　1993年に発表された米国麻酔科学会（American Society of Anesthesiologistis：ASA）のDAMガイドラインは2003年に改訂され，新たに加わった概念の1つに「適切なマスク換気を行えない場合のラリンジアルマスク使用の考慮」が挙げられる。気道管理上，マスク換気が可能かどうかは最も重要で重大なポイントで，ガイドライン2003では，用手的マスク換気が困難で，かつ気管挿管も行えないといった緊急事態を招く前に，ラリンジアルマスク（LMA）による換気の検討を推奨している。この数年，LMAに代表される喉頭上デバイス（supraglottic devices）の開発，進歩はめざましく，いくつものデバイスが市場に登場し，いくつかのデバイスが消え去っていった。DAMアルゴリズムの中での重要性は確立した喉頭上デバイスだが，形状，材質，機能は発展途上にあり，今後もさまざまな特徴をもったデバイスの登場が予想される。日本ではDr.Brainの開発したラリンゲルマスクシリーズが再使用可能と単回使用としてラインアップが揃い，主に麻酔維持のために使用され，咽頭カフ型はpre-hospitalでの使用頻度が高くなっている。最近，まったく材質が異なるi-gelが認可され国内での使用が可能となった。ここでは，現時点で使用可能なデバイスを紹介する（表1～3）。

▶ **デバイスの形状による分類**
ラリンジアルマスク型（表1）：
①ラリンジアルマスク（ザ・ラリンゲルマスク・カンパニー社）
　　(a) クラシック
　　(b) フレキシブル
　　(c) ファストラック（p.49）
　　(d) プロシール
　　(e) スプリーム
②ラリンゲルマスク（アンブ社）
③ソフトシール・ラリンゲルマスク（スミスメディカル）
④クリアラリンゲルマスク（クーデック）
⑤インターサージカル ラリンゲルマスク（エム・シー・メディカル）

咽頭カフ型（表2）：
①コブラPLA（ザ・ラリンゲルマスク・カンパニー）
②ラリンゲルチューブLT，サンクションLTS（VBM Medizinterchnik）
③スミウェイWB（食道閉鎖式エアウェイ）（秋田住友ベーク）

その他（表3）：
インターサージカル i-gel（エム・シー・メディカル）

▶ **デバイスの選択，使用の注意点**
1．使用の目的は何か。麻酔維持のためか，それとも緊急事態のためか，それとも蘇生か。
2．誰が，どこで使うのか。医師，それとも医師以外が使うのか。病院内（手術室，救急

表1 ラリンジアルマスク型デバイス

製造元	ザ・ラリンジアルマスク・カンパニー				泉工医科	アンブ社			スミスメディカル	大研医器	エム・シー・メディカル
販売元	インターメドジャパン				泉工医科				スミスメディカル・ジャパン	大研医器	日本光電工業
製品名	ラリンジアルマスククラシック	ラリンジアルマスクフレキシブル	ラリンジアルマスクファストラック	ラリンジアルマスクプロジール	スプリーム	ラリンジアルマスクストレート	ラリンジアルマスクフレックス	ラリンジアルマスクアンブル	ソフトシール・ラリンゲルマスク	クリアラリンゲルマスク	インターサージカルラリンゲルマスク
主な材質	シリコン	シリコン	シリコン	シリコン	PVC	PVC	PVC	PVC	PVC	PVC	PVC
サイズ／最大注入量／挿入可能な気管チューブ最大外径（6mmはカフ込みの外径） 0	—	—	—	—	—	—	—	—	—	—	—
1 (5 kg まで)	4 ml/3.5 mm	—	—	—	—	4 ml	—	4 ml	6 ml	5 ml	4 ml
1.5 (5〜10 kg まで)	7 ml/4.0 mm	—	—	7 ml/4.0 mm*	—	7 ml	—	7 ml	8 ml	7 ml	7 ml
2 (10〜20 kg まで)	10 ml/4.5 mm	10 ml/—	10 ml/—	10 ml/4.5 mm*	—	10 ml	10 ml	10 ml	12 ml	10 ml	10 ml
2.5 (20〜30 kg まで)	14 ml/5.0 mm	14 ml/—	14 ml/—	14 ml/5.0 mm*	—	14 ml	—	14 ml	17 ml	15 ml	14 ml
3 (30〜50 kg まで)	20 ml/6.0 mm	20 ml/—	20 ml/8.0 mm	20 ml/5.0 mm*	30 ml/14 Fr*	20 ml	20 ml	20 ml	25 ml	20 ml	20 ml
4 (50〜70 kg まで)	30 ml/6.0 mm	30 ml/—	30 ml/8.0 mm	30 ml/5.0 mm*	45 ml/14 Fr*	30 ml	30 ml	30 ml	35 ml	35 ml	30 ml
5 (70 kg 以上)	40 ml/7.0 mm	40 ml/—	40 ml/8.0 mm	40 ml/6.0 mm*	45 ml/14 Fr*	40 ml	40 ml	40 ml	55 ml	48 ml	40 ml
誤嚥対策機能					○			—	—	—	—
エアウェイチューブ 形状	緩やかなカーブ	ストレート（柔軟性）	深いカーブ	ストレート（柔軟性）	適度なカーブ解剖学的カーブ	緩やかなカーブ	—	深いカーブ	緩やかなカーブ	緩やかなカーブ	緩やかなカーブ
開口部バー	あり	あり	あり エレベーターバーが開口部バーを兼用	ドレーンチューブが開口部バーを兼用	あり	なし	なし	なし	なし	なし	なし
胃内容の排除機能	なし	なし	なし	あり	あり	なし	なし	なし	なし	なし	なし
再使用可／単回使用	再使用可	再使用可	再使用可	再使用可	単回使用	単回使用	単回使用	単回使用	単回使用	単回使用	単回使用
定価	¥34,000	¥39,000	¥68,000	¥41,000	¥3,200	¥1,800	¥3,950	¥1,980	¥3,980	¥1,680	¥1,980

II 手技

1 非侵襲的手技

表2 咽頭カフ型デバイス

製造元			ザ・ラリンゲルマスク・カンパニー	VBM Medizintechnik		秋田住友ベーク
販売元			インターメド	スミスメディカル・ジャパン		住友ベークライト
製品名			コブラPLA	ラリンゲルチューブLT	ラリンゲルチューブサクションLTS	スミウェイWB
主な材質				シリコン	シリコン	PVC
サイズ 最大注入量／挿入可能なETTチューブ最大外径（6mmはカフ込みの外径）*挿入可能な胃チューブ外径		0		10ml（5kgまで）	―	
		1（5kgまで）	10ml（10kgまで）	20ml（5〜12kgまで）	―	
		1.5（5〜10kgまで）		―	―	
		2（10〜20kgまで）	40ml	35ml（12〜25kgまで）	―	適用身長：130〜185cm 先端食道カフ 最大容量 10〜100ml／標準容量 5〜80ml 後端咽頭カフ 最大容量 20〜400ml／標準容量 10〜200ml
		2.5（20〜30kgまで）				
		3（30〜50kgまで）	50ml	60ml（155cm未満）	60m／16Frl（155cm未満）	
		4（50〜70kgまで）	60ml	80ml（155〜180cm）	80ml／16Fr（155〜180cm）	
		5（70kg以上）	85ml	90ml（180cm以上）	90ml／16Fr（180cm以上）	
誤嚥対策機能			―	―	○	―
エアウェイチューブ形状			ストレート	緩やかなカーブ	緩やかなカーブ	緩やかなカーブ
再使用可／単回使用			単回使用	再使用可	再使用可	単回使用
価格				¥14,000	¥29,000	¥8,000

表3 その他のデバイス

製造元			エム・シー・メディカル	
販売元			日本光電工業	
製品名			インターサージカル i-gel	
主な材料			水添熱可塑性エラストマー	
サイズ			ETチューブ	NGチューブ
		1（2〜5kg）	3.0mm	―
		1.5（5〜12kg）	4.0mm	10Fr
		2（10〜25kg）	5.0mm	12Fr
		2.5（25〜35kg）	5.0mm	12Fr
		3（30〜60kg）	6.0mm	12Fr
		4（50〜90kg）	7.0mm	12Fr
		5（90+kg）	8.0mm	14Fr
誤嚥対策機能			○（サイズ1を除く）	
エアウェイチューブ	形状		楕円形，緩やかなカーブ	
	開口部バー		喉頭蓋の垂れ込みを防止する形状を採用	
再使用可／単回使用			単回使用	
価格			¥3,500	

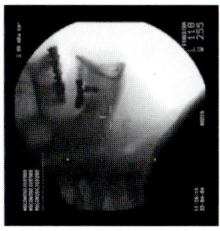

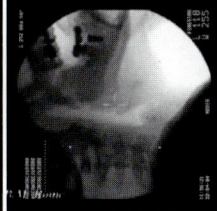

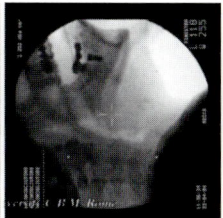

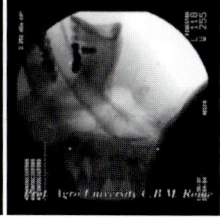

① jaw lift maneuver なし　② jaw lift maneuver あり　③挿入　　　　　④適正な挿入位置

図　咽喉頭部のX線透視像
　①は Jaw lift maneuver を行わない状態だが，デバイスを持たない方の手で下顎を挙上させる（jaw lift maneuver）と咽頭にスペースができる（②）ので，硬口蓋に当てたデバイスを進めやすくなり（③），適正な位置に挿入することが可能となる（④）。下顎の可動性（咽頭スペース）の評価には，upper lip bite test* がある。Upper lip bite test は，下口唇で上口唇をどの程度噛むことができるかどうかを見る簡便なテストである。麻酔導入前の upper lip bite test で下顎の可動性を調べておくと，気管挿管のみならず喉頭上デバイスの挿入時の参考になる。
*〔A comparison of the upper lip bite test（a simple new technique）with modified Mallampati classification in predicting difficulty in endotracheal intubation：a prospective blinded study. Anesth Analg 2003；96：595-9〕

室，病棟など），pre-hospital で使うのか。
3．留置する時間は，どのくらいか。
4．どのサイズを選択するか。
5．胃内容の排除機能を有しているかどうか。
6．気管チューブ挿入機能を有しているかどうか。
7．麻酔深度は適切かどうか。
8．緊急時に使用する場合，特徴，使用方法に習熟しているかどうか。慣れていないデバイスの使用は危険を伴う。

▶ **デバイスの評価項目**
1．挿入のしやすさ
2．フィッティングのよさ
3．換気の行いやすさ，シール圧の程度
4．胃管の挿入の有無
5．合併症
6．価格

▶ **デバイス挿入時のポイント**
1．適切な麻酔深度
2．適切なサイズ
3．咽頭にスペースを作ると挿入しやすい（**図**）

▶ **ラリンジアルマスク・スプリーム（LMA Supreme™）**

1　器具の解説

　ザ・ラリンゲルマスク・カンパニー社のラインアップの LMA Fastrach™ と ProSeal™ の機能をもち合わせた単回使用の新しいタイプのデバイスである。シャフト部分は LMA Fastrach™ の特徴である患者の解剖学的な形状にあった L 字型のカーブを呈しており，挿入が容易で，30 cmH$_2$O までのシール圧で陽圧換気が可能であり，さらに ProSeal™ の胃管挿入機能を有している。

2　準　備

▶ **サイズ選択（表1）**
　すべての喉頭上デバイスに共通することは，

まず，体重に合わせた至適サイズの選択である。患者の骨格構造も正しいサイズを選択するうえで重要な役割を果たしている。事前に挿入する患者の頭頸部の側面にデバイスを当ててみてもよい。デバイスの口側にあるリジットタブと上口唇との距離が 1.0 ～ 2.5 cm の間の場合，マスク先端が上部食道括約筋に位置し，適切なシールが可能となる。

３ 使用方法

①脱　気
母指と第 2 指でマスクの先端部分を平たくなるように圧縮し，真空となるまで空気を抜く。その際，マスクの先端が軽度前方（L 字型の内側）に向くようにする（挿入時の先端のめくれを少なくするため）。最低 60 ml のシリンジで脱気を行う。

②挿　入
通常の喉頭上デバイスの挿入に準じる。
　頭位をセミスニフィング・ポジションにする。水溶性の潤滑剤（KY ゼリーなど）をデバイスの外側面に塗る（内側面には塗らない）。マスクの先端部を硬口蓋に押し当て，潤滑剤を粘膜面に広げる。マスクを左右に振ったりしながらマスク全体を口腔内に挿入する。マスクが口腔内に入ったら硬口蓋に押し当てて圧力をかけながら，円を描くように抵抗を感じるまでデバイスを奥に押し進める。

③固　定
固定用テープをリジットタブ上を横断するように接着し，テープの両端を両頬部に固定する。デバイスはテープで愛護的に口腔内に押し込まれる。固定後，リジットタブと上口唇との距離が，① 2.5 cm 以上の場合は挿入したサイズが大きすぎ，② 1.0 cm 以下の場合は小さすぎることを示唆している。

④胃管の挿入
挿入口があり可能である。

４ メンテナンス

単回使用である。

５ 症　例

①通常の使い方
麻酔維持に有用である。報告が少ないが，挿入のよさ，フィッティングのよさ，換気の行いやすさ，高いシール圧（30 cmH$_2$O），胃管の挿入は可能である。短時間の手術での使用は報告がある。

② DAM への適用
挿入が行いやすく，開口障害以外は適応となる。日ごろから慣れておく必要がある。

指導 POINT

まず，マスク全体を口腔内に挿入することが大切である。どのデバイスの使用でも同じだが，患者側の麻酔深度を適正に保つことが挿入を円滑に行うために必要となる。常に誤嚥のリスクを念頭に置く。

▶ ラリンゲルマスク　アングル / ストレート / フレックス

1　器具の解説

　アンブ（Ambu）社が開発した製品で，人間の解剖学的な構造を精密に再現したアングルタイプの独自カーブは容易な挿入を可能にする。カフ先端の補強はめくれ防止と同時に挿入時のガイドとしても働く。アングルタイプのエアウェイチューブはバイトブロックとしても使用可能である。さらにグリップ部の断面はD型をしており，これは人間工学に基づいた握りやすい設計として採用されている。ほかにスタンダードのストレートタイプ，らせん入りのフレックスタイプがある。

2　準　備

▶ **サイズ選択（表1）**

　推奨のサイズは，通常患者の体重に基づいている。正しいマスクサイズを確認するには，カフを60 cmH$_2$Oまで膨張させたとき，挿入後に咽頭から上方にずれない限界の大きさであることが目安となる。

3　使用方法

①脱　気

　カフを完全に脱気し，シワがなく，平らな状態にする。カフを消毒した平らな面に押し付け，カフ圧が皿の縁のようになるまでシリンジで脱気を行う。

②挿　入

　挿入をさらに容易にするために，水溶性潤滑剤をカフ背面先端部に塗布する。エアウェイチューブの上部を母指と3本の指で笛を持つように持ち，カフ圧の先端を硬口蓋に平らに押し付けながら，上方に押すように挿入する。患者の口腔内に指を入れる必要がなく，さまざまな頭位での気道確保が可能であることが臨床研究で示されている[1]。

③固　定

　本製品をテープまたは適切なチューブホルダーで固定する。

④胃管の挿入

　胃管の挿入口はない。Brimacombeらの調査によると，一般的な誤嚥の発生頻度は2例/1万例である[2]。

4　メンテナンス

　すべて単回使用である。

5　症　例

①通常の使い方

　挿入のしやすさ，フィッティングのよさ，容量調節換気の行いやすさ，陽圧換気中における安全かつ効果的なシール（シール圧20 cmH$_2$Oまで対応）により，アングルタイプ，ストレートタイプは全身麻酔症例から救急まで幅広く対応可能である。フレックスタイプは耳鼻咽喉外科や顔・頸部の手術用にデザインされている。

② DAMへの適用

　アングルタイプは開口制限があって口の中に指を挿入することができない症例でも，挿入が

可能である．また，頭位のスニフィングポジションを取らずに挿入が可能である．

> **指導POINT**
>
> ほかのデバイス使用に求められる一般的な注意点と同じである．まず，適切なサイズを選択し，カフ過膨張空気注入量を超えて注入しないよう注意する（推奨カフ内圧は 60 cmH$_2$O）．

▶ ソフトシール・ラリンゲルマスク

① 器具の解説

　チューブ，カフともポリ塩化ビニル製で，チューブには適度なコシがあり，カフに大気圧レベルの空気が入った状態で挿入することにより，シャフトに指を添えなくても挿入が可能となっている．カフのインフレーションラインはチューブ内に埋め込まれており，15 mm コネクタ近傍から出ているので邪魔になりにくい．開口部バーはなく，スペースを大きくとった構造になっている．

② 準　備

▶ **サイズ選択（表1）**

　ラリンジアルマスク同様，体重がサイズ選択の目安とされている．

③ 使用方法

① 脱　気

　バルブディプレッサをパイロットバルーン一方弁から取り外して完全に脱気する．その後，パイロットバルーンに表示されている最大注入量の空気をカフに注入して，カフ，インフレーションライン，パイロットバルーン，一方弁などに損傷のないことを確認する．

② 挿　入

　一方弁にバルブディプレッサを再装着してカフを大気圧に開放する．マスク開口部の反対側にのみ，滅菌済水溶性潤滑剤を塗布する．バルブディプレッサを取り外し，カフにシワやくぼみがない状態で，カフに空気が入っていることを確認する．正しく挿入できると抵抗を感じるので，決して無理に挿入しない．マスクが常に正しい位置に向くように，チューブのブルーラインの位置を鼻中隔，または上唇に合わせ，必要最小量の空気をカフに注入する．カフ内圧は最大でも 60 cmH$_2$O を超えないよう注意する．正しい位置に留置された状態でカフに空気を注入すると，通常チューブは 15 mm 程度口腔外へ持ち上がり，頸部の組織がわずかに隆起する．

③ 固　定

　バイトブロックをチューブに沿って挿入して，チューブと顔面をテープで固定する．

④ 胃管の挿入

　本製品に胃管ルーメンはない．

4 メンテナンス

単回使用である。

5 症　例

①通常の使い方

全身麻酔に有用である。手術時間が2時間程度の上肢手術において，シール圧は，20.5 ± 6.2 cmH$_2$O との報告がある[3]。また亜酸化窒素併用麻酔中のカフ内圧の上昇は軽度であるとの報告がある[4)5)]。

② DAM への適用

挿管困難症例で，本品をガイドにしたファイバー挿管の成功例が報告されている[6]。

> **指導POINT**
>
> カフに大気圧レベルの空気があらかじめ入っている。リークチェックのための空気注入後，一方弁にバルブディプレッサを再装着してカフを大気圧に開放する。

▶ クリアラリンゲルマスク

1 器具の解説

クラシックタイプの LMA である。加えて，背面を強化した柔らかい PVC カフが，挿入時のカフ先端のめくれ上がりを防ぎ，下咽頭に優しく密着するよう工夫されている。また，クリアな透明素材を採用しており呼気の凝結が見やすく，呼気状態の確認が容易である。

2 準　備

▶ サイズ選択

すべての喉頭上デバイスに共通することは，まず，体重に合わせた至適サイズの選択である。マスクサイズと体重による患者選択の目安との関係はオリジナルの LMA と同じであるが，さらに身長なども勘案し臨床的に適切なサイズを選択することが重要である。

3 使用方法

①脱　気

マスクの先端部分を平たくなるように圧縮し，完全に空気を抜く。カフ背面が強化されているため，ほかの LMA と比較し適切な脱気が行いやすい。最低 60 ml のシリンジで脱気を行う。

②挿　入

通常の喉頭上デバイスの挿入に準じる。

頭位をスニフィングポジションにする。潤滑剤をカフ背面部に塗布する（内側面には塗らない）。マスクの先端部を硬口蓋に押し当て，潤滑剤を粘膜面に広げる。マスクを左右に振ったりしながらマスク全体を口腔内に挿入する。マスクが口腔内に入ったら硬口蓋に押し当てて圧力をかけながら，円を描くように抵抗を感じるまでデバイスを奥に押し進める。カフへの空気の注入量は 60 cmH$_2$O 以下になる量に調節する。

③ 固　定
通常の喉頭上デバイスと同様に固定する。

④ 胃管の挿入
クラシックタイプの LMA のため，胃管の挿入はできない。

❹ メンテナンス
単回使用である。

❺ 症　例

①通常の使い方
クラシックタイプの LMA と同様である。

② DAM への適用
挿入が行いやすく，開口障害や誤嚥の可能性のある患者以外は適応となる。日ごろから慣れておく必要がある。

> **指導 POINT**
>
> まず，マスク全体を口腔内に挿入することが大切である。どのデバイスの使用でも同じだが，患者側の麻酔深度を適正に保つことが挿入を円滑に行うために必要となる。

▶ インターサージカル　ラリンゲルマスク　Solus™

❶ 器具の解説
標準的な LMA ある。

❷ 準　備

▶ サイズ選択（表1）
患者体重を目安に適切なサイズを選択する。

❸ 使用方法

①脱　気
Solus を平面上に置き，シリンジなどでカフ内空気を吸引し，カフを完全に収縮させる。

②挿　入
潤滑剤をバックプレートに均一に塗布し，エアウェイチューブとカフの間の接合部に人差し指の先を当て，挿入の準備をする。エアウェイチューブのガイドラインを鼻に向けて，カフ先端の折れ曲がりに注意しながら，カフとバックプレート部を硬口蓋にぴたりと軽く押し当てる。この状態で，エアウェイチューブは患者の胸部と平行になっていなければならない。カフを押し当てたまま人差し指を硬口蓋から軟口蓋へと沿わせて，抵抗が感じられるまでカフを挿入する。

③注　入
カフに空気を注入する。このとき，エアウェイチューブに表示された推奨値を超えて注入しない。

④固　定
テープなどにより本品を固定する。

❹ メンテナンス
単回使用である。

5 症　例

①通常の使い方
麻酔維持における気道確保に有用である。

② DAM への適用
標準的な LMA 同様，有用であると考える。

> **指導POINT**
> 標準的な LMA の手技と同様に，挿入方法，使用方法を Normal Airway 時に使用し慣れておくことが重要である。

▶ コブラPLA

1 器具の解説

コブラ PLA はナッシュビル（米国）の麻酔専門医である Dr. Alfrey によって発明された。コブラ PLA は先端がコブラのような形をしており，先端部分はコブラヘッドと呼ばれている。下咽頭と喉頭入口の境を接する部分に位置するようデザインされていて，気道の軟組織と喉頭蓋を押し分けて，スリットから換気を可能にしている。カーブの付いたチューブと柔らかいコブラヘッドの先端はコブラ PLA を挿入する際，声門に向かって容易に下咽頭に入るようデザインされている。細い気管チューブを使えばコブラ PLA を介しての気管挿管も可能である。

2 準　備

▶ **サイズ選択（表2）**

通常女性にはサイズ 3，男性にはサイズ 4 のコブラ PLA が適している。

3 使用方法

①脱　気
挿入を助けるため，カフをコブラヘッドと反対方向に折り，カフから完全に脱気する。

②挿　入
挿入を容易にするためにカフ全体と，コブラヘッド部分の背面と先端に潤滑剤を塗布する。頭部を後屈させ，軟組織の抵抗を通過して中程度の抵抗を感じるまでコブラ PLA を進め，下咽頭に挿入する。適切なシールを得るのに必要とされる量のエアーを注入する。

③固　定
経口挿管チューブ同様の方法で固定する。

④胃管の挿入
できない。

4 メンテナンス

単回使用である。

5 症　例

①通常の使い方
フェイスマスクの代替品として麻酔中に気道確保のために使用したり，カフが上気道で固定されるため，ずれが少なくレスキューエアウェイとしても使用できる。

② DAM への適用

　ヘッドが小さく，口腔内が狭くても挿入が行いやすい（舌浮腫など）。気管チューブの挿管が可能である。長さは気管チューブを完全に気管内に入れることができる長さである。

> **指導POINT**
> 10回程度の挿入で手技が習熟できる。コブラヘッド背面とカフに潤滑剤を塗布し，完全に挿入する。カフは過度に膨らませない。

▶ ラリンゲルチューブ　LT/サンクションLTS

1 器具の解説

　チューブ，カフともシリコン製のリユースタイプで高圧蒸気滅菌が可能である。チューブ先端の食道カフで食道へのガス流入を防ぎ，チューブ中間位置にある咽頭カフで口腔，鼻腔から漏れるのを防ぐ。この2つのカフの間の換気口が声門に向くようデザインされている。2つのカフは1本のインフレーションラインを通して同時に膨らますため，留置から換気を開始するまでの煩雑さは少ない。挿入の深さ（門歯の位置）の目安として，ティースマークがチューブ上に印字されている。

2 準　備

▶ **サイズ選択（表2）**

　ラリンゲルチューブLTにはサイズ0（新生児）～5（成人用・大）までの6サイズあり，体重および身長で選択の目安が示されている。胃管ルーメンつきのラリンゲルチューブサクションLTSについては，サイズ3～5の3サイズのみである。

3 使用方法

① 脱　気

　チューブに閉塞や破損のないことを確認し，カフを膨らませてリークチェックを行った後，カフを完全に脱気した状態で，両方のカフに潤滑剤を塗布する。

② 挿　入

　チューブ先端の背面側を患者の硬口蓋に押し当てて挿入し，そのまま正中をずらさないように口蓋に沿ってチューブを下咽頭に進める。その際，前歯がチューブのティースマークの中央にくる位置が目安である。正中からうまく入らない場合は，側方位（口の斜め下から）挿入を行うとスムーズに挿入できることが多い。付属のシリンジを使用して，サイズごとにマーキングされているところまで空気を吸い，カフに注入する。

③ 固　定

　付属のバイトブロックを使用することで，チューブの固定がより安定する。

④ 胃管の挿入

　ラリンゲルチューブサクションLTSは挿

入口があり可能である。

4 メンテナンス

洗浄，消毒の後，高圧蒸気滅菌する。設定温度は134℃が推奨されている。高圧蒸気滅菌時にインフレーションラインの一方弁を開放状態にできるよう，ルアーロック式のバルブオープナーがインフレーションラインに装着されている。

5 症 例

①通常の使い方

口腔内を大きなカフが占拠するので，耳鼻科，歯科・口腔外科手術時には不向きであるが，成人全身麻酔300例の検討で，挿入は全例で容易，合併症の発生は皆無との報告がある[7]。また救急救命士による心肺蘇生術には，以前から広く用いられている。陽圧換気中のリーク圧としては，ラリンゲルチューブLTが28 cmH$_2$O（21〜40）[8]，ラリンゲルチューブサクションLTSが34 ± 6 cmH$_2$O[9]と比較的高い機密性を有する。術後喉頭痛の発生は従来の声門上器具と同等か，それ以下である[8,9,11]。

②DAMへの適用

ラリンゲルチューブで気道確保した後，気管支ファイバースコープを咽頭カフと咽頭粘膜の間から挿入し，気管挿管を成功させた症例が報告されている[10]。

> **指導POINT**
>
> 挿入は容易であるが，LMAのようにカフへの空気注入により位置が自動調節されないので，適切な換気ができるように位置を微調整する必要がある。

▶ スミウェイWB

---

1 器具の解説

心肺停止患者の気道確保を行うための救急蘇生措置器具（バルーンカテーテル）である。食道カフにより食道を閉鎖し，咽頭カフにより咽頭を閉塞し換気を行う。

2 操作方法・使用方法

①準 備

- ほかのデバイスは体重，骨格構造が基準となるが，本品は患者の身長がポイントとなる。適応身長の範囲内であることを確認する。
- スミウェイWBの先端部分（食道カフ中央付近まで）に潤滑剤を塗布する。

②挿 入

弯曲した本品の内側を顎側に向けるようにして指先で軽く持ち，患者の口腔内にゆっくりと挿入する。口腔内の右壁面にスミウェイWBの先端を沿わせるように挿入すると，よりスムーズに挿入可能である。本品の目盛線が患者の門歯に達するまで挿入する。

③挿入位置確認

- 食道カフ（黄ラベル）に約20 mlの空気をシリンジで注入し，食道カフを膨張させる。
- 咽頭カフ（青ラベル）に約80 mlの空気をシ

リンジで注入し，咽頭カフを膨張させる。
・本品が食道内に確実に挿入されていることが確認できたら，食道カフおよび咽頭カフの空気注入量の調節を行い，最適な注入量とすること。

④空気注入量の目安

食道カフ：パイロットバルーンが固くなり，シリンジに軽い抵抗を感じる程度（標準的な注入量の目安：20 ml）

咽頭カフ：口腔内への換気によるエアリークがなくなる程度（標準的な注入量の目安：80 ml）

⑤装着後の換気

換気が不十分な場合は下顎挙上を併用すること。これにより舌根および喉頭蓋の沈下を防止し，より有効な気道確保が可能となる。

⑥抜　去

・本品を抜去する前にあらかじめ吸引器を用意すること。抜去の瞬間に患者が嘔吐する危険性がある。
・本品の抜去の際は，まず咽頭カフの空気をシリンジで抜き，咽頭カフを収縮させる。一方弁破損により咽頭カフが収縮不能な場合は，気道チューブを切断して空気を抜くこと。

❸ 禁忌・禁止

・意識のある患者
・新生児，乳幼児，小児
・身長が 130 cm 以下，185 cm 以上の患者
・食道疾患のある患者
・食道にびらんのある患者
・咽頭部を除去した患者

▶ **インターサージカル　i-gel**

---

❶ 器具の解説

インターサージカル i-gel は，従来のラリンジアルマスクとは異なり，膨らまないカフ（医療用エラストマーを用いた透明で柔らかいゲル状材質）によって咽頭，喉頭そして喉頭周囲を解剖学的にシールするように設計された，まったく新しい概念の声門上器具である。このため，接触部位の血流を維持し，組織圧迫による咽頭痛のリスクを軽減する。換気用のチューブは緩やかなカーブをもち，かつ断面は楕円形状で挿入を容易にするだけではなく，ねじれやずれを防止する。またバイトブロック，胃管挿入機能も併せもつ。

❷ 準　備

▶ **サイズ選択（表3）**

患者体重を目安に適切なサイズを選択する。本邦では3サイズ（サイズ3〜5）が発売されている（2010年8月現在）。

❸ 使用方法

①挿　入

・保護ケースの上に潤滑剤を落とし，カフ全体にまんべんなく潤滑剤が塗布されるようにi-gel を動かす。このとき，カフ開口部には塗布しないよう注意する。
・患者の頭部を後屈（可能ならば）させ，首を

まっすぐ後ろに反らせた姿勢で，患者の顎を静かに押し下げた状態で保持する。
- i-gel 本体のバイトブロック部分をしっかりとつかんで，カフの表側（開口面）が患者の顎側を向くようにし，硬口蓋に向かって患者の口腔内にカフ先端より挿入する。
- 目的の深さまで，そのまま硬口蓋に押し当てる要領でゆっくりと優しく押し進める。途中で差し込めなくなった場合には，用手的気道確保（頭部後屈，オトガイ挙上，下顎挙上）やカフ先端を少しだけ回転させながら差し込んでみる（注：挿入時は力を入れ過ぎないこと）。また，挿入過程では患者の口に指を入れない。
- カフ先端は上部食道開口部に位置し，カフ開口部は喉頭周囲に位置する。また患者の切歯がチューブ部のバイトブロック部分にくるようなポジションとなる。

②固　定
テープなどにより本品を固定する。

③胃管の挿入
挿入口があり可能である。

4 メンテナンス
単回使用である。

5 症　例

①通常の使い方
麻酔維持における気道確保に有用である。

② DAM への適用
挿管困難症例においても有用なデバイスであると考える。
- 挿入方法が容易なためテクニックを必要としない
- i-gel 挿入後，気管チューブの挿管が可能
- 合併症のリスクが低い

指導 POINT

従来の LMA と比較して手技に若干の違いはあるものの，手技工程がよりシンプルに簡便な操作方法であることを理解する。

◆◆ おわりに ◆◆

現在，使用されているデバイスを紹介した。喉頭上デバイスは，今後も形状，材質，付加される機能などさまざまなタイプのものが出現する可能性が高い。ポイントは，①誰が，何の目的（麻酔維持か，麻酔導入中の緊急事態か，それとも蘇生か）で使用するかで，選択するタイプが異なること，② DAM 症例以外で日頃から使用し，各デバイスの特徴に慣れておくことである。喉頭上デバイスは ASA の DAM アルゴリズムの中でも重要視されており，気道確保困難時に使用を検討すること，DAM カート（ボックス）へ常備しておくことが望ましい。

文　献

1) Genzwuerker HV, Hinkelbein J, Krivosic-Horber R, et al. Performance of the new single-use AMBU Laryngeal Mask in different head positions. Anesthesiology 2004；101：A1590.
2) Brimacombe JR, Berry A. The incidence of aspiration associated with the laryngeal mask airway：a metaanalysis of published literature. J Clin Anesth 1995；7：297-305
3) 金澤正浩，新田雅彦，前田美保，ほか．ソフトシールラリンゲルマスクの有用性の検討：クラシックラリンジアルマスクとの比較．臨

麻 2004 ; 28 : 783-7.
4) van Zundert AAJ, Fonck K, Al-Shaikh B, et al. Comparison of the LMA-Classic with the new disposable Soft Seal laryngeal mask in spontaneously breathing adult patients. Anesthesiology 2003 ; 99 : 1066-71.
5) Cao MM, Webb T, Bjorksten AR. Comparison of disposable and reusable laryngeal mask airways in spontaneously ventilating adult patients. Anaesth Intensive Care 2004 ; 32 : 530-4.
6) 村瀬玲子, 佐藤暢一, 忍田純哉. 小児の挿管困難患者に対してラリンジアルマスクと気管支鏡を併用して挿管した2症例：LMA Classicとソフトシールラリンゲルマスクの比較. 麻酔 2007 ; 56 : 1414-6.
7) 山崎 諭, 清水 功. ラリンジアルチューブ (LT) は声門上デバイスのファースト・チョイスになりうるか？ 日本麻酔科学会56回学術集会 2009 ; P2-10.
8) Cook TM, McCormick B, Asai T. Randomized comparison of laryngeal tube with classic laryngeal mask airway for anaesthesia with controlled ventilation. Br J Anaesth 2003 ; 91 : 373-8.
9) Gaitini LA, Vaida SJ, Somri M, et al. A randomized controlled trial comparing the ProSeal laryngeal mask airway with the laryngeal tube suction in mechanically ventilated patients. Anesthesiology 2004 ; 101 : 316-20.
10) 明石 学, 柴田康之, 神立延久, ほか. 挿管困難患者に対するラリンゲルチューブを用いた気管支ファイバースコープガイド下気管内挿管法. 日臨麻会誌 2003 ; 23 : s346.
11) 清水 功, 高月明子. ラリンジアルチューブ (特に新型LTS2) を用いて行った側臥位股関節手術21例の検討. 日臨麻会誌 2006 ; 26 : S212.

〈小澤章子〉

II. 手技

1. 非侵襲的手技 6）気管支ファイバースコープ

●● はじめに ●●

　気管支ファイバースコープ（fiberoptic bronchoscope：FOB）はそもそも挿管するための道具ではない。しかし，FOBを用いた挿管は，
- 体外から声門までの視野を直線化する必要がない。
- 軟性の器具であり，さまざまな解剖学的バリエーションに対応可能。
- 頚部後屈を必要としない。
- 開口制限にも対応可能。
- 比較的低侵襲。

という点では，困難気道対策に必須の器具と思われる。すべての気道管理者が身につけるべき手技であろう。本項では，FOBの有用性が最も発揮されると思われる，意識下—厳密には軽度鎮静下（conscious sedation）—での経鼻挿管について，現在，筆者が実践している方法を解説する。麻酔導入後の挿管，あるいは経口挿管時については，各自で応用していただきたい。

① 器具の解説

《1》 気管支ファイバースコープの構造

①操作部（図1）

　接眼部：ここを覗く，あるいはビデオカメラに接続する。
　視度調節環：ピントを調節する。
　アングルレバー：先端にUPあるいはDOWNをかける。
　吸引管：吸引チャネルにつながっている。吸引装置を接続する場所である。
　吸引ボタン：吸引チャネルにつながっている。押すと吸引チャネル内が閉鎖空間となり，先端部の吸引口から吸引が可能となる。
　鉗子口：吸引チャネルにつながっている。通常は閉鎖した状態で使用する。吸引チャネルから局所麻酔薬を投与する場合に用いる。三方活

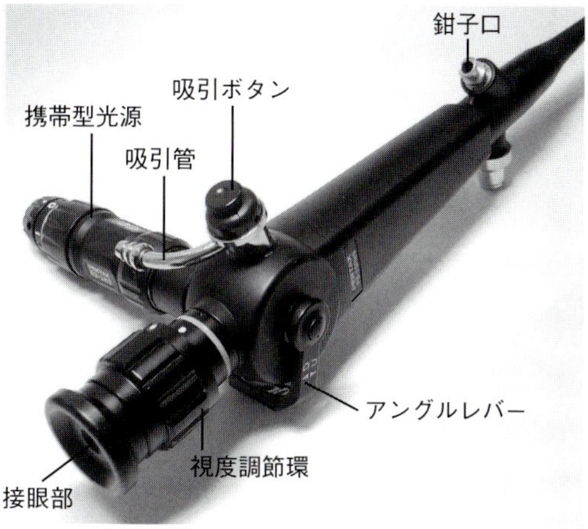

図1　気管支ファイバースコープ：操作部

栓に接続可能なものもある。
　光源接続部：携帯型光源，あるいはライトガイドケーブルを通して据え置き光源に接続する。

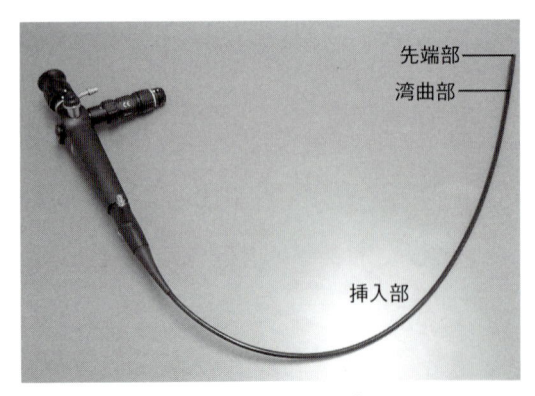

図2 気管支ファイバースコープ：シャフト

②**シャフト（図2）**

挿入部：シャフトの大部分を占める。

彎曲部：アングルレバーを操作すると，ここが彎曲する。破損しやすい部位であるので注意が必要である。

先端部：対物レンズ・ライトガイド・吸引チャネル開口部からなる。ここもまた破損しやすい部位である。

注意

FOBは大変壊れやすい。以下の点に注意する。
- シャフトを過度に曲げたり，不自然にたわませたりしない。もちろん，ブラインドでFOBを進めることは慎む。
- ハンドルだけ，あるいはシャフトだけを捻らない。1本の軸として同時に回転させる。
- 落としたり，引き出しに挟んだりしない。使用中は，テーブル・麻酔器の上に置かず，専用のホルダーを使用する。
- 洗浄・消毒・保管も丁寧に。

（2）気管支鏡の種類

①ファイバースコープとビデオスコープ

ファイバースコープでは，先端部の対物レンズからグラスファイバーを通して操作部の接眼レンズまで光が伝達される。直接，接眼部を覗き込んでの観察が可能である。バッテリー式光源と組み合わせれば，ポータブルスコープとして高い機動性が期待される。一方，直接視の場合，どうしても得られる像のサイズは小さくなり，また，同時に観察できるのは施行者1人のみに制限される。そのうえ，記録に残すことができない。その観点からは，可能ならビデオカメラを接続して外部モニターに出力することが望ましい。

ビデオスコープでは先端部にCCD（charged coupled device）が組み込まれ，画像は電気的にディスプレイまで伝達される。より鮮明な視野が得られるのが最大の利点である。

②太さ（外径）

約2.5～6 mm前後のものがある。通常，成人の気管挿管補助として使用する場合には，5～6 mm程度のものが薦められる。その理由は以下のとおりである。

1. 挿管する気管チューブ内径との差が小さくなる。
2. 適度なコシがあり，スタイレット的役割を担える。
3. 吸引チャネルも適度に太く，分泌物を吸引しやすい。

筆者は現在，HOYA/PENTAXのFB-15RBS（軟性部径：4.9 mm）を愛用している。

❷ 準 備

⦅1⦆ 気管支ファイバースコープのセッティング

FOBの準備では，以下の3点を忘れずにチェックする．

①局所麻酔薬

5ml注射器に4％リドカイン2mlと空気3mlを入れ，鉗子口に接続した三方活栓に取り付けて注入されない向きにセットしておく．注射器を直接つけておくと，吸引した際に中の薬液が吸引されてしまうためである．注入直前に三方活栓を切り替えて，注入可能とする．

もちろん，麻酔導入し筋弛緩薬まで投与して挿管する場合には局所麻酔薬は必須ではない．

②吸 引

分泌物・出血はFOBの一番の敵である．吸引装置が作動することを確認しておくことはもちろん，吸引チューブをFOBに忘れずに接続してから，挿管操作を開始する．

③曇り止め

レンズの曇りもまた，FOBの敵となる．曇り止めは必須である．

ただし，単に曇り止めを塗布しただけでは逆に視野がぼやけてしまう場合もある．曇り止めを滴下した後は，清潔なガーゼで軽くふき取り，挿入直前にぼけていないことを確認しておくほうが無難であろう．

⦅2⦆ チューブセット

気管チューブをFOB挿入部のいちばん操作部側にセッティングしておく．操作中に滑り落ちないようにテープなどで軽くとめておくとよい．

チューブを先に鼻腔内に挿入する場合（チューブ先行法）ではもちろんこの操作は不要である．

▶ **使用する気管チューブ**

経鼻挿管では男性・内径（6.5～）7.0mm，女性・内径6.5mmのらせんチューブの使用頻度が高い．パーカースパイラルチューブを第1選択としている．マリンクロットのソフトリンフォース気管内チューブ（コネクタ非接着型）を使用することもある．比較的大柄な成人男性でも十分[※]換気は可能である．多くの場合，長さも十分だが，使用前に確認は必要である．

太い綿棒（径10mm）が（抵抗なく）鼻腔を通過すれば，内径7.0mmのパーカースパイラルチューブは比較的スムーズに挿管可能と思われる．

※ 177cm, 107kgの患者に，pressure controlled ventilation, 吸気圧15cmH$_2$Oで1回換気量800ml以上は得られる．

⦅3⦆ その他の準備

- ジャクソン噴霧器（**図3**）：できれば2台（経鼻用と経口用）．
  経鼻：トラマゾリン，ならびに4％リドカイン4mlとボスミン1mlの混合液（以下，キシボス液）をそれぞれ噴霧する．
  経口：4％リドカインを噴霧する．
- 綿棒：細4～6本，太（径10mm）1～2本
- 鼻鏡：ハルトマン式（**図4**）あるいは和辻式
- ペンライト

▶ **薬 剤**

- 4％リドカイン（外用）
- 2％リドカイン（静注用）
- エピネフリン（ボスミン[TM]）
- トラマゾリン（トーク[TM]）：血管収縮薬．鼻

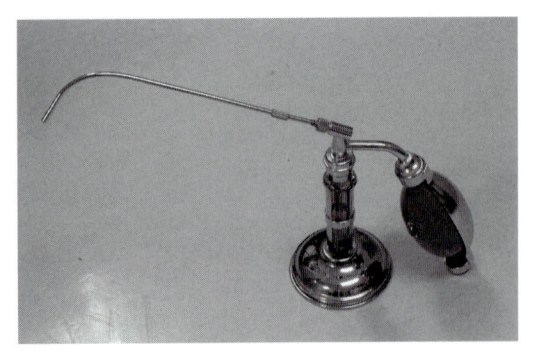

図3　ジャクソン噴霧器

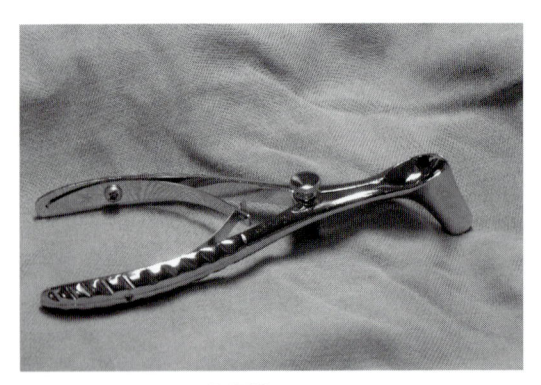

図4　ハルトマン式鼻鏡

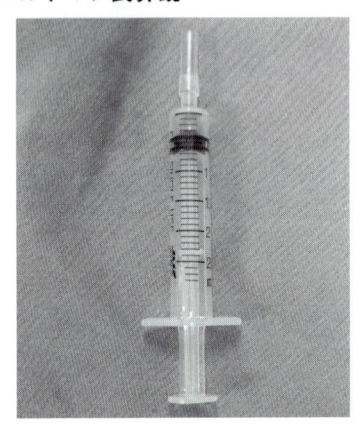

図5　経鼻シリンジ

出血予防と鼻腔拡張を期待する。
・フェンタニル：フェンタニル以外の麻酔薬は前投薬を含めて使用しない。
・硫酸アトロピン：必須ではないが，分泌物抑制目的で使用することもある。

《4》術前の説明

全身麻酔では呼吸が（ほぼ）停止するので，人工呼吸が必要である。

鼻から気管までチューブを入れる。通常は完全に寝てからのほうが楽だが，就眠・呼吸停止した後にチューブがうまく入らないと危険である。したがって今回は，まず，眠る前に鼻から細いカメラを挿入し喉を観察する。耳鼻科では外来でごく普通に施行している手技である。もちろん，嘔吐反射が起こらないよう，鼻と口からスプレーの麻酔をする。苦くて，痺れて，つばが飲み込みにくい感覚もでてくるが心配はない。

眠る前の90〜120秒間くらい，断続的に咳が出る。水を飲み込むときに間違ってむせる，あの感じである。ただ，咳が出たなあ，と思っているうちに眠ってしまうので，それほど苦しいことはない。しかも，フェンタニルを点滴から入れながら行うので，完全に眠った状態ではないものの，少しふわふわした感じになり，はっきりとは記憶に残らない場合も多い。

《5》前処置

前投薬は投与しない。搬入30分くらい前にトラマゾリンを点鼻＋噴霧する。

①点　鼻

2 cmに切った14Frの吸引カテーテルを2.5 mlシリンジに装着（**図5**）し，トラマゾリンを0.3 ml程度入れる）。これを2本準備する。仰臥位で少し頚部後屈させ，両鼻に滴下する。

②噴　霧

ジャクソン噴霧器にトラマゾリンを入れ（2 ml程度），両鼻に1噴霧ずつ施行する。可能なら鼻鏡を併用しある程度直視下に，吸気に合わせて鼻の奥まで，下鼻甲介・中鼻甲介のいずれにも薬液を浸透させるつもりで行う。

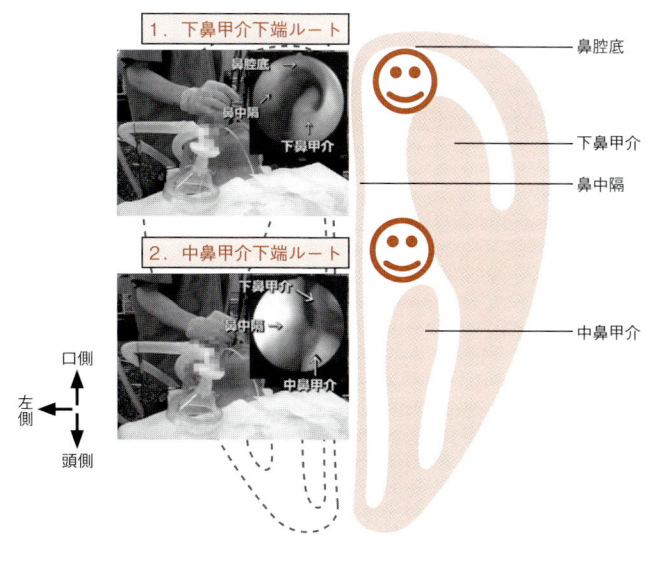

図6 鼻腔解剖図

メモ

【解剖】（図6）

1. 下鼻甲介下端ルート（下鼻甲介・鼻中隔・鼻腔底で囲まれる）

    鼻中隔と鼻腔底は変形しにくいため，このルートは拡張しにくいとされる。中鼻甲介は血流に富むため，この経路の方が出血しにくいという考え[1]もある。鼻孔から真下（背側）に挿入する。

2. 中鼻甲介下端ルート（下鼻甲介・鼻中隔・中鼻甲介で囲まれる）[2]

    鼻甲介は比較的柔軟で変形するため，多少狭くてもFOB・チューブで押し広げながら進むことができる。経鼻消化管内視鏡検査時は80％以上がこのルートを通るとされる[3]。

    鼻孔から頭側に30〜45度傾けて挿入する。

    2つのルートは解剖学的にはいずれも総鼻道であることに注意。

《6》手術室入り口で

①鼻腔表面麻酔

仰臥位・軽度頚部後屈位で施行する。

ジャクソン噴霧器にキシボス液を入れ，鼻鏡を併用して吸気に同期させ，左右の鼻孔からそれぞれ1噴霧ずつ施行する。下鼻甲介下端ルートと中鼻甲介下端ルートの両方に薬液が噴霧されるよう留意する。

このとき，鼻鏡で鼻腔内を覗くと，30分前と比べて，明らかに鼻腔が拡張しているのがわかる。

②口腔〜咽頭表面麻酔

もう1台の噴霧器に4%リドカインのみ5 mlを入れ，口腔から咽頭にかけても表面麻酔を施行する。仰臥位のまま，最大開口，舌を突出してもらい，できるだけ奥までノズル先端を入れ，1噴霧する。

また，座位で，もう一度口腔からの噴霧を行う。このときもノズル先端はできるだけ奥まで入れる。

※当院では仰臥位で手術室まで搬送されるので最初は仰臥位のままで施行している。

※分泌物抑制目的に，この段階で硫酸アトロピン 0.2 mg 程度を静注することもある。

3 使用方法

(1) 手術台に乗ったら

モニターを装着し，酸素投与を開始する。

▶ メ モ

この段階ですでに声門付近の表面麻酔が効いていることもあり，患者は発声しにくい感覚を訴える。また，断続的に咳こむのも，喉頭付近に麻酔効果が及んでいることを示唆する所見である。

①鎮　静

フェンタニル投与を開始する。$25\mu g$ずつ投与していく。目安は，刺激により容易に開眼するが，無刺激では閉眼している状態である。「気分は変わりませんか？」「ふわふわしませんか？」などの問いかけに，それまでは声を出して返事をしていたのが，ただ単に頷くだけになることも，鎮静が適度に効いてきたサインである。

たいていは $50\sim150\mu g$，大柄な若年男性でも $200\mu g$ で施行可能である。筆者の今までの最大使用量は $225\mu g$ である。

注　意

フェンタニルの効果がピークになるには3分程度かかる。まず，最初の $50\mu g$ までは1分おきくらいに投与し，問いかけや表面麻酔に対する反応を見ながら，以後は表面麻酔と平行して追加していく。もちろん，$50\mu g$ で十分な患者もいるので要注意。$200\mu g$ で筋硬直を起こしたケースを目撃したこともある。

▶ なぜフェンタニル？

ミダゾラムやプロポフォールも鎮静・健忘作用という点では魅力的であるが，麻薬を用いたほうが反射はより軽減される印象である。

レミフェンタニルはその薬物動態や咳反射抑制効果から考えて意識下挿管に最適の薬物とされる[4]が，筆者は意識下挿管時に使用しているのを見たことがないため，なんとなく使用をためらっている。また，フェンタニル単独でも今のところあまり困っていないというのも一因である。

フェンタニルには健忘作用はないとする意見[5]が強いが，ほぼ半数の症例では挿管操作そのものの顕在性記憶はない（個人的には健忘効果を狙う必要はないと考えている）。意識レベルが低下するようでは過鎮静である。

②鼻腔の表面麻酔

鎮静と平行して，鼻腔の表面麻酔を追加していく。

キシボス液に細：4～5本，太：1～2本，綿棒を浸しておく。

まず，細い綿棒を挿入する。下鼻甲介下端ルートと中鼻甲介下端ルートの両方に通してみる。鼻出血を来さぬよう，ゆっくりとやさしく進め

る。綿棒の軸を左右に回転させたり，前後左右にわずかに角度をつけたりしながら満遍なく麻酔効果を狙うとともに，鼻腔内の広がりを確認する。

▶ **左右の選択**

トラマゾリンとキシボスにより拡張した後の鼻腔を鼻鏡で観察すればどちらが広いか視覚的にもわかる。明らかな差が認められない場合は，両方の鼻腔に綿棒を通し，感触で判断する。

「必要」と感じたら，フェンタニルを適宜追加していく。繰り返すが，過度の鎮静は禁物である。

続いて，最も広そうな経路に，太い綿棒を挿入する（あるいはその前に，細い綿棒を2本束ねて挿入してみることもある）。太い綿棒はFOB挿入直前まで留置し，より確実な表面麻酔・血管収縮，ひいては鼻腔拡張効果を期待する。このとき綿棒の軸を短く切断しておけば，フェイスマスクによる酸素投与を続行可能である。

③口腔からの表面麻酔

綿棒を留置している間に，口からも麻酔を追加する。喉頭鏡を浅めにかけ，4％リドカインを噴霧する。喉頭蓋先端くらいまで見えれば十分と思われる。その下にノズル先端を滑り込ませ，吸気にあわせて，1噴霧する。この方法では必ずしも声門以下まで麻酔できるわけではないが，後ほどFOBの吸引チャネルから追加するので問題はない。

開口制限のあるケースでは，喉頭鏡を使用せず，ジャクソン噴霧器のみを挿入すればよい。

▶ **注 意**

ジャクソン噴霧器を逆さまに傾けて使用する際，薬液が少ないと液面が低下していまい，ノズル内に薬液が入らず，空撃ち状態になってしまう。2～3ml使用したら，リドカインを注ぎ足して使用するとよい。

（2） FOBを挿入，声門上まで誘導する

筆者は現在，FOB先行法，すなわち気管チューブをあらかじめFOBにセットしておき，FOBを先に気管内まで誘導した後に，チューブを鼻腔に挿入していく方法をとっている。

①鼻腔内

モニター画面を見ながら，下鼻甲介下端あるいは中鼻甲介下端にFOBを進める。進める方向を常に視野の中心に位置させ，組織にFOB先端が接触しないよう心がける。

②上咽頭付近

わずかな鎮静でも軟口蓋と咽頭後壁との間のスペースが狭くなることがある。その場合，口を閉じて鼻で呼吸をする（あるいは"m"の発音をする）ように指示するとよい[6]。仰臥位で施行する場合には，ファイバー先端にややUPをかけてFOBを進める。

③喉頭蓋をくぐり声門上へ

中咽頭に到達すると，喉頭蓋，さらには声門が見えてくる。喉頭蓋が咽頭後壁に張り付いている場合にはFOBで跳ね上げるようなイメージで進めるか，左右から迂回して声門に到達する必要がある。意識下では深呼吸を促すことでここのスペースが広がる。

（3） 表面麻酔を追加（Spray As You Go法）

①声門上で

声門以遠の表面麻酔は，FOBの吸引チャネルから行う。いわゆるSpray As You Go法[7]

である。

▶ 注　入

　声門を視野中央に捉え，空気とともに一気に注入する。吸気させながら，声門開大に合わせて注入する。

　咳き込むことが多いが，それまでの表面麻酔・鎮静が適切な場合にはそれほど咳き込まないこともある。

　一時的に視野が悪くなっても心配はない。適宜分泌物を吸引して待つ。

　理想的にはリドカインの効果発現まで何分か待つべきなのだろうが，実際には「一呼吸」置く程度としている。

※ビデオモニターを使用していれば，これらの操作を行う間も継続してFOB画像を観察可能であり，施行者の手振れも少なく，FOB先端の位置がずれにくい。

▶ FOBを気管内へ進める

　吸気にあわせて，FOBを気管内へ進める。声門から奥はやや背側へ傾斜しているため，FOB先端にややdownのアングルをつけてから進行させる必要がある。

　気管分岐部が視野に入る程度まで進める。

② 気管内で

　ここで再び表面麻酔を追加する。先ほど注入した注射器をはずし，2％リドカイン2ml＋空気3mlを充填した注射器を三方活栓に取り付け，同様に一気に注入する。

▶ チューブを進める

　気管チューブを鼻孔から挿入していく。左右に軽く捻りながら進めていく。

　FOBの位置は，気管分岐部が少し遠方に見えるくらいを維持する。浅すぎるとFOBが抜けてしまうし，深すぎて気管分岐部に接触する

と咳を誘発する。

【チューブがうまく進まない場合の対処】
1．浅いところで抵抗を感じるのは，どこか鼻腔内で進行が障害されている場合である。その場合は，より一層愛護的にじわじわ進めると，どこかで抵抗が消失するポイントがある。

　しかし，無理は禁物である。どうしても進行しない場合にはいったんFOBを抜去し，別のルート・鼻腔を選択するか，気管チューブのサイズを下げる。

2．しばらく進んでから抵抗を感じる場合は声門付近での進行障害と思われる。右の披裂軟骨にチューブ先端がひっかかることが多いとされる。この場合，チューブを少し引き戻し，反時計方向に90度回転させることが勧められる。

　パーカー気管チューブや挿管用ラリンジアルマスク専用チューブを用いると声門付近での通過障害の頻度が低下するとされる[8]が，通常のらせん入りチューブ（ID 6.5 mm）でも径5mm程度のFOBとの組み合わせであれば，それほど困ることはない。

　いずれにせよ，吸気にあわせて，声門を通過させることが大切である。

▶ FOB抜去

　チューブが気管内にあることを視認してFOBを抜去する。

　FOBを少しずつ引き抜き，気管内構造と気管チューブとを同一視野内に確認する。

　この操作は大変重要である。FOB先端が気管内に保たれたまま挿管操作を完了したとしても，チューブが食道に進行してしまう可能性もある[8]からである。食道挿管に気がつかないまま麻酔導入することは，特にdifficult airwayのケースでは致命的である。

　その後，完全にFOBを抜去する。

▶ **麻酔導入**

呼吸回路とチューブを接続し，麻酔導入する。

筆者はセボフルラン5％で導入することが多い。90秒程度で就眠が得られる。プロポフォールTCI投与による緩徐な就眠でもよい。

挿管時の咳反射が激しく持続する場合や，血行動態の変動が許容範囲外となりそうな場合には，静脈麻酔薬の大量急速投与で就眠させることもやむをえない。しかし，ここで提示した方法なら，多くの場合その必要はない。

> **注 意**
>
> 麻酔導入前に，もう一度，チューブが気管内に確実に留置されていることを確認する。呼気二酸化炭素分圧曲線・バッグの動きなどを確認し，その後，麻酔を導入する。

（4）まとめ

▶ **意識下経鼻FOB挿管（FOB先行法）の流れ**

・術前の説明は十分に。
・搬入前に病棟でトラマゾリンを鼻腔内投与し，血管収縮・鼻腔拡張させる。
・手術室入り口で表面麻酔を開始する。
　経鼻：4％リドカイン：エピネフリン（＝4：1）の混合液噴霧
　経口：4％リドカイン噴霧
・モニター装着後，酸素投与開始し，フェンタニルによる鎮静を開始。
・綿棒による鼻腔内操作で，表面麻酔を追加すると同時に，鼻腔開通状況を確認。
・FOBを鼻腔〜咽頭まで通す。
・声門上でFOBの吸引チャネルから4％リドカインを注入。
・FOBを気管内へ進め，表面麻酔を追加。
・チューブを鼻腔から気管内まで進める。
・確実に気管内に挿管されていることを確認し，FOBを抜去。
・麻酔導入。

❹ メンテナンス

メンテナンスについては，メーカーの指示どおり行う。そのすべてをここで記すことは困難である。詳細についてはインターネットでもダウンロード可能[9]であるので，ぜひご一読いただきたい。ここでは，筆者が特に注意している点についてのみ取り上げる。

①洗　浄

大切なのは，付着した蛋白含有物質を早期にふき取っておくことである。挿管直後に，まずは，生食を浸したガーゼでファイバー表面の汚れをふき取る。さらに，鉗子口から生食を注入するなどして吸引チャネル内の汚れも流しておく。

患者が退室した後，本格的な洗浄を開始する。

まず，漏水テストを施行する。これは，ファイバーに小さな穴が開いていないことを確認する作業である。これを怠り，ファイバー内部に水が浸入したまま使用して故障した場合，シャフトごと交換が必要となり，費用が高額となるそうである。

続いて，酵素性の洗浄液を用いて洗浄する。

ファイバー表面の洗浄と，吸引チャネル内のブラッシングを施行する。その後，洗浄液メーカーの推薦する時間だけ浸漬させ，すすぎを行う。

②消　毒

これについても，メーカーの指示どおりの作業を行う。筆者はディスオーパ（フタラール）による高水準消毒を施行している。

③保 管

専用のホルダーに立てかけておく。
ケースに入れて保管すると，
1．ケースを閉じるときにファイバーを挟んで損傷する。
2．十分乾燥されない。
という危険性があるため，注意する。

> **メモ**
>
> ファイバーの管理においては，手術室スタッフの教育・啓蒙も欠かせない。たとえ，洗浄・消毒・保管を自分自身で行っていても，ちょっとした移動（部屋の片付けなど）のときに他者がファイバーを粗雑に扱う可能性は十分考えられる。場合によっては自分以外には触らせないくらいの心構えでないとファイバーを守れない施設もある。ファイバーは「壊れやすい」というより「壊しやすい」のである。

5 DAMへの適用

▶ **40歳代，男性。170 cm，114 kg**

被殻出血で，緊急開頭血腫除去を行うこととなった。手術室到着時，GCS：E2V1M4（痛み刺激で開眼，発語まったくなし，逃避屈曲運動あり）であり，目の前で一度，嘔吐した。

バーマンエアウェイTを用いて，経口ファイバー挿管した。

▶ **70歳代，女性**

下顎ガス壊疽が進行しつつあるとのことで，緊急でドレナージを施行することとなった。全身状態は落ち着いていたが，左頬骨から下顎にかけて著明な腫脹を認め，開口2 cmであった。

CTでは，声門上の気道に一部，狭小化と変位を認めた。

意識下に経鼻ファイバーで声門を観察したところ，左の披裂部がやや腫脹・変位しており，吸気時のみ，声帯が確認できる状態であった。そのまま，ID 6.5 mmのらせん入りチューブを挿管した。

◆◆ おわりに ◆◆

以上，主に，意識下の経鼻ファイバー挿管について，現在，筆者が施行している方法について述べた。

各種気管挿管補助器具の開発により，気管支ファイバーの使用機会が減少している可能性もあるが，唯一の軟性光学直視器具として，ファイバーの有用性は揺らぐことはないと確信している。

文 献

1) Ahmed-Nusrath A, Tong JL, Smith JE. Pathways through the nose for nasal intubation：a comparison of three endotracheal tubes. Br J Anaesth 2008；100：269-74.
2) 宮脇哲丸，川田和昭．コメディカルのための経鼻内視鏡ハンドブック．東京：日経メディカル開発；2008．
3) 大原信行．患者にやさしい経鼻内視鏡ハンドブック．東京：医学書院；2008．
4) Morris IR. Preparation for awake intubation. In：Hung OR, Murphy MF, editors. Management of the difficult and failed airway. New York：McGraw-Hill；2008. p.29-59.
5) Veselis RA, Reinsel RA, Feshchenko VA, et al. The comparative amnestic effects of midazolam, propofol, thiopental, and fentanyl at equisedative concentrations. Anesthesiology 1997；87：749-64.
6) 市村恵一．経鼻消化管内視鏡で鼻腔，咽頭，喉頭領域をどの程度観察すべきか？：耳鼻咽喉科の立場から．消内視鏡 2009；21：176-83.
7) Williams KA, Barker GL, Harwood RJ, et al. Combined nebulization and spray-as-you-go

topical local anaesthesia of the airway. Br J Anaesth 2005 ; 95 : 549-53.
8) Asai T, Shingu K. Difficulty in advancing a tracheal tube over a fibreoptic bronchoscope : incidence, causes and solutions. Br J Anaesth 2004 ; 92 : 870-81.
9) 日本消化器内視鏡技師会安全管理委員会. 内視鏡の洗浄・消毒に関するガイドライン（第2版）．(http://www.ask.ne.jp/~jgets/CD_GL2_main.html)

【より詳しく知りたい方に】
- 青山和義，竹中伊知郎．初歩からのファイバースコープガイド下気管挿管（第1～11回，番外編）．Lisa 2007(Vol.14 No.4～11), 2008(Vol.15 No.1～3), 2009(Vol.16 No.2).
- Wheeler M, Ovassapian A. Fiberoptic endoscopy-aided techniques. In : Benumof JL, editor. Benumof's airway management : principles and practice. 2nd ed. Philadelphia : Mosby Elsevier ; 2007. p.399-438.
- Popat M, Rai M. Awake fibreoptic intubation. In : Popat M, editor. Difficult airway management. Oxford : Oxford university press ; 2009. p.65-76.

（車　武丸）

指導POINT

【初心者にありがちな点】
1. 挿入部をたるませて使用する。
   操作部のトルクが先端に伝わりにくいため，進めたい方向にファイバーが進んでいかない。
2. いっきに進める。
   視野が急激に変化するため，ファイバーの進行方向が安定しない。一つ一つ，見えているものを確認しながら進めていくことが大切である。
3. 進みたい方向を視野の中心に位置させていない。
   進みたい方向を視野の中心に位置させることは，基本中の基本である。
4. 過度に弯曲させた状態で進める。
   大きくアングルをつけた状態では，視野と進行方向の乖離が大きくなる。アングルレバーの動かしすぎに注意する。
5. 吸引を付け忘れる。
   初心者でなくとも忘れがちである。「局麻・吸引・曇り止め」とつぶやきながら施行するとよいかも？？

II．手技

1. 非侵襲的手技 7) トラキライト

●● はじめに ●●

　トラキライトによる挿管は，声門を直視しない点が最大の特徴である．マッキントッシュ型喉頭鏡で失敗した場合はもちろん，エアウェイスコープやファイバースコープで挿管に難渋した症例が，トラキライトではわずか数秒で挿管できることもある．ただし，それなりのコツを知っておかねば活用することはできない．

　本項では，学問的なことはさておき，明日から実際の臨床現場で使用できるようになることを目標として，最も使用頻度の高い経口挿管法について解説する．

❶ 器具の解説

　トラキライトは，ハンドルとワンドの2つの部分からなる．ワンドの中には金属性のスタイレットが挿入されている（**図1**）．

　ワンドには成人用・小児用・乳児用の3タイプがある（**図2**）．それぞれに使用できる気管チューブのサイズを**表**に示す．

❷ 準　備

　曲げる角度と長さ，この2つの因子が決定的に大切である．トラキライト挿管に失敗する原因として，これらが不適切である場合が多い．

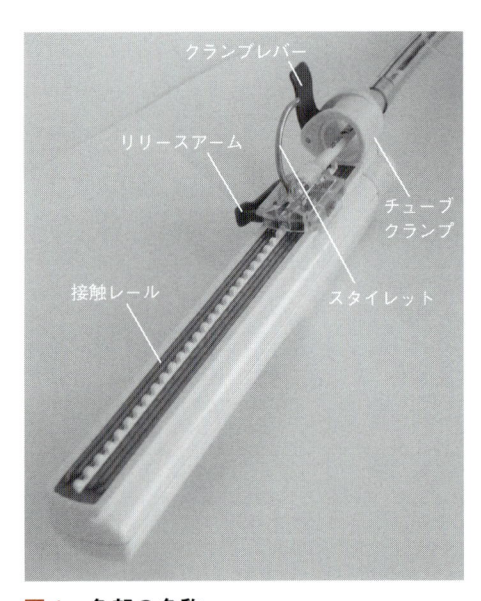

図1 各部の名称（クランプレバー，リリースアーム，チューブクランプ，接触レール，スタイレット）

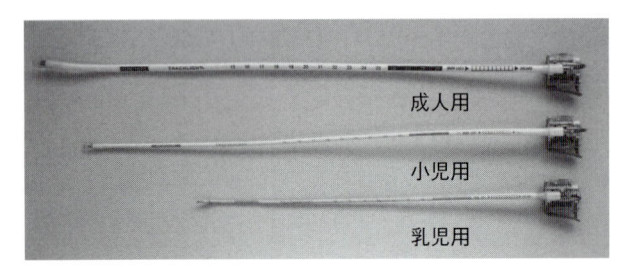

図2 ワンド（成人用，小児用，乳児用）

表 気管チューブサイズ

	使用可能な気管チューブの内径
成人用	6.0～10.0 mm
小児用	4.0～6.0 mm
乳児用	2.5～4.0 mm

①チューブの選択

やわらかいチューブを勧める。筆者は現在，通常タイプではパーカー，らせんタイプではマリンクロットのソフトリンフォース気管内チューブ（コネクタ非接着型）※あるいはパーカースパイラルチューブを使用している。

その他，RAEチューブ®やサウスポーラーチューブ®などの顔面手術用弯曲チューブも使用可能である。

太さについては，男性 ID 7.5〜8.0 mm，女性 ID 7.0 mm としている。

※コネクタをはずすことで太め（長め）のらせん入りチューブも使用可能となる。クランプレバーは使用できないため，適宜紙テープなどでチューブを固定してもよい。

②ワンドとハンドルをセットする

リリースアームをしっかりと押しつつ，ハンドルにワンドを通す。ひとまず，クランプから4ノッチ程度の位置までスライドさせておく。

※ハンドル接触子は大変かけやすいため，慎重にスライドさせる。

③チューブをセットする

ワンドにチューブを通し，チューブクランプにセットする。クランプレバーは必ずしも閉じなくてもよい。

リリースアームを押しながらワンドをスライドさせ，電球部分がチューブの先端に一致するよう調節する。電球先端がチューブからぎりぎり突出しない程度を目安としている。

> **メモ**
>
> **潤滑剤の使用について**
>
> 筆者は，スタイレット先端にわずかに日本薬局方オリブ油を塗布している。挿管後にスタイレットを引き抜きやすくするためである。また，ワンドにもオリブ油または水溶性ゼリーを塗布している。加えて，気管チューブのカフ部分にも水溶性ゼリーを塗布している。

④ BEND HERE から 90 度に曲げる。

最も大切な点の1つである。

▶ **位　置**

女性（小柄な患者）では"BEND HERE"のBから，男性（大柄な患者）ではHから。特に，Bから曲げようとする場合，これ以上曲がらないというくらい短く曲げるつもりでちょうどよい。

▶ **角　度**

90度である。いわゆるニュートラルポジションでは口腔咽頭軸と咽頭喉頭軸とのなす角がほぼ90度であるため，この角度が適切なのだろう。もちろん，性別以外にも多くの解剖学的因子（身長・オトガイ-甲状軟骨間距離など）が存在するはずだが，臨床使用上はそれほど問題にならない印象である。

▶ **方　法**

付録DVDの動画を参照いただきたい。ポイントは，

1. 右手の親指でスタイレットが抜けないよう押さえておく（**図3**）。
2. 左手の親指を曲げる点（BまたはH）のや

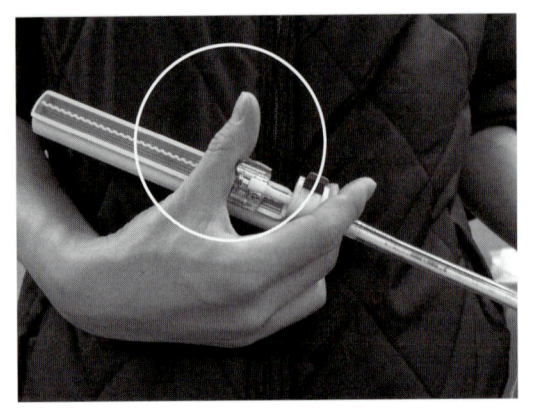

図3 曲げるときの右手の位置
スタイレットが抜けないように保持する。

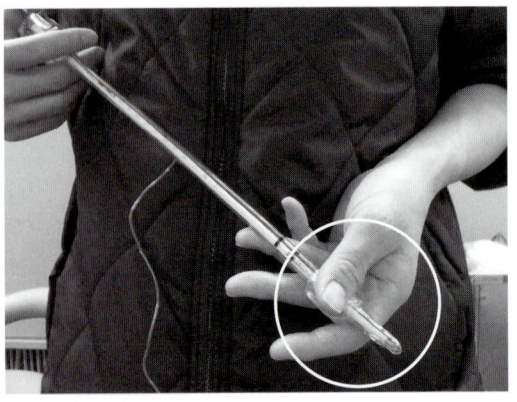

図4 曲げるときの左手の位置
曲げたい点のすぐ遠位に左手の親指を，その遠位に人差し指を置く。

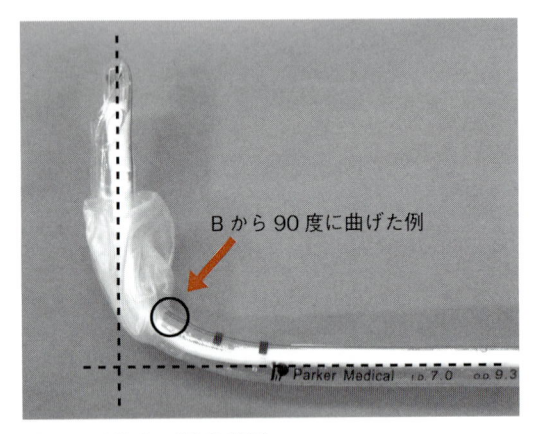

図5 できあがり参考図
Bから90度に曲げた例

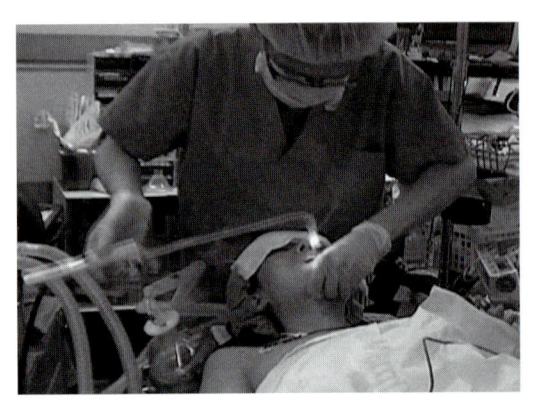

図6 挿入前段階

や遠位に，人差し指をさらにその遠位に置く（**図4**）。

3. その2点間を腹部やテーブルで支え，変曲点以外が曲がらないようにする（**図5**）。

ここでは，麻酔導入（就眠），筋弛緩薬投与後の挿管という想定で解説する。

⑤患者のポジション

低めの枕を使用する（あるいは使用しない）。可能ならわずかに頭部後屈にする。

筆者はいわゆる円座のみで施行している。この状態から下顎挙上を行うと，自然と頸部が軽度に後屈伸展される。

▶ **スニフィングポジションは不適当**

高い枕を用いると挿管の成功率は低下する印象である。チューブ先端を声門付近に誘導することはできても，その後，チューブを気管内に進めるのが困難となることが多い。チューブ先端が，仮声帯や輪状軟骨などの腹側の「壁」に衝突しているためと思われる。

マッキントッシュ型喉頭鏡による挿管が失敗した後のレスキュー的使用時など，注意が必要である。

❸ 使用方法

①挿入前段階（図6）

左手親指を門歯-舌下間に位置させ，左手全

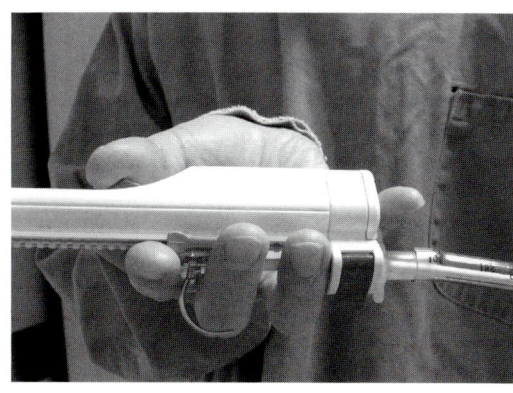

図7 ハンドルの持ち方

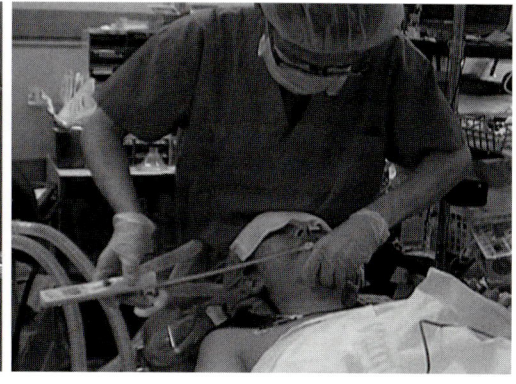

図8 デバイス挿入

体で下顎をつかむ．舌ではなく，下の歯茎を保持する感覚である．この段階では軽く挙上する程度でよい．むしろ，尾側へ力を加え，ある程度の開口を得るほうが口腔内へデバイスを挿入しやすい．

②デバイス挿入

右手で図7のようにハンドルを持っておく．

親指でスイッチを入れ，中指でスタイレットを抜去できる．

3時の位置から，まっすぐ真下に挿入する．チューブが右口角に接触するくらいでよい（図8）．

咽頭後壁までストンと落とすイメージである．

舌が大きく，チューブをまっすぐ真下に挿入しにくい場合には，やや頭側から舌を押しのけるように挿入してもよい．その場合にも，チューブ先端が正中を維持するよう留意する．

③下顎挙上

左手で下顎を天井方向に垂直に挙上する．

この操作で咽頭腔にトラキライトが進むスペースを作り出す．少し頸部後屈するくらいでよいが，頸部の安静を保つべき症例では頸部後屈しないよう注意する．

下顎挙上は挿管操作完了まで維持する．

メモ

平井[1]が提唱するように，挿入前に，下顎挙上をした状態であらかじめ甲状軟骨下端にマーキングをしておくと透過光の位置関係を把握しやすくなる．実際にはマスク換気中に下顎挙上を行って水性ペンでマークをつけておき，もう一度マスク換気に戻ることになる．

④反時計回転

下顎挙上開始と同時に，右手は2時の位置まで水平面上を反時計回りに回転させる（図9a）．このとき，天井方向への移動もわずかに始まっている．反時計回転させつつハンドルを持ち上げ始める（図9b）．

これらの操作は下顎挙上を強めながら行う．

⑤振り子様運動へ

さらに反時計回転を12時まで続ける．

同時に，矢状断を頭側に戻りつつ（ハンドルを自分の方向に引き寄せる感覚），天井方向に立てていく．チューブ先端が舌根部を通過するイメージで，正中からずれないように意識して進めていく（図9c）．

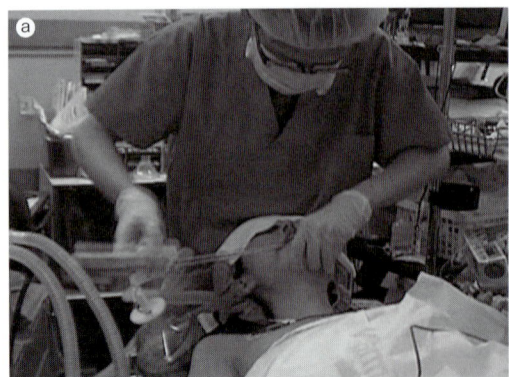

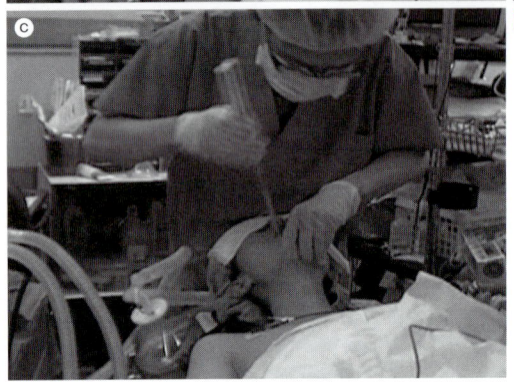

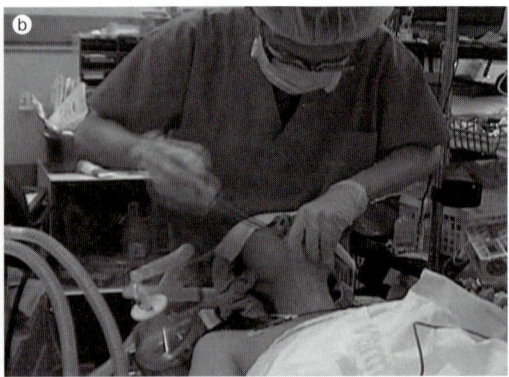

図9　チューブ先端誘導・前半
(a) 反時計回転させる。
(b) 天井方向への動きも加える。
(c) 舌根部を通過するイメージ。

　最後に，ハンドルをわずかに手前に倒す操作（振り子様運動）を加えると，透過光が喉頭付近に確認できる。
　もちろん，このときも下顎挙上は保ったままである。

※この操作のときに，チューブを奥（ハンドル長軸方向）へ押し込まないよう注意する。ちょうど，90度に曲げたあたりが支点となるような振り子をイメージする。

⑥透過光の確認と対応

　先端が喉頭付近へ位置すると，体表から透過光が確認できる（**図11**）。透過光の位置・性状に基づいて，以後の方針が決定される。

　A．まだ早い（**図10e**）
　甲状軟骨下端付近（正中）が光る。Bと比べると，光はぼんやりと，やや大きく光る印象である。チューブ先端は声門直上に位置すると思われる。

　B．正しい位置（**図10f**）
　輪状甲状膜付近（正中）が光る。しかも透過光の半径は小さく，辺縁もはっきりしている。チューブは声帯を通過していると思われる。

　C．（明るく光るが）正中でない（**図10a**）
　梨状陥凹に位置していると思われる。

　A→Bと光が進行するのが声門通過のサインである。このとき，透過光の明るさが増加し，径は小さくなる。すなわち，A→Bと尾側に移動しながら光がより明るく収束するイメージである。

⑦A→Bと誘導する操作

　透過光をAに誘導できたら，ハンドルをわずかに手前に倒す。この操作でA→Bと移動することが多い。平井[1]はこの操作を，「ハンドルをそっと背側尾側に押し出す動き」と表現している。もちろん，下顎挙上は保ったままである。

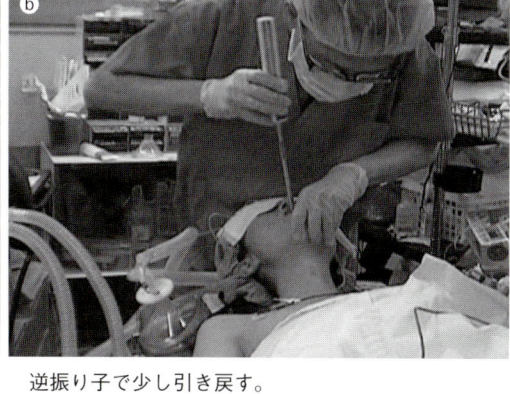

a 梨状陥凹が光る。

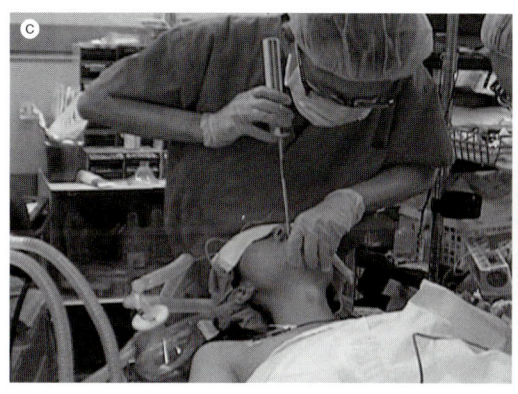

b 逆振り子で少し引き戻す。

c 再び振り子で進める。

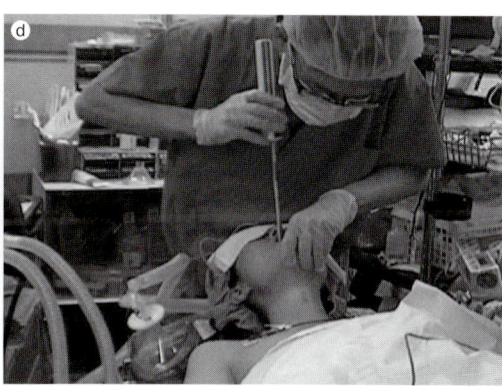

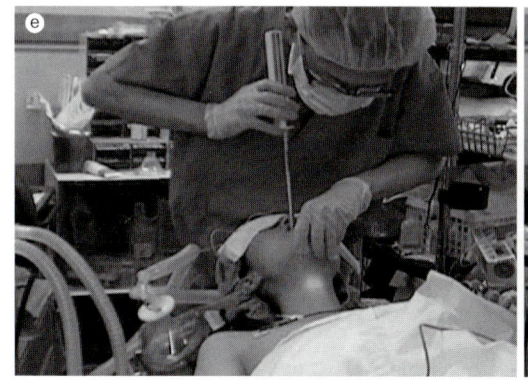

d 今度は右が光る。

e 声門通過直前：Aの位置である。正中が明るく光るが，ややぼんやりと見える。

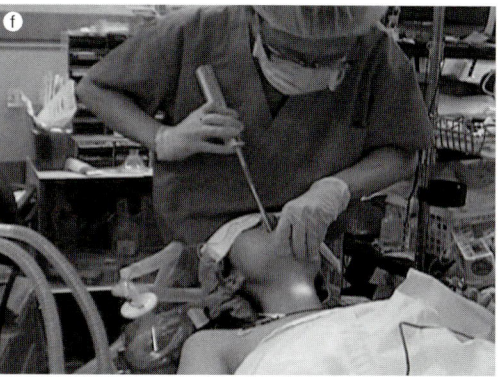

f 声門通過：Bの位置である。光がやや尾側に移動し，さらに明るさを増し，辺縁明瞭となる。

図10 チューブ先端の誘導・後半

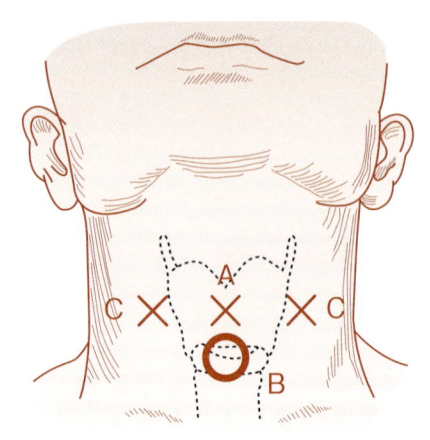

図11 透過光とチューブ先端との位置関係
〔山本智徳, 青山和義, 竹中伊知郎, ほか. ライト付きスタイレット（トラキライト）による気管内挿管：困難となる原因と初心者の上達度 麻酔 1999；48：672 より引用改変〕

> **重要**
>
> 透過光がAまできたら，ハンドルを手前にわずかに倒す（あるいはそっと尾側背側に押し出す）。
>
> この操作により，光は収束し，より辺縁明瞭となり，A→Bへと透過光が移動する。これを体表から確認することが挿管成功の秘訣である。

⑧透過光がC（梨状陥凹）にきたら（図10a）

逆振り子様運動でわずかに戻る（**図10b**）。わずかに戻すのがコツである。ハンドルをほんの少しだけ左（または右）に捻り，正中へ誘導する。

もう一度わずかに振り子様運動で進める（**図10c**）。わずかに進めるのがコツである。

この操作を，透過光がAにくるまで繰り返す。このときも下顎挙上は保つ，あるいはさらに強める必要がある。

図10cは**図10a**に比べると透過光はやや正中に移動しているが，辺縁は不明瞭でぼんやりと暗い。そのため，再び逆振り子様運動で戻り，もう少し正中方向へ移動させる。今度はやや右側が光っている（**図10d**）。

正中にくるまで繰り返す。再び，逆振り子で戻し，左にわずかに捻って，下顎挙上をやや強めながら振り子様運動をすると，正中に明るい透過光が確認できた（**図10e**）。これがAの位置である。比較的明るいが，辺縁はやや不鮮明で，ぼやけた光である。

この位置からハンドルを手前にわずかに倒す（あるいはそっと尾側背側に押し出す）操作をした後がBの位置である（**図10f**）。透過光はAよりもやや尾側に移動し，より一層明るく，そして，辺縁は明瞭に収束していることがわかる。

この一連の操作を「盲目的」と称してトラキライトに否定的な意見もあるだろう。確かに咽頭・喉頭をつついているようにも見えるが，実際には透過光の位置・性状と右手の感覚との協調運動で，力をほとんど入れない操作が可能である。逆にいうと，先端がどこかに先当たりした状態で力を入れてしまうと，操作中に曲げ角が90度よりも鈍となり，結局，挿管には成功しないようである。つまり，トラキライト挿管に成功することそのものが，無理な力を入れずに挿管操作を行った証とも考えられる。

トラキライトによる挿管は，いわゆる盲目的挿管ではない。体表に現れる透過光をガイドに，チューブ先端の位置を把握しながら気管内まで誘導する方法なのである。もちろん，咽頭・喉頭の解剖に異常がないことが前提となるため，気道解剖に明らかな変形がある症例での使用は控えるべきであろう。

⑨透過光がBにきたら

透過光がBの位置まで進んだら，すなわちチューブ先端が声門を通過したら，さらに

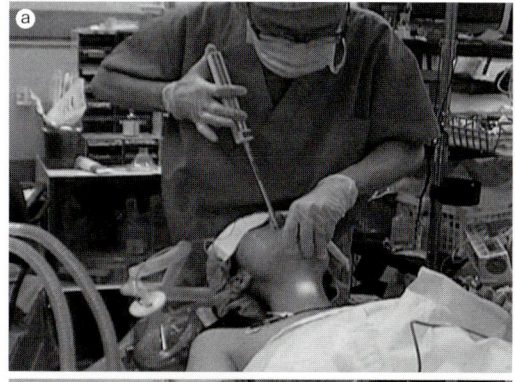

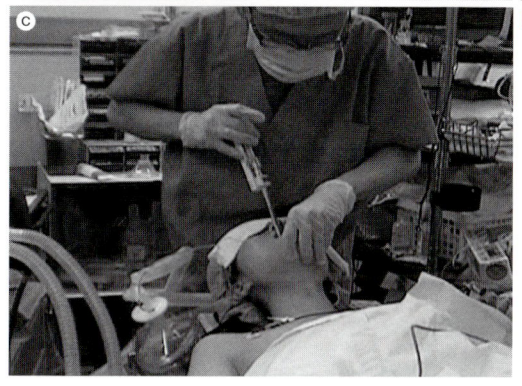

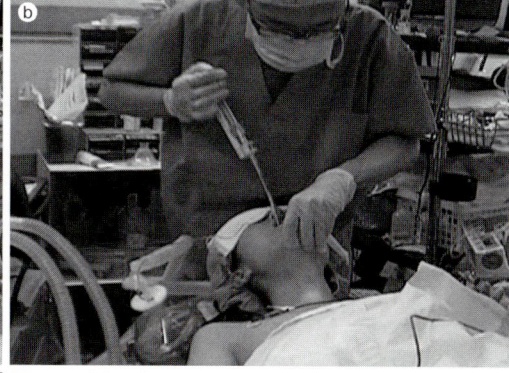

図12 透過光がBにきたら
(a) 右手親指の移動。
(b) スタイレットを抜きつつ，ハンドル全体を握り込む。透過光が進んでいるのがわかる。
(c) さらに気管内へ。

チューブを進めていく。

右手親指をハンドルの手前に位置させる（**図12a**）。下顎挙上は保ったままである。

右手親指でハンドルを押し込むと同時に，右手中指でスタイレットを10 cm程度抜去する。

透過光が気管内を進むのがわかる。右手を握りこむ感覚である（**図12b**）。この操作でチューブ先端は気管内へと進行する。

透過光が胸骨に消えるまで，ハンドル全体を長軸方向に進める（**図12c**）。ハンドルを左右に捻る操作を加えてもよい。

中指でスタイレットを抜きつつ，ハンドル近位端に移動させた親指でハンドルを押し込む操作を行う。このときも左手は下顎挙上を保つ。

スタイレットを10 cm前後引き抜くことで，先端がフレキシブルになり，進行方向が腹側から気管方向（尾側）へと変わる。

気管内に進みにくい場合の対策としては，
1．喉頭鏡を併用する。
2．ハンドル全体をまず時計回りに90度回転させ，その後反時計回りに90度（つまり元に戻す動作）回転させながらチューブを捻るように進める。

などがある。

また，らせん入りチューブを使えば，この段階でつかえることはほとんどない。

⑩ハンドルの抜去

透過光が胸骨の裏に消えるまで進めたら，ハンドルを抜去する。

左手でクランプレバーを（使用していた場合には）リリースする（**図13a**）。ここで初めて左手を離す。

左手でチューブを保持し，右手でハンドルを引き抜く（**図13b**）。

チューブを引き抜かないよう，左手はチューブを保持しておく。つまり，それまで下顎挙上を続けていた左手を離し，クランプレバーリリース→チューブ保持という動きとなる。

一方，右手でハンドルを抜去する。方向は患

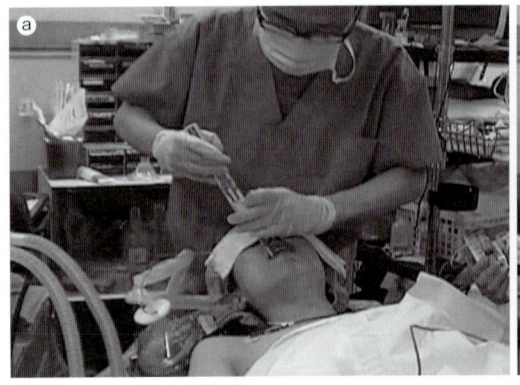

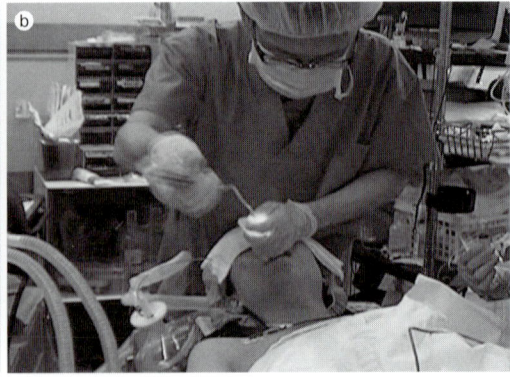

図13 ハンドルの抜去
(a) クランプレバーリリース
(b) ハンドル抜去

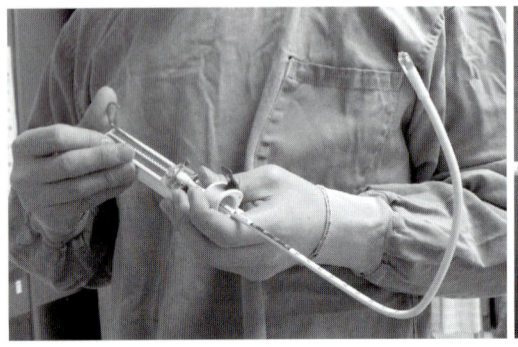

図14 ハンドル抜去直後
スタイレットを元の位置に押し込む。

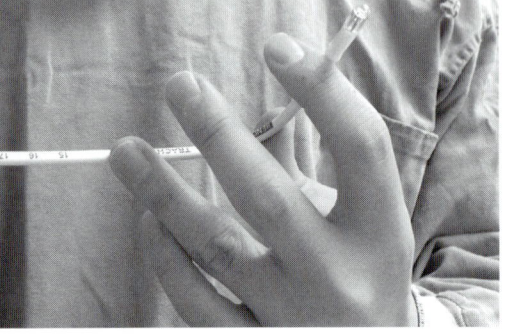

図15 曲がりを戻す
親指は山側に，人差し指・薬指は谷側に置く。

者の足元方向（尾側）であることに注意する。天井方向には決して引き抜いてはならない。というより天井方向に抜去するのは困難である。ハンドルをやや尾側に傾け，最初から足元方向に引き抜く（ちょうど武士が刀を抜くような）イメージである。

その後，呼吸回路に接続し，気管挿管を確認する。

⑪スタイレットをワンドから抜く

挿管完了し，ハンドルをチューブから抜去した状態（**図14**）から，まずスタイレットを押し込んで元の位置に戻す。

次に，左手の親指を山側に，人差し指・薬指を谷側に置き（**図15**），ワンドごと直線になるよう曲がりを戻す。このとき，右手の親指でスタイレットがずれて抜けないよう保持しておく

（**図3**）ことは，準備時と同様である。

その後，スタイレットをゆっくり引き抜く。

❹ メンテナンス

①スタイレットをまっすぐに伸ばしておく

その後，ペンチなどを利用してスタイレットをさらに直線化する。ワンドに抵抗なく出し入れできれば，次回からの利用もスムーズである。

②ワンドの洗浄・消毒

メーカーの指示どおりに行う。以下はその抜粋である。

▶ 洗　浄

ワンドを湯と石鹸で洗浄し，湯で洗い流した後，70％イソプロピルアルコールを含ませた

ガーゼパッドでワンドおよびスタイレットの汚染をふき取る。次に，スタイレットをワンドから引き出し，同様にスタイレットを洗浄する。

ハンドルも70%イソプロピルアルコールを含ませたガーゼパッドでふき取る。

▶ 消　毒

ワンドの先端から挿入深度確認用の目盛までの部分と，スタイレットを以下のように浸漬する。

① 3.4%グルタールアルデヒドで20分

または，

② 0.27%次亜塩素酸ナトリウムで5分

消毒後，ふたたび洗浄を行う。

⑤ DAMへの適用

①脳出血で意識レベルが低下してきたケース

病棟で脳外科医が経口挿管を試みるも不可能とのことでコール。駆けつけてみると，典型的な小顎を認め，また，体に力が入って開口も不十分であった。喉頭鏡で口腔内を観察するも，出血・分泌物のせいで視野が得られなかった。自発呼吸は十分であったので，経鼻的にトラキライトを試したところ，1回で成功した。

②開口障害のケース

原因は不明だが，開口2.0cm，前回の麻酔記録では挿管までに40分近く要していた。麻酔導入後も開口幅は変わらなかったが，トラキライト挿管にはまったく問題がなかった。

※現在なら，筆者はこのケースには意識下経鼻ファイバー挿管を選択するだろう。

③予測されなかった喉頭展開困難のケース

麻酔科指導医がマッキントッシュ型喉頭鏡＋ガムエラスティックブジーで「複数回」挿管を試みるも，いずれも食道挿管となる。交代した麻酔科医がトラキライトで一度で挿管した。

※このストラテジーは本当は危険かもしれない。挿管操作を何度も繰り返すことは，CVCI（cannot ventilate, cannot intubate）の原因となる可能性がある。

◆◆ おわりに ◆◆

昨今の気道確保器具の進歩はめざましい。トラキライトでなければ挿管できないというケースは少なくなってくるのかもしれない。しかし，声門を直視しないというほかの器具にはない特徴をもつトラキライトは，麻酔科医にとってぜひとも身につけておきたい挿管手段の1つである，と信じている。

文　献

1) 平井裕康. トラキライト™に王道あり：経口・経鼻挿管のコツと目印の効果的な使用方法について. 日臨麻会誌 2007；27：501-7.
2) 山本智徳, 青山和義, 竹中伊知郎, ほか. ライト付きスタイレット（トラキライト）による気管内挿管：困難となる原因と初心者の上達度. 麻酔 1999；48：672-7.
3) Inoue Y, Koga K, Shigematsu A. A comparison of two tracheal intubation techniques with Trachlight™ and Fastrach™ in patients with cervical spine disorders. Anesth Analg 2002；94：667-71.
4) Agro F, Hung OR, Catalado R, et al. Lightwand intubation using the Trachlight：a brief review of current knowledge. Can J Anaesth 2001；48：592-99.
5) Chen TH, Tsai SK, Lin CJ, et al. Does the suggested lightwand bent length fit every patient? The relation between bent length and patient's thyroid prominence-to-mandibular angle distance. Anesthesiology 2003；98：1070-6.
6) 青山和義, 竹中伊知郎. 初歩からのトラキライト（第1～3回）. LiSA 2008；15：1014, 1110, 1198.

【より詳しく知りたい方に】

● 平井裕康. トラキライトを用いた挿管. 車武丸, 編著. エキスパートの気管挿管. 東京: 中外医学社；2010. p.40-73.
…トラキライト挿管に必要な解剖や総論的内容まで網羅している. また, 経鼻挿管についても詳細な説明がある.

(車　武丸)

指導 POINT

1. 曲げが長すぎる.
   BEND HEREの位置から90度に曲げるのが基本である. 小柄な患者(女性)ではBに近い位置で, 大柄な患者(男性)ではHに近い位置で曲げる. 長すぎた場合, おそらく食道方向に進むことになり, いつまでたっても透過光が頚部に見えてこないようである.
2. 透過光を見ようとしない.
   当然ではあるが, 視線は患者の前頚部に向ける. ほとんどの場合, 部屋の照明は消さなくても施行可能だが, 慣れるまではある程度暗くしてもよいかもしれない. また, 頚部の組織が厚い患者の場合には, あらかじめ部屋を暗くする必要性も高くなる.
3. 下顎挙上が不足している.
   下顎挙上は咽頭にスペースを作り出すため, 欠かせない操作である.
4. 枕が高すぎる.
   いわゆるスニフィングポジションではチューブが進行しにくい印象である. 枕は低めがよい.

II. 手技

1. 非侵襲的手技　8) スタイレットスコープ

●●● はじめに ●●●

　日本発の気道確保器具は，エアウェイスコープ（PENTAX AWS®，以下 AWS）だけではない。実はそれより前に日本で開発され[1]，2000 年 7 月から日本だけで発売されていた気道確保器具がある。それが，スタイレットスコープである。多くの指導病院にあるにもかかわらず，あまり使われていない。その理由は，AWS のようにはじめて使っても簡単に挿管できるような器具でなく，少し（本当に少しです）練習しなければできないからである。しかし，AWS にはない利点もある。DAM に使える道具のレパートリーが多いに越したことはないので，ぜひこの項を読んで使えるように練習してほしい。

1 器具の解説

　スタイレットスコープの構造は，光源を内蔵したスコープ本体とファイバースタイレット部より構成される，可曲式スタイレットと携帯型気管支鏡を合わせたような挿管補助具である（**図 1**）。ファイバースタイレット部は，その長さ（340 mm，360 mm）と曲がる位置が若干違う経口挿管用と経鼻挿管用がある。別売の挿管用補助デバイスがあるほうが使いやすい。

　図 1 に示したスタイレットスコープ（旧式）は，真上からアイピースを覗くため，足台が必要なことが多い。2009 年 3 月発売の最新式のスタイレットスコープは，ファイバースタイレットにカーブをつけることにより，より生理的にアイピースを覗けるように改良された（**図 2**）。また，視野角も大きく改善され，覗いたときのオリエンテーションをつけやすくなっている。

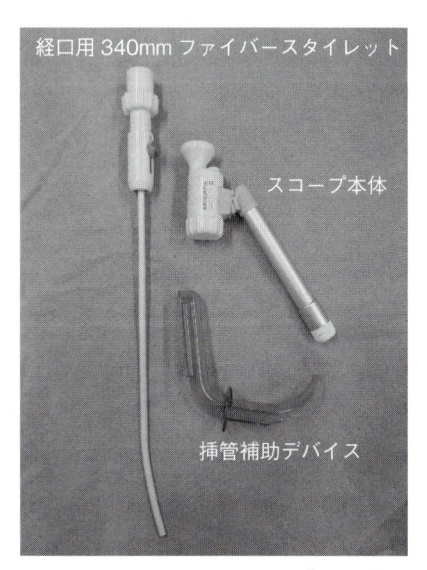

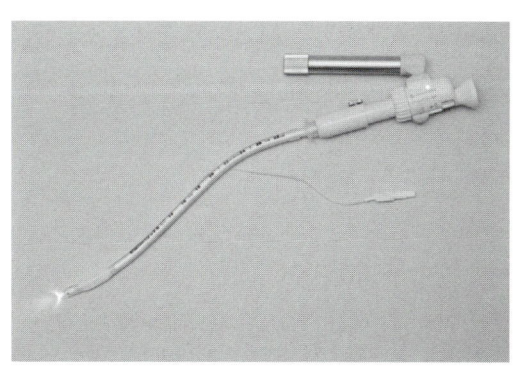

図 1　スタイレットスコープと挿管補助デバイス

図 2　新型スタイレットスコープ

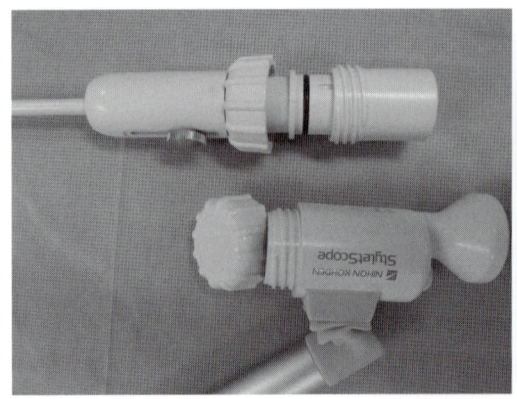

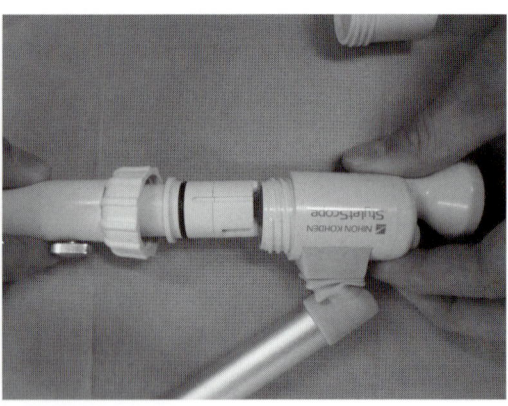

①キャップをはずす　　②本体とスコープを接続

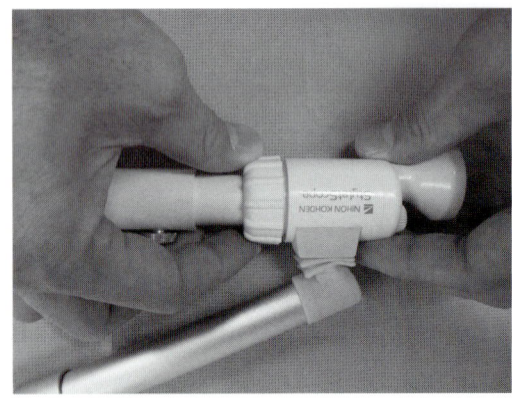

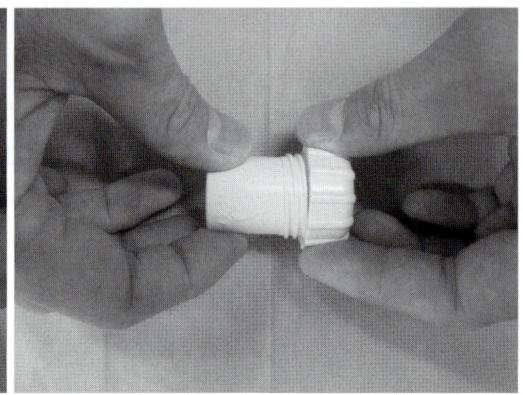

③ねじをしっかり締める　　④キャップ同士を接続する

図3　接　続

　本項は，筆者の経験の関係から，旧式の経口340 mmファイバースタイレットを用いた解説である。最新式のスタイレットスコープも操作上の基本的なポイントは同じである。

❷　準　備

　セッティングは，まず，本体とスタイレット部を接続する（**図3**）。スタイレット部を接続するときに本体のハンドルは最大まで広がっていることを確認する。広がっていないとスタイレット部先端が曲がらなくなることがある。接続したら，ハンドル部を握ってスタイレット部の曲がり具合を確認する。90度くらいまで曲がるのが正しい。また，キャップ同士を接続し，なくさないようにすることがポイントである。

　次に気管チューブをセットする。使用可能な気管チューブの内径は7.0 mmからである。カフ漏れをチェックした後，チューブ内に潤滑剤を入れスタイレット部を挿入する。このとき，いったんスタイレット部先端をチューブから出して，先端を拭いてきれいにし（チューブ内を通すと潤滑剤がついて先端が曇る），曇り止めを塗布して，チューブを下から上げて位置（**図4**）を合わすのが先端をきれいに保つコツである。

　最後にライトがつくことと，フォーカスを合わせて準備終了である。ライトのスイッチ，フォーカスノブはスコープ本体についているが，発売時期により場所が違うのでわからない場合は製造元の日本光電に確認する必要がある。

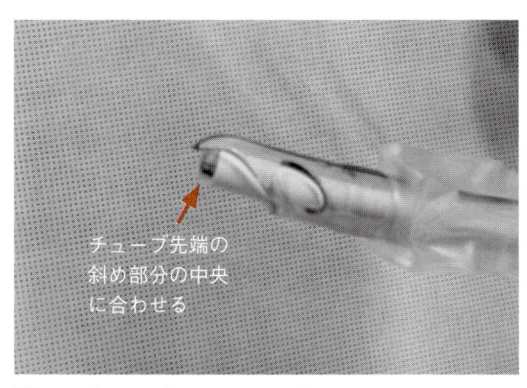

図4 チューブセッティング

チューブ先端の斜め部分の中央に合わせる

❸ 使用方法

①頭頸部のポジション

通常の挿管同様，口腔軸と気管軸が直線に近くなるようにスニフィングポジションまたは頸部後屈位が挿管しやすい．しかし，スタイレットスコープ自体で先端の曲げ角度を調整できるので，頸部可動域制限患者などで軸を直線化できなくても挿入は可能である．

②気管挿管補助ブレードの挿入

右手で開口させながら，左手で口の正中部（舌の正中溝に沿って）に補助ブレードを挿入する．喉頭鏡のように右口角から入れるのではない．このとき，補助ブレードのハンドルの方向は，体の正中（オトガイからへそに向かった方向に力をかける）を向いている．補助ブレードは，樹脂製で軽いので手を離してもほとんど位置が変わらない（**図5**）．そのお陰で気管チューブを挿入するときに補助ブレードから手を離してもあまり喉頭部が動かないので声帯入り口を見失うことが少ない．補助ブレードを喉頭鏡で代用することは可能であるが，手を離したときに重さで喉頭鏡が動き，視野がずれてしまう．

③スコープの挿入（ポイントは正中かつ垂直！！）

挿入の前にスコープの曲げるタイミングを理解する．補助ブレードにまっすぐ挿入し，ブレー

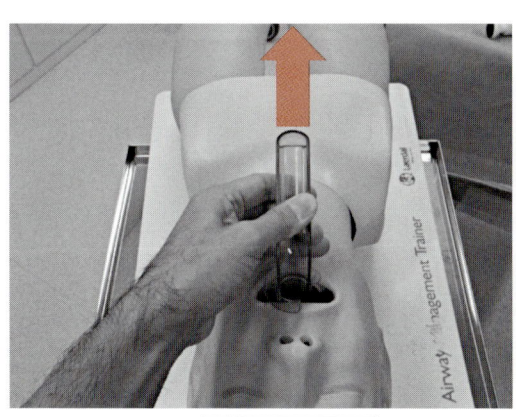

体の中心にまっすぐに挿入

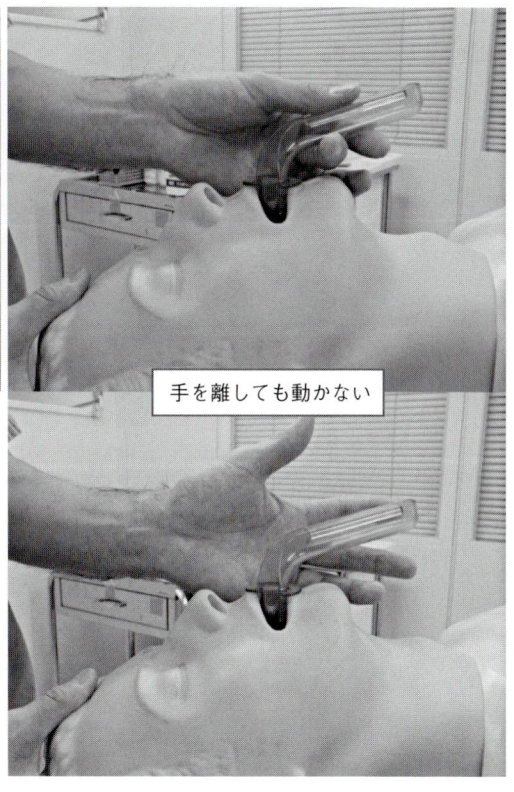

手を離しても動かない

図5 挿管補助ブレードの挿入

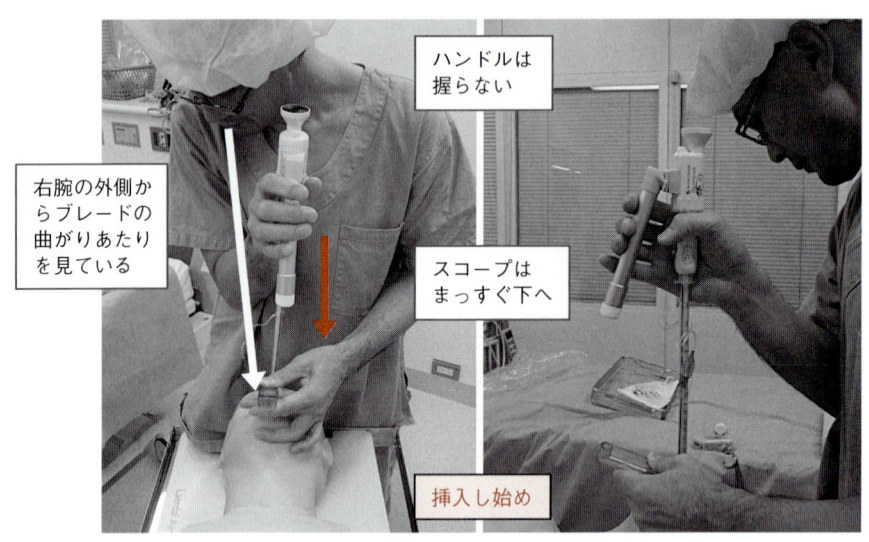

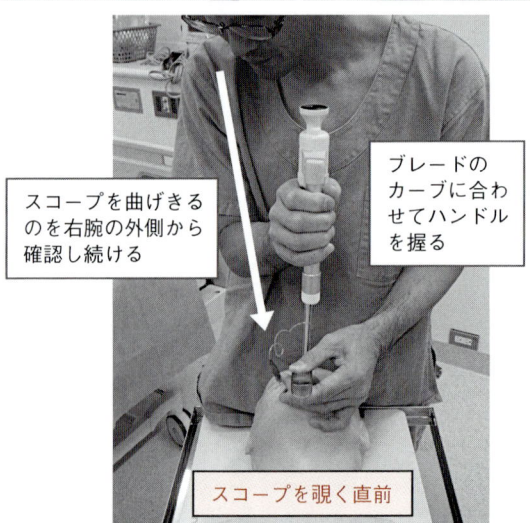

図6 スコープ挿入

(写真内注釈)
- ハンドルは握らない
- 右腕の外側からブレードの曲がりあたりを見ている
- スコープはまっすぐ下へ
- 挿入し始め
- スコープを曲げきるのを右腕の外側から確認し続ける
- ブレードのカーブに合わせてハンドルを握る
- スコープを覗く直前

ドの壁に沿わせながらハンドルを握る。ハンドルを握るのが遅いと先端は食道入口部へ進み，オリエンテーションがつかなくなるので，補助ブレードの壁をこするくらいのイメージでもよい。

補助ブレードを挿入後，スコープを入れる（**図6**）。スコープは，患者に対して正中を垂直に挿入する。このときスコープのハンドルは握らず，アイピースを覗かないで挿入するのがポイントである。アイピースを覗きながらスコープを入れようとすると，正中かつ垂直に挿入することは非常に難しくなる。

スコープは，右腕の脇をしめ，スコープを持つ右腕の外側から口の中にある補助ブレードとスコープの先端を見ながら挿入する。前述のように補助ブレードの曲がりに沿わせてハンドルを握りこむ。握りきった時点で初めてスコープのアイピースを覗くとその正面に声帯が観察できる。もしここで声帯が見えない場合は，声帯を探すのではなく，補助ブレードが正中に入っているかを確認し，はじめからスコープを正中，垂直に挿入し直す。

観察できたら，握りを調節しながら声帯の方に進んでいく。少しスコープを頭側に倒しなが

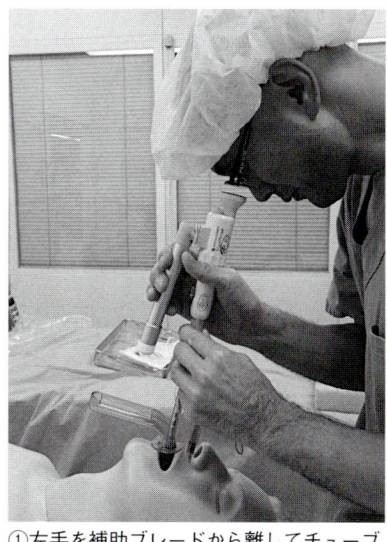

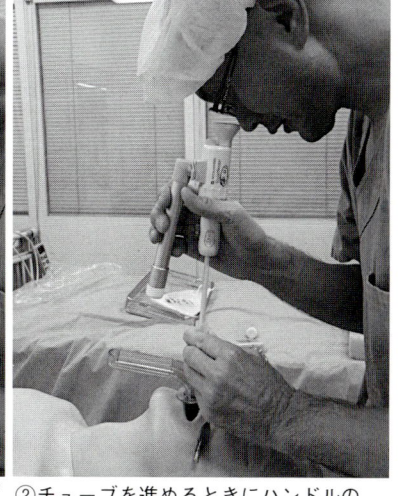

①左手を補助ブレードから離してチューブを進める　②チューブを進めるときにハンドルの握りを緩める

図7　チューブを進める

ら進め（本当に少しである。スタイレット部が上顎側のブレードの壁に当たれば倒し過ぎである）、先端が声帯に入ったら、左手を補助ブレードから離し、チューブを持ち、チューブのみを進める（**図7**）。チューブを進めるときには、右手のハンドルの握りも少し緩め、また体を前に傾ける。チューブを進めるときにはまっすぐ進めるのではなく、どちらかにねじりながら進める。ハンドルを緩めるのも、ねじりながら進めるのも、チューブは気管前壁の方向に進み気管軟骨にひっかかるのを防ぐポイントである。

　体の大きな人や顎の小さい人に多いが、スコープを覗いた時点で、声帯が正面視できず、喉頭蓋が見えることがある。その場合、スコープをいったん伸ばし、もう少し垂直に進み、喉頭蓋を越えたあたりで曲げると声帯が正面視できる。

　スタイレットスープで挿管できない、あるいは声帯が確認できない原因の大部分は、正中かつ垂直に進んでいないためである。気管支鏡のように動かして探そうとしても、うまくいかない。正中かつ垂直に進むためには、覗きながら進めるのではなく、今回説明したようにある程度進んでスタイレット部を曲げてから、覗くほうがやりやすい。

　繰り返しになるが、位置を確認しながら進んでいくのではなく、スコープが補助ブレードに合わせて曲がっていくことを見ながら挿入し、曲げきった時点で覗いて声帯を確認する。トラキライトと同じように、ブラインドで声帯の方向に進めておいて、挿管する直前に声帯を確認して挿管する道具である（トラキライトは挿管する場所を透過光で確認して挿管する道具である）。この意味で、解剖学的に変異、変形している場合、スタイレットスコープで挿管することは困難である。また、吸引システムをもっていないので、口腔内出血や分泌物が多い症例も使いにくい。

❹ 症　例

《1》通常症例

　どのような挿管道具でも DAM で使えるようになるためには、挿管困難のない症例で使用し

て練習を繰り返す必要がある．スタイレットスコープの良い点は，喉頭鏡と比べても患者に負担が増えることがない点である．そのため通常挿管でも使用しても何ら問題はない．慣れてくると，喉頭鏡による挿管同様，10数秒で挿管ができる．

(2) DAM症例

気道確保困難の原因はいろいろあるが，スタイレットスコープが最も役に立つのは，開口制限症例である．補助ブレードの外径が20 mmなので，開口がそれだけ開けば挿管することは可能である．ブレードは樹脂製なので，歯が丈夫であれば無理やり押し込んでも歯が傷つくこともない（ブレードの方に傷がつく）．AWSのイントロックは，補助ブレードに比べるとかなり大きいので，小顎，開口制限症例などにはイントロックを挿入できない症例が少なからず存在する．これらの症例には，スタイレットスコープは最適である．われわれの経験でもAWS挿入不能例においてスタイレットスコープは挿管可能であった．

次に役に立つのが，頸部可動域制限症例である．下顎を前突させることができれば，頸部を後屈することなく挿管することが可能となる．しかし，後屈が不十分だと舌根の後ろに空間を作るのが困難になることがあり，難易度は開口制限より高くなる．頸部を動かさないことに注意がいきすぎるとスコープ操作がうまくいかないので，頸部可動域制限患者では，補助者に頸部保持をしてもらうことをお勧めする．

最後に下顎が小さい鳥様顔貌の患者（**図8**）にも有効であった．本症例は，喉頭鏡でも十分展開できず，AWSでも喉頭蓋にイントロックをかけることができなかった．スタイレットスコープも無理かと思ったが，補助ブレードにより喉頭蓋が咽頭後壁から離れたのでその下をく

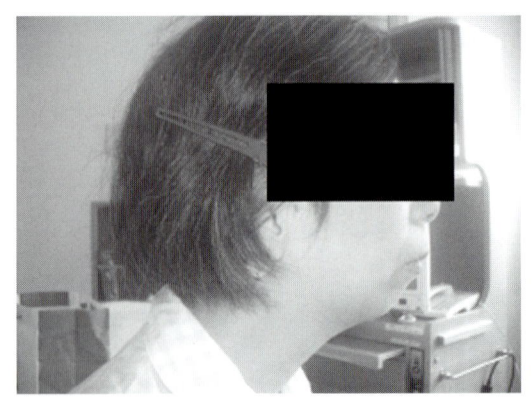

図8 小顎症患者
（中川雅史．スタイレットスコープによる喉頭展開困難対策の実際．車 武丸，編．挿管困難対策手技マニュアル．東京：羊土社；2009. p.154より引用）

ぐらせてスタイレット部を曲げると，簡単に声帯が直視でき挿管が可能であった．鳥様顔貌の患者は，挿管困難であることが多いが，スタイレットスコープは試してみる価値のあるデバイスである．

5 メンテナンス

スコープ本体とスタイレット部を外して，専用のキャップを取り付ける．スコープ本体は，その状態でやわらかい布やスポンジで水拭きをする．スコープ本体は水には漬けない．スタイレット部は，キャップをした状態で水洗いをし，グルタルアルデヒド溶液に浸漬して消毒する．また，洗浄の後，キャップを外してEOGによる低温（55℃以下）の滅菌をすることも可能である．

◆◆ おわりに ◆◆

スタイレットスコープは，声帯を探して挿管する道具ではない．スコープを補助ブレードに合わせて曲げて，曲げきったところで声帯が正面にあることを確認して挿管する道具である．このことを理解して練習すれば，使いこなせる

ようになる。

文 献

1) Kitamura T, Yamada Y, Du HL, et al. An efficient technique for tracheal intubation using the StyletScope alone. Anesthesiology 2000；92：1210-1.

（中川雅史）

指導 POINT

　指導のポイントは，補助ブレードに沿ってスタイレット部を曲げることと正中かつ垂直に挿入することである。そのために挿入時にはアイピースを覗かず，右腕の外側からスタイレット部先端を見ながら進めることを強調すること。

　声帯が観察できたあと，スタイレット部を声帯方向に進めるときに，スコープを必要以上に頭側に倒す人がいる（実際，セミナーでスタイレット部を折られた）。前述したように補助ブレードの上顎側の壁にスタイレット部が触れれば倒し過ぎなので，倒し過ぎないようによく観察すること。気管チューブを気管内に進めるときにスコープのハンドルを握ったままの人もよく見かける。握ったままでは，気管チューブが気管前方の壁に当たりうまく進まない。気管チューブを進めるときは，ハンドルを緩めているかをよく観察すること。

Ⅱ. 手技

2. 侵襲的手技　1)経気管ジェット換気法(TTJV)

●●● はじめに ●●●

14〜16Gの太さの血管留置カテーテルを輪状甲状膜穿刺により気管内に挿入し，ジェット換気を行う経気管ジェット換気法（transtracheal jet ventilation：TTJV）は米国麻酔科学会（American Society of Anesthesiologists：ASA）のDifficult Airway Algorithm[1]やDifficult Airway SocietyのDifficult Airwayガイドライン[2]におけるcannot ventilate, cannot intubate（CVCI）状態の最終的な非侵襲的気道確保の一手段である。輪状甲状膜切開によりチューブを挿入する方法に比べて，精度は劣るかもしれないが，緊急時に患者に酸素を投与するには非常に有効な方法であり，かつ短時間に比較的簡便に習得できるため，麻酔科医が習得すべき手技であろう。麻酔時のみならずCVCI状態に陥っている救急領域の症例においてもその有用性が認められている。しかし，通常の臨床で麻酔科医が輪状甲状膜穿刺行う機会はまれで，後述する重篤な合併症もある。合併症がどのような状況で生じるかをも理解して，施行すべきである。そのためにも，シミュレーションなどで，繰り返し手技を練習しておくことが求められる。

1 実施のための基礎知識

(1) 輪状甲状膜部の解剖（図1）

輪状甲状膜部は気管で最も体の浅部に位置し，面積としては縦幅約1cm，横幅約3cmである[3]。通常は正中部には障害となる重要な血管，神経はない。輪状甲状膜部の気管内5〜10mm頭側には声帯が位置するため，穿刺針の刺入方向には十分な注意が必要である。

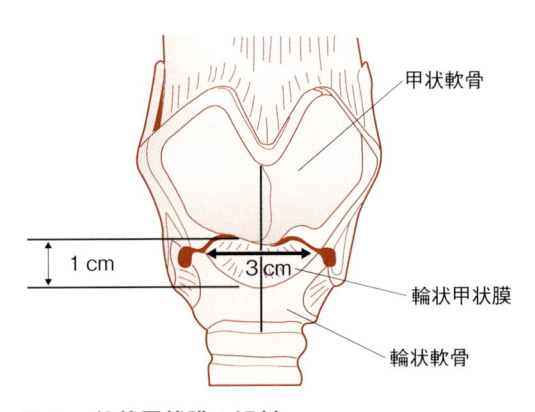

図1　輪状甲状膜の解剖
（野村岳志．侵襲的気道確保：輪状甲状膜穿刺・切開．Anet 2005；9：15-8より引用）

(2) 経気管ジェット換気の歴史

経気管的に換気をする考え方は非常に古くからあり，1667年のHookeのイヌを使った実験の記録がある[4]。ただ，このときは喉頭展開による経口気管挿管という技術がなく，なんとかして空気を肺に送るという目的での経気管的な方法であった。経皮的に針を穿刺して酸素化を行う方法は，1950年代にBarietyやJacobyらにより報告されている[5,6]。このときは，高圧の酸素をジェット送気するのではなく，酸素を吹送する方法であった。針を通して高圧の酸素をジェット送気する方法は，1971年にSpoerel

らにより報告された[7]。彼らは16 G針を穿刺して50 Lb/sq（約3気圧）の圧でジェット換気を75分間行い，合併症を生じず十分な換気を行うことができたと報告している。

(3) ジェット換気法とは

ジェット換気法とは開閉の操作ができる高圧酸素供給装置を気管内または気管挿管チューブ内部に設置した細腔管に接続し，高圧酸素を高流速で噴射させベンチュリー効果を用いて換気する方法である。高速で流入する気流束が周囲の空気を巻き込み，噴射流量よりもはるかに多い気体量が末梢に流れ，換気が可能となる。低圧では内径の小さいカテーテルを通して十分な換気はできない。60秒以内に換気不全になるという報告もある[8]。そのため，強制的に高い陽圧をかけて酸素を高流速で送気する方法が取られる。

(4) 合併症

経気管ジェット換気を行うときに生じる合併症には，カテーテル穿刺・留置時の合併症と酸素噴射による合併症がある（**表1**）[9]。最も重篤なのは換気用カテーテルを異所挿入してジェット送気した場合と，ジェット送気した酸素が排気されずに肺の圧損傷を生じる場合である。軟部組織への異所挿入での噴射では，急激な皮下・縦隔気腫が生じる。特に，口腔・咽頭粘膜下気腫を生じると声門上の気道の解剖が把握できなくなり，また頸部の皮下気腫を併発すると輪状甲状膜部も触知できなくなる。緊急に外科的輪状甲状膜切開が必要になる。また縦隔気腫が胸腔と交通すると緊張性気胸と同様の病態をとり，急激な循環虚脱を生じ心停止に至る。血管内での送気は瞬時に心停止に至る。ASA-Closed claims解析では周術期の気道確保困難時に行ったTTJV 9例中8例において，気胸などの重篤な合併症が発生している。未経験者による緊急時ジェット換気では非常に高い確率で合併症が生じる[10]。また気管内にカテーテルが留置されていても，異所性留置と同様に末梢の細い気管支までカテーテルを進行させて送気すると，肺の圧損傷や量損傷を生じる。

表1　TTJVの合併症

<穿刺・カテーテル留置時>
- 穿刺針による声帯損傷，気管後壁の損傷，食道損傷
- カテーテル異所挿入留置（気管傍，縦隔内，胸腔内，血管内）
- 出血（皮膚，気管内，気管傍組織）

<ジェット換気施行時>
- 低酸素症，換気不全（カテーテルの折れに注意）
- 高二酸化炭素血症
- （緊張性）気胸，気管内圧過剰
- 空気塞栓，循環虚脱
- 皮下気腫，縦隔気腫
- カテーテル先端部の動揺による気管内膜損傷
- 誤嚥，異物の押しこみ
- 気管・気管支の乾燥

<ジェット換気終了後>
- 肺合併症（無気肺，感染）
- 縦隔感染

(野村岳志．ジェット換気法．浅井　隆，編．麻酔科学レクチャー Vol 1（3）．東京：総合医学社；2009．p.735-9 より引用)

❷ 準　備

輪状甲状膜に太い静脈留置針を穿刺，外筒を留置して手動式開放弁付圧力調整器付き「マニュアルジェットベンチレーター」（MCS-3型，ユタカ社，東京）を使用する方法について記載する。

表2 マニュアルジェットベンチレータ調節圧に対する1秒あたりの酸素放出量とカテーテル内腔径との関係

調節酸素圧	穿刺針の太さ		
	20G	18G	16G
0.1 MPa (15 psi)	120 (ml)	170 (ml)	260 (ml)
0.14 MPa (20 psi)	130	210	340
0.21 MPa (30 psi)	200	270	390
0.28 MPa (40 psi)	230	320	540
0.35 MPa (50 psi)	280	380	650

（日本メガケア社，マニュアルジェットベンチレーター MCS-3 取り扱い説明より）

《1》 感染対策と挿入部の消毒

緊急で行う手技ではあるが，可能な限り感染対策を行う必要がある。術者は，マスク，帽子を装着し，滅菌手袋を装着する。穿刺時に血液や分泌物がカテーテルから呼気時また咳嗽時に噴出し，術者に被曝する可能性があることを留意して，感染対策を行う。時間的猶予があるときには，滅菌ガウン，滅菌ドレープを用いる。刺入部は0.5％クロルヘキシジンまたは10％ポピドンヨードで消毒を行う。

《2》 ジェット換気をするための準備器具

1. フェースシールドとマスク，手袋（自発呼吸促迫時に穿刺すると，穿刺部から血液や喀痰，分泌物が周囲に拡散するため，しっかりと感染予防をする）
2. 14～16Gの静脈留置カテーテル（内筒の穿刺針のハブに注射器が接続できるもの。多くの安全機能付き静脈留置カテーテルはハブがなく注射器が接続できないので不適）
3. 生理食塩水または蒸留水
4. 5 cc の注射器（生理食塩水または蒸留水を2 cc 吸引しておく）
5. マニュアルジェットベンチレータ
6. その他：局所麻酔薬（必要時），固定用の針糸，ドレープ

①マニュアルジェットベンチレータ

日本で手に入るマニュアルジェットベンチレーター MCS-3（日本メガケア社，東京）はパイピングの酸素（酸素圧 4.5 kgf/cm^2 程度≒約 0.44 メガパスカル（MPa）≒約 64 psi）または酸素ボンベ（酸素圧 150 kgf/cm^2 程度≒14.7 MPa）の酸素を減圧調節して，0.14～0.35 MPa（20～50 psi）の範囲の圧で酸素を手動解放して噴射できるようにしたものである。

注意：減圧弁から On/Off の手動バルブまでのホースが短いので，延長ホースまたは専用酸素ボンベを用意しておくほうが，緊急時の対応が早くなる。

②カテーテル

輪状甲状膜から留置するカテーテルは折れにくく少し硬い材質のものがよい。欧米では専用のカテーテル 15G Emergency Transtracheal Airway Catheters（Cook, USA）も市販されている。日本では代替に静脈留置用カテーテルを使用しているが，静脈留置用カテーテルでは素材が柔らかいため，留置時・留置後に折れて内腔が閉塞したり，またジェット噴射時に気管内で先端部が動揺して気管粘膜を傷つける可能性がある。太さとして 14～16 G 程度が望ましい。細くなればなるほど，折れて内腔が閉塞する頻度が増し，また流量を維持するために高圧で酸素を送気する必要がある（**表2**）。

3 使用方法

1. マニュアルジェットベンチレータを，ボンベまたは中央配管の酸素供給口に接続する。圧力計を最低の 0.14 MPa に合わせる（**図2**）。

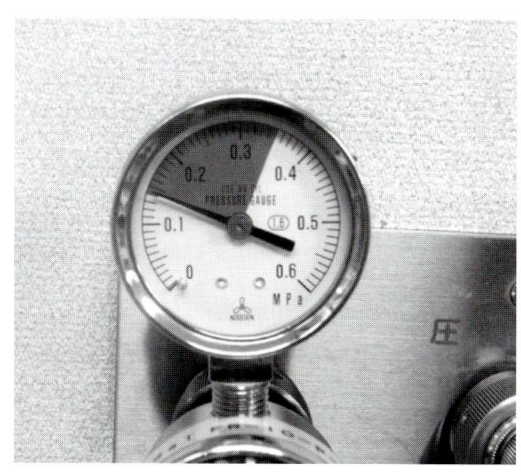

図2 圧力計を最低の0.14MPaに合わせて換気を始める

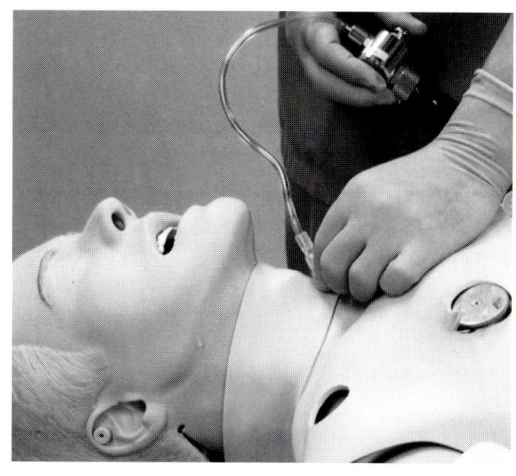

図3 カテーテルをしっかりと固定して開閉バルブを操作する
バルブ開放時，高圧の酸素が流入するためカテーテルの気管からの脱出を留意する。開閉時には必ず，胸郭の動きと口からの気体の流出を確認する。

2. On/Offバルブの開閉で酸素が噴出することを確認する。
3. 穿刺時の立ち位置は右利きの人は患者の左側に立ち，患者の背部にまくらを入れて，頭部を少し後屈にして，頸部を伸展させる。
4. 輪状甲状膜を触診し，5ml注射器を付けた14または16G静脈内留置針で，陰圧を加えながら45～60度の角度で穿刺する。空気がスムーズに吸引される場所で刺入を止め，少し針をねせて外筒のみを進入抵抗を確認しながら，気管内尾側に可能な限り深くカニュレーションする。
5. マニュアルジェットベンチレータ接続前にカテーテルハブに注射器を再度接続し，空気が抵抗なく吸引でき異所カニュレーションでないことを確認する。
6. マニュアルジェットベンチレータを外筒に接続し，右手で1～2秒間On/Offの手動バルブを押して酸素を送気する。送気圧でカテーテルが脱出する場合があるので，酸素を送気するときには左手で必ずカテーテルを堅固に固定しておく（**図3**）。
7. 複数人で行う場合は，助手にしっかりとカテーテルを固定してもらい，術者は左手を胸郭にあて，胸郭の上下運動を観察して，十分な送気ができているかを確認する。
8. 必要に応じて圧力計の圧を上下し調節する（0.14～0.35MPa）。**表2**に1秒あたりの噴射量に与える酸素調節圧と留置したカテーテルの内腔の大きさの関係を示す。
9. 呼気排出に十分な時間をおき，胸郭が送気前と同じ位置に沈むまで十分な時間をとる（吸気：呼気時間比＝1：1～3）。
10. 上気道閉塞のため呼気がまったく排出されない状況では，気道の圧外傷や循環虚脱を引き起こす恐れがある。したがって，速やかに輪状甲状膜切開や気管切開に移行する。エアウェイを挿入すると呼気が出やすい状況もある。

▶**応用方法**

ジェットベンチレーションとよく比較されるのは高流量送気換気である。海外では専用のキットが市販されている（Enk Oxygen Flow Modulator, Cook, USA）。高圧のジェット換気と異なり，送気圧が低いため合併症は少なくなるが，有効な換気は困難である。

またジェットベンチレータがない場合の代替

の方法として，14～16Gの静脈留置カテーテル，2.5 ml プラスチック注射器外筒そして内腔 8.0 mm 程度の気管チューブコネクタを接続し経気管的に酸素を送気する方法がある。15 l/分の高流量酸素を流したジャクソンリースまたはバッグバルブマスクで圧を加えて酸素を送気する。また，麻酔器の酸素フラッシュバルブを使用した方法も紹介されている[11]。どちらも十分な換気量を得ることは難しいことが多いが，緊急時の一時的な酸素供給手段としては有用である。

4 症例

(1) TTJV はどのような状況時に行うか？

ジェット換気法は DAM のアルゴリズムの中では，非侵襲的気道確保の部類に入る。また，TTJV を行っても長時間の換気を維持できる保証はない。そのため，TTJV を行う状況は困難気道症例における声門上からの気道確保で酸素化が保てない場合の緊急的な施行が多い。TTJV を開始するタイミングを紹介した文献は見つからないが，声門上からの気道確保を試みているときに，Sp_{O_2} が90％以下になるようなら，いつでも施行できるような準備が必要である。

TTJV を行い，酸素化が保てれば，時間的な猶予が生じるため再度声門上からの気道確保を試みることを推奨する。喉頭浮腫などの症例では声門からの酸素の流出により解剖学的な位置関係が確認でき挿管ができたという報告もある[12]。しかし反対に，前述のように超緊急時に行った場合には合併症も多く，ただちに輪状甲状膜切開に移行できる準備を行いながら施行すべきと考える。

(2) DAM 症例

TTJV を行う症例の設定では，TTJV が成功できなかった場合，また TTJV のセットがない場合などを考えて，同じような模擬患者で次項のキットを使用した輪状甲状膜切開や外科的輪状甲状膜切開を練習することを推奨する。

▶症　例

64歳，女性。身長142 cm，体重52 kg。
診断名：胆石症。
予定術式：腹腔鏡下胆囊摘出術。
既往歴：慢性関節リウマチでプレドニゾロン 10 mg/ 日を服用中。
術前評価：環軸椎の不安定性なく，頚椎可動性の問題はなかった。開口2.5横指，Mallampati 分類でクラス2。その他術前検査に異常なし。ASA の PS2（慢性関節リウマチ，ステロイド内服中）。

全身麻酔を開始した。3分間の酸素化後，フェンタニル50 μg，プロポフォール50 mg を投与し，マスク換気が可能なことを確認し，ベクロニウム6 mg，フェンタニル50 μg を投与した。同時にレミフェンタニル0.2 μg/kg/ 分で開始した。

喉頭展開時は開口2横指程度，喉頭展開を行うと，コルマックグレード3であった。

マッキントッシュ型喉頭鏡を用いて2度の挿管試行に失敗し，マッコイ型喉頭鏡を用いて挿管を試みたが挿管はできなかった。マスク換気で酸素化を図り，再度，マッコイ型喉頭鏡を用いてガムエラスティックブジー（gum elastic bougie：GEB）の挿入を試みたところ，すぐに気管内に挿入できた。GEB を通して内径7.0 mm の気管チューブの挿入を2度繰り返したが，やはり気管内にチューブを挿入できなかった。

GEB を抜去し，再びマスクで換気を試みよ

うとしたが，今度は換気が難しく，経口エアウェイを挿入した。しかしやはり，マスク換気は困難であった。マッコイ型喉頭鏡で咽頭喉頭の状況を確認したところ，浮腫がひどく気道の入り口が把握できなかった。Sp_{O_2} が徐々に低下してきたため，声門上からの気道確保を一時諦め，TTJV を行った。Sp_{O_2} は 95％以上を保つことができたため，喉頭ファイバーを準備して経鼻的に喉頭の様子を観察したところ，声門部の浮腫は強く換気に適当な気管チューブの通過は困難と判断し，気管切開を施行した。

◆◆ おわりに ◆◆

声門上からの気道確保が難しく酸素化が保てなくなった症例において，経気管ジェット換気（TTJV）を適切に行えば，患者の酸素化を保ちながら，その対処を行っている麻酔科医も患者の状態を再評価できる時間的余裕がもてる。小さな針を輪状甲状膜に刺すため穿刺手技自体の合併症は少なく，穿刺自体は比較的容易である。しかし，比較的簡単にできる穿刺であるが，その後に続く 1 回の手動バルブの開放で数百 ml の酸素が体内に送気される。高圧で噴射するため体内のどこにでも酸素を注入でき，非常に重篤な合併症につながる手技である。安易に考えずに合併症を熟知し，繰り返し手技の練習を行うことが必要である。また，次に必要となるかもしれない輪状甲状膜切開の手技も 1 つの流れとして習得しておくべきと考える。

文献

1) Practice guidelines for management of the difficult airway：an updated report by the American Society of Anesthesiologists Task Force on Management of the Difficult Airway. Anesthesiology 2003；98：1269-77.
2) Henderson JJ, Popat MT, Latto IP, et al. Difficult airway society guidelines for management of the unanticipated difficult intubation. Anaesthesia 2004；59：675-94.
3) 野村岳志．侵襲的気道確保：輪状甲状膜穿刺・切開．Anet 2005；9：15-8.
4) Hooke R. Account of an experient made by R. Hooke, of preserving animals alive by blowing through their lungs with bellows. Phil Trans Roy Soc 1667；2：539-40.
5) Bariety M, Coury C. Needle for artificial pneumomediastinum by transtracheal direct approach：presentation of the instrument. J Fr Med Chir Thorac 1953；7：409-11.
6) Jacoby JJ, Hamelberg W, Ziegler CH, et al. Transtracheal resuscitation. JAMA 1956；162：625-8.
7) Spoerel WE, Narayanan PS, Singh NP. Transtracheal ventilation. Br J Anaesth 1971；43：932-29.
8) Scrase I, Woollard M. Needle vs surgical cricothyroidotomy：a short cut to effective ventilation. Anaesthesia 2006；61：962-74.
9) 野村岳志．ジェット換気法．浅井 隆，編．麻酔科学レクチャー Vol 1 (3)．東京：総合医学社；2009. p.735-9.
10) Peterson GN, Domino KB, Caplan RA, et al. Management of the difficult airway. A closed claims analysis. Anesthesiology 2005；103：33-9.
11) Gaughan SD, Benumof JL, Ozaki GT. Can an anesthesia machine flush valve provide for effective jet ventilation? Anesth Analg 1993；76：800-8.
12) Chandradeva K, Palin C, Ghosh SM, et al. Percutaneous transtracheal jet ventilation as a guide to tracheal intubation in severe upper airway obstruction from supraglottic oedema. Br J Anaesth 2005；94：683-6.
13) Sdrales L, Benumof JL. Prevention of kinking of a percutaneous transtracheal intravenous catheter. Anesthesiology 1995；82：288-91.

〈野村岳志，二階哲朗〉

指導 POINT

1. 輪状甲状膜部の位置把握を確実に指導する。
2. 穿刺時に患者の嚥下運動などがある場合は，輪状甲状膜の位置が動くことを理解してもらう。
3. 穿刺針が気管に刺入したら，さらに深く刺入すると気管後壁の損傷を起こすことに十分注意を促す。
4. 穿刺角度が鈍の場合は，カテーテルが皮下組織で曲がり，内腔が閉塞することが多いと報告されている[13]。
5. シミュレータで行う場合は，人口皮膚深部の構造により，気管内に針先が刺入する前に空気が吸引できるので，シミュレータと生体の差を教えることが望ましい。
6. 酸素送気直前に，カテーテルから抵抗なく空気が吸引できること，マニュアルジェットベンチレータが正常に作動することを確認する。
7. カテーテルが抵抗なく挿入できても，気管内にあるとは限らないことを周知する。
8. マニュアルジェットベンチレータの開放圧の設定は，通常は低圧から行い徐々に適正圧に上昇させるように指導する。
9. 吸気時の胸の動きと同様に，呼気時の空気の排泄を必ず確認する。
10. 換気が適切と思われないときは，すぐに輪状甲状膜切開（キット使用または直接切開）に移行する。
11. なお喉頭閉鎖ができるシミュレータを用いて練習するときは，カニュレーション後に喉頭閉鎖の状態にすると，シミュレータの胸郭の動きが明瞭となる。カニュレーション前に行うと，カニュレーションに挿入抵抗などが生じ，挿入が難しくなる場合がある。

II. 手技

2. 侵襲的手技　2)キットを用いた輪状甲状膜切開

●●はじめに●●

　輪状甲状膜切開は cannot ventilate, cannot intubate（CVCI）状態の緊急気道確保の最終的な方法である[1)2)]。経気管ジェット換気法（transtracheal jet ventilation：TTJV）を試みても十分な酸素化ができない症例やTTJVで呼気の排泄を認めない症例では，輪状甲状膜切開キットを用いた気道確保への移行が必要となる。また誤嚥や気管内への血液などの流入が危惧される症例においては，キットを用いた輪状甲状膜切開よりも直接切開法でカフ付気管チューブを挿入するのが望ましい。欧米ではカフ付カニューレのセットも市販されている。輪状甲状膜部は声門下気道で一番浅い部位であり，皮下に大きな動脈などがなく[3)]，そのため輪状甲状膜切開は比較的安全に行える手技ではある。しかし，臨床でメスを持つ機会が少ない麻酔科医にとって皮膚切開を加える侵襲的な手技を緊急時に行うにはどうしても躊躇が生じる。1分の酸素投与の遅れが，重篤な脳障害を生じさせる可能性があることを再認識し，適切な決断をする必要がある。

1　実施のための基礎知識

《1》輪状甲状膜部の解剖
（p.100，図1参照）

　輪状甲状膜の広さは縦幅約1cm，横幅約3cmである。通常は正中部には障害となる重要な血管，神経はない[3)]。ただし，輪状軟骨また気管軟骨前面には太い前頸静脈が確認できる症例もあり[4)]，輪状甲状膜の位置同定を注意深く適切に行う必要がある。皮膚切開部に明らかに肉眼で確認できる静脈が認められるときは，切開時に血管を避ける。皮膚切開により出血した場合には，圧迫止血をしながらカニューレ挿入を優先する。

《2》輪状甲状膜切開の適応と禁忌
（表1）

　緊急時輪状甲状膜切開の適応症例は，上気道に解剖学的な異常がある，または病変が生じた患者である[5)]。顔面外傷などで咽頭喉頭の解剖の把握ができない症例の緊急気道確保の場合には絶対適応となる。禁忌と考えられるのは12歳以下の症例である。解剖学的に小児の上気道では声門下が狭く，この部位を切開してカニューレを挿入すると高率に合併症を生じる可

表1　輪状甲状膜切開の適応と禁忌

適応例	経口・経鼻気管挿管が不可能な場合（解剖学的異常，大量出血，喉頭痙攣など） 頸部脊髄損傷，顎顔面外傷 口腔咽頭閉塞（異物，腫脹，感染，占拠性病変など） その他
禁忌例	12歳以下 喉頭外傷，気管損傷 声門下狭窄の既往
注意例	血液凝固異常 高度肥満（触知不能） その他

表 2　輪状甲状膜切開による換気の合併症

```
＜穿刺・カテーテル挿入，カニューレ挿入時＞
● 穿刺針による声帯損傷，気管後壁の損傷，食道損傷
● カテーテル異所挿入留置（気管傍，縦隔内，胸腔
　内，血管内）
● 出血（皮膚，気管内，気管傍組織）
＜換気施行時＞
● 低酸素症，換気不全，高二酸化炭素血症
● （緊張性）気胸，空気塞栓，循環虚脱
● 皮下気腫，縦隔気腫
● 誤嚥，異物の押し込み
● 気管・気管支の乾燥
＜終了後（早期）＞
● 肺合併症（無気肺，感染）
● 縦隔感染
● 声帯機能不全，嗄声
＜終了後（晩期）＞
● 声門下肉芽形成，声門下狭窄
```

能性がある[6)7)]。挿入中に気管損傷や粘膜損傷を合併する可能性も高く，抜去後も粘膜損傷から声門下狭窄を発生する可能性が高い。切開を行った症例では成長期を通して，長期の経過観察が必要であると報告されている[8)]。可能なかぎり，切開は避けてほかの方法をとるべきと考える。また，72時間以上カニューレを留置すると気声門下狭窄や輪状甲状軟骨の損傷が生じやすいとされ，それ以上の時間の留置が必要な場合は気管切開に移行すべきといわれている[9)]。

（3）　合併症（表2）

合併症は経気管ジェット換気を行うときに生じる合併症に似通っている。違いはやはり太いカニューレを挿入するため，終了後の声門下狭窄などであろう。

❷　準　備

（1）　感染対策と挿入部の消毒

緊急で行う手技ではあるが，可能なかぎり感染対策を行う必要がある。術者は，マスク，帽子，滅菌ガウン，滅菌手袋を装着する。穿刺時，切開時に血液や分泌物が切開部から噴出し，術者が被曝する可能性があることを留意して，感染防御を行う。また，いつでも分泌物を吸引できるように準備しておく。刺入部は0.5％クロルヘキシジンまたは10％ポビドンヨードで消毒を行う。刺入部消毒後，滅菌ドレープを用いる。輪状甲状膜切開キットの中には穴あき滅菌ドレープが同封されているものもある。

（2）　輪状甲状膜切開キットを使用する場合の準備器具

1．フェースシールドとマスク，手袋，滅菌ガウン
2．滅菌ドレープ（同封されているキットもある）
3．気管内吸引のための吸引管
4．潤滑ゼリー
5．局所麻酔薬（切開部の局所麻酔と輪状甲状膜穿刺時の気管内到達の確認用）
6．その他：必要なら固定用の針糸

❸　使用方法

市販されている輪状甲状膜切開キットは大きく分けて，セルジンガー法を使用して挿入するキットと直接穿刺，切開でカニューレを挿入するタイプがある。それぞれのキットを比較した報告もあるが[10)11)]，どのキットの使用がよいかは手技の精通度により決まる。精通したキットで行うことが安全で有効な処置になると考える。これから練習する麻酔科医にとっては，セ

ルジンガー法を用いる手技が受け入れやすいのではなかろうか（各セットの手技手順は添付されている解説書を参照とした）。

《1》セルジンガー法で挿入するキットの挿入方法

メルカー緊急用輪状甲状膜切開カテーテルセット（日本語一般名：輪状甲状膜切開キット，以下メルカーセット，Cook Japan 社）とミニトラックⅡセルジンガーキット（以下ミニトラックキット，スミスメディカル・ジャパン社，東京）が現在普及しているセルジンガー法で挿入する輪状甲状膜切開キットである。メルカーセットとミニトラックキットでは手技はほぼ同じであるが，穿刺針での穿刺法やダイレータの使用などが異なるので，部分的に個別に記載する。

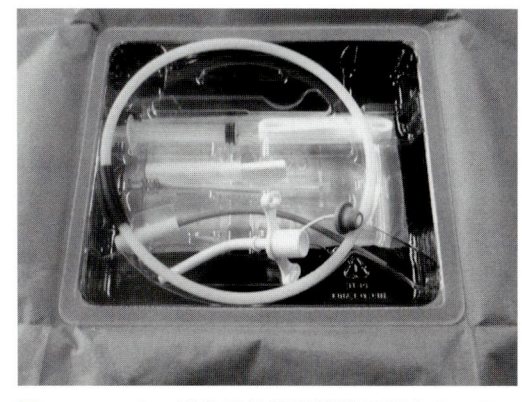

①メルカー緊急用輪状甲状膜切開カテーテルセット（図1）

メルカーセットはセット包装にほぼすべての器材が同封されている。セットを開封したら，内部のカニューレにダイレータ兼イントロデューサを挿入する。また，ガイドワイヤーは中心静脈ラインキットに同封されている種類のように片手でディスペンサーから出して挿入するのが難しいため，1人で挿入する場合には，手技開始前にディスペンサーから抜いて取り出しておくことを推奨する。

図1　メルカー緊急用輪状甲状膜切開カテーテルセット
清潔覆布を取るとこのような形で梱包されている。イントロデューサ兼ダイレータをカニューレに挿入し，潤滑ゼリーを塗布する。また，ガイドワイヤーはディスペンサーから出しておく。

▶ 手　順

1. 右利きの術者は，患者の左側に立つ。
2. 左手の第1指と第3指で輪状軟骨または甲状軟骨の側面をしっかり把持する。嚥下運動がある状況では，喉頭が動くので，適切な把持が必要となる。
3. 左手の第2指で輪状甲状膜部の位置をしっかりと確認した後，局所麻酔薬を皮膚切開部縦方向に必要最低限注射する。多量に局所麻酔薬を注入すると輪状甲状膜部が触知困難になるので注意する（麻酔中や緊急時には省略する状況もある）。
4. メスで皮膚に縦切開を加える（深さは皮下組織まで，長さは1.5～2.0 cm）。
5. 切開を加えたら，左手の第2指を切開孔に挿入し，もう一度，輪状甲状膜部の位置を確認する。
6. 局所麻酔薬または生食を2 ml満たしたシリンジにガイドワイヤー挿入用の穿刺針（金属針）をつけ，45度の角度で，シリンジを吸引しながら皮膚開放した輪状甲状膜部から穿刺する。テフロン外筒付カテーテルを用いて行う場合もある。
7. 輪状甲状膜を穿通した位置で，空気が抵抗なく吸引できる。穿通後は，針先が気管後壁を傷つけないように注意する
8. テフロン外筒付カテーテルを用いた場合は，空気が引けたら，内筒をガイドにして，外筒を輪状甲状膜に十分深く挿入留置する。内筒を抜去したのちに再度外筒を通じて空気が抵抗なく吸引できることを確認する。
9. 金属針またはカテーテルを通じてガイドワ

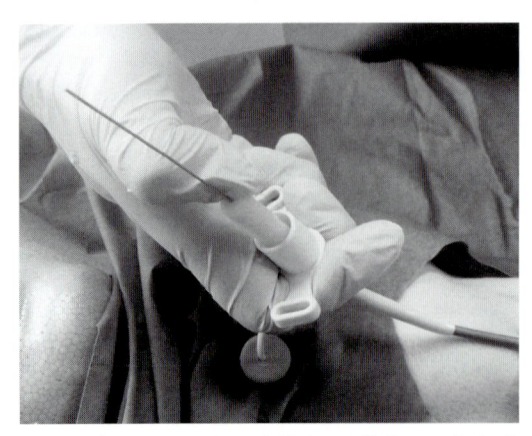

図2　ガイドワイヤーを通してダイレータとカニューレを一緒に挿入する
ダイレータが突出してこないように，カニューレと一緒に確実に把持する．

イヤーを気管に挿入する．
10. ガイドワイヤーは特殊で，挿入側の先端約10 cmは柔軟な構造になっている．その柔軟な先端から約15 cm程度挿入し，皮膚から輪状甲状膜部に位置するガイドワイヤーには柔軟性がないことを確認する．
11. 針またはカテーテルを抜去する．
12. ガイドワイヤーを通して，ダイレータ兼イントロデューサを装着した気管カニューレを力を込めて挿入する（挿入時はかなり抵抗があるため，しっかり保持する）．このとき，右手の第2，3指でカテーテル翼をもち，第1指でイントロデューサが抜けてこないように後端部を押す（**図2**）．左手は挿入部皮膚の緊張を保つように使用する．
13. イントロデューサとガイドワイヤーを一緒に抜き，カニューレを固定する．

▶ **穿刺針選択について**

　金属針とテフロン外筒付穿刺針のどちらを用いるかは，緊急時の状況にも左右される．金属針を使用すると，手技が少なく短時間にガイドワイヤーを挿入できるが，患者の体動が激しい場合には金属針先端で組織を損傷する可能性がある．外筒カテーテル針を使用すると，カテーテルのみ気管内に挿入した後は組織を損傷する可能性は少ないが，カテーテルが柔らかいために，嚥下運動により皮下で折れたり，皮下に迷入したりする場合があることに留意する．体動が少ない場合や，手技に慣れている場合は金属針を推奨する．途中でTTJVの使用を考慮するときは，テフロン外筒付穿刺針を用いる．

② **ミニトラックIIセルジンガーキット**

　ミニトラックキットはメルカーセットと同様にセルジンガー方式でカニューレを挿入するキットである．手技に大きな差はないが，穿刺針の形状とダイレータの使用法が異なる．穿刺針は短く穿刺抵抗が強いため，輪状甲状膜を穿刺しにくく気管前面挿入などの合併症に留意が必要である．また，体動の激しい症例には不適と考える．緊急上気道確保以外にも気管内吸引用に挿入することもあるので，日本の麻酔科医にとってはメルカーセットよりも見慣れているのではないだろうか．

　切開開始前に清潔野にキットを出し，メルカーセット同様にガイドワイヤーをディスペンサーから抜き出しておく．

▶ **手　順**

1. 右利きの術者は，患者の左側に立つ（ミニトラックキットの説明書には立ち位置は頭側と記載してある．ただ，実際に穿刺を行う場合には，メルカーセット同様に右利きの術者は患者の左側に立って穿刺するほうが容易である）．
2. 左手の第1指と第3指で輪状軟骨または甲状軟骨の側面をしっかり把持する．嚥下運動がある状況では，喉頭が動くので，適切な把持が必要となる．
3. 左手の第2指で輪状甲状膜部の位置をしっかりと確認した後，局所麻酔薬を皮膚切開

部縦方向に必要最低限注射する。多量に局所麻酔薬を注入すると輪状甲状膜部が触知困難になるので注意する（患者の状態により局所麻酔は省略可能）。

4. メスで皮膚に縦切開を加える（深さは皮下組織まで，長さは1.5〜2.0 cm）。
5. 切開を加えたら，左手の第2指を切開孔に挿入し，もう一度輪状甲状膜部の位置を確認する。
6. 生食を2 ml満たした専用のシリンジにガイドワイヤー挿入用の穿刺針（針先がTuohy針）をつけ，シリンジを吸引しながら皮膚開放した輪状甲状膜部から皮膚に垂直に刺入する。Tuohy針のため刺入抵抗は強い。輪状甲状靭帯の線維は縦走しているため，Tuohy針の針先を側方に向けると靭帯を通過しやすい。
7. 輪状甲状膜を穿通した位置で，空気が抵抗なく吸引できる。穿通後は，針先が気管後壁を傷つけないように注意する
8. 気管内に針先が入ったら，ガイドワイヤーが尾側に向かうようにTuohy針の方向を変更する。
9. 穿刺針は長さが短いので，皮膚から輪状甲状膜までの距離が長い人は，皮下切開を十分に深く行う。
10. 穿刺針を通じてガイドワイヤーを気管に挿入した後に，穿刺針を抜去する。
11. 針またはカテーテルを抜去する。
12. ガイドワイヤーを通して，まずダイレータを挿入して，切開孔を拡張する。このとき，強い抵抗があるので，左手でしっかりと輪状甲状軟骨側面を把持する。またガイドワイヤーが折れないように注意する。
13. ダイレータで十分に切開孔の拡張ができたらダイレータを抜き，ガイドワイヤーを通じてイントロデューサを装着したカニューレを挿入する。イントロデューサはメル

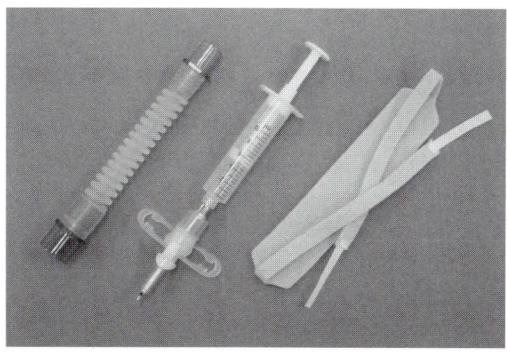

図3 クイックトラックセットに同封されている器具
穿刺針が太いために，抵抗が強い。また，空気がシリンジに吸引できても内筒と外筒の長さの差が大きいため，外筒となるカニューレは挿入できないので理解して行う。

カーセットのダイレータ兼イントロデューサに比べて気管内組織を損傷しないよう柔らかいため，また長さも長いため挿入時の抵抗が強く，折れ曲がりなどに注意が必要である。

14. イントロデューサとガイドワイヤーを一緒に抜き，付属の15 mmコネクタ対応のスリップジョイントをつけ，カニューレを固定する。

(2) 直接穿刺・切開で挿入するキットの挿入方法

①クイックトラック

直接穿刺で挿入するキットとしては，クイックトラック（スミスメディカル・ジャパン社，東京）がある（図3）。これは，カニューレのイントロデューサがそのまま穿刺針になっているもので，経験のある術者ではカニューレ挿入までの時間は短縮される。しかし，太い金属針で直接穿刺するため，皮膚が容易に穿通できない状況も生じる。あらかじめ穿刺部皮膚に小さな切開を加えることを推奨する。また専用のシリンジに空気が抵抗なく吸引できても，針先端とカニューレ先端までの距離が長いため，角度を鈍にして気管後壁を損傷しないようにストッ

パー部まで十分深く挿入する必要がある．ロック部まで挿入したら，内筒の穿刺針を抜き，ストッパーをはずしてカニューレだけ挿入する．

② トラヘルパー

トラヘルパー（トップ社，東京）とほかの器具との違いは，穿刺針先端が気管内に到達することを抵抗消失法で確認することである．甲状軟骨下縁に沿わしながら進めて抵抗消失をもって気管内に到達として，外套のカニューレのみを挿入する．確認が術者しかできないために，熟練が必要と考える．また，コネクタが 15 mm 対応でないため，通常のバックバルブやジャクソンリース回路などで換気ができない．

４ 訓 練

（1） シミュレータによる練習

キットを使用した輪状甲状膜切開は，キットの使用方法など練習経験がないと，緊急時に短時間に挿入するのは困難である．シミュレータを用いた報告では，メルカーセットで最低4回以上の練習により成功率が安定するとの報告があり（図4），4回以上の手技練習を推奨する[12]．

（2） メルカーセットと豚喉頭を使用した輪状甲状膜切開

▶ 豚喉頭の解剖（図5）

豚の喉頭は人間の喉頭と少し異なっている．まず，甲状軟骨が長く輪状甲状膜部に突起用に突出している．そのため，輪状甲状膜部が少し狭くなっている．

▶ 準 備

1. 豚喉頭，豚の皮膚（30 × 30 cm）
2. 固定台
3. メルカー緊急用輪状甲状膜切開カテーテル

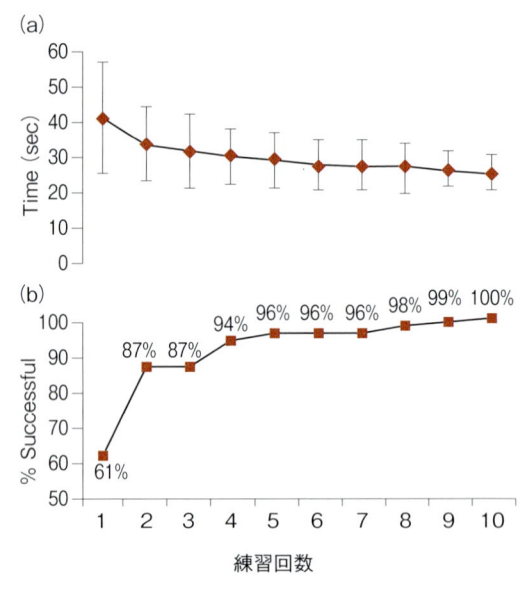

図4 マネキンを使用したメルカーセットの繰り返し練習
(a) 手技施行時間，(b) 成功率．
練習回数が増加するごとに成功率が上昇し，施行時間は短くなる．練習回数4回目で成功率は90％を超える．
(Wong DT, Prabhu AJ, Coloma M, et al. What is the minimum training required for successful cricothyroidotomy? : a study in mannequins. Anesthesiology 2003 ; 98 : 349-53 より引用)

セット
4. 穿刺時にシリンジに満たす水
5. 潤滑ゼリー

▶ 喉頭の固定

1. 喉頭を手に持ち，輪状甲状膜部を触わり位置を確認する．
2. 約 10 cm の高さの安定した台に固定する．台に固定するときは喉頭が手技中に動揺しないように工夫する．
3. 皮膚をかぶせる．皮膚は何度も反復して使用する．少しずつ皮膚の位置をずらして次の切開部が前の切開部と同じにならないように設置する．

▶ 手技練習

前述した挿入手順に沿って繰り返し挿入する．一手技ごとに皮膚の固定位置を少しずらし

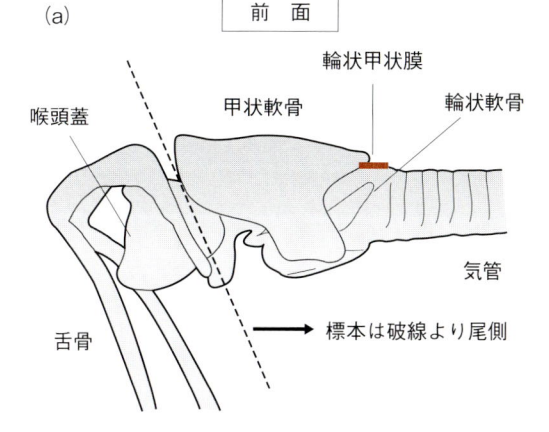

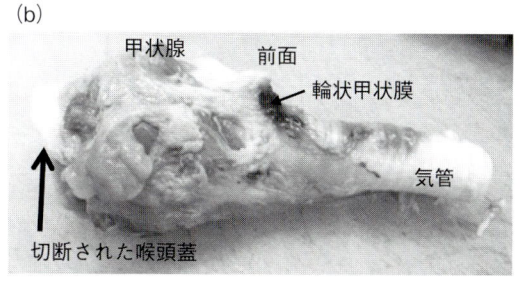

図5　豚喉頭の解剖と切り出し標本
(a) 豚の喉頭の骨解剖図。
(b) 切り出しされた，実習用の標本。標本は切り出し時，喉頭蓋が切られている。

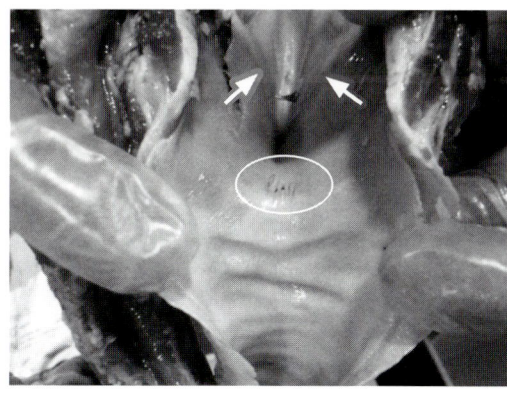

図6　適切にカニューレ挿入が行われた気管内粘膜
気管膜様部を切開して後壁側から観察している風景。適切に輪状甲状膜穿刺が行われた標本では輪状甲状膜部（○）以外に気管内膜の損傷は確認できない。→：声帯。

て，前回切開していない部位で手技を練習する。

▶ **実技後の解剖による切開孔の確認（図6）**

1. 喉頭および気管を背側より（気管は膜様部）開き，気管内部から実際に開けた輪状甲状膜の孔の位置が適切かを確認する。
2. 輪状甲状膜部を正確に穿通しているか確認する。また，ほかの部位の気管内粘膜の損傷がないか確認する。損傷がある場合には，その原因を考察する。

5 症　例

《1》 輪状甲状膜切開はどのような状況時に行うか？

TTJVと同様に声門上からの上気道確保が困難であり，Sp_{O2}が90％以下になり酸素化の改善・維持が見込めない状況で輪状甲状膜切開が必要となる。セルジンガー法で挿入を行うメルカー緊急用輪状甲状膜切開カテーテルセットでの輪状甲状膜切開の場合には，ガイドワイヤー挿入のための針やカテーテルを通しTTJVや高流量酸素投与も可能である。カテーテル挿入後にいったん酸素化を図り，一時的にも酸素化が回復すれば時間的な余裕を得て再度上気道確保に向けての評価，計画を立てることも考慮する。キット挿入中にTTJVを行うかどうかは，術者の状況を考慮した判断となる。

《2》 DAM症例

TTJVの症例を参考に，ジェットベンチレータがない状況，TTJVでも酸素化が保てない状況，TTJVで排気がない状況などの設定で練習をされたい。

◆◆ おわりに ◆◆

　キットを用いた輪状甲状膜切開の手段の中でも，セルジンガー法を用いたキット挿入は，麻酔科医にとって肺動脈カテーテル挿入用のシースイントロデューサ挿入手技と同様であり，比較的理解しやすい手技と考える．しかし，血管壁と輪状甲状膜では挿入抵抗が大きく異なる．さらに緊迫した状況下で行う手技であるため，安全に施行できるようになるには繰り返しの訓練が必須である．まず，キットの挿入手順を練習し，次にマネキンを使用した訓練，そして豚喉頭を使用した訓練などを行ってはじめて緊急時に最低限の合併症で挿入できるようになると考える．またICUで吸痰を目的にキット挿入が必要な症例が生じた場合，手技ひとつひとつを確認しながら，また緊急時を想定しながら上級医と実践することを推奨する．

文献

1) Practice guidelines for management of the difficult airway: an updated report by the American Society of Anesthesiologists Task Force on Management of the Difficult Airway. Anesthesiology 2003;98:1269-77.
2) Henderson JJ, Popat MT, Latto IP, et al. Difficult airway society guidelines for management of the unanticipated difficult intubation. Anaesthesia 2004;59:675-94.
3) Goumas P, Kokkinis K, Petrocheilos J, et al. Cricothyroidotomy and the anatomy of the cricothyroid space. An autopsy study. J Laryngol Otol 1997;111:354-6.
4) Shono A, Nomura T, Mihara T, et al. The ultrasond scanning of the anterior neck for percutaneous dilational tracheostomy (pdt): possibility of routine use of ultrasound for pdt. Intensive Care Med 2007;33:S86.
5) 野村岳志．侵襲的気道確保：輪状甲状膜穿刺・切開．Anet 2005;9:15-8.
6) Hsiao J, Pacheco-Fowler V. Cricothyroidotomy. N Engl J Med 2008;358:e25.
7) Sise MJ, Shackford SR, CruickshankJC, et al. Cricothyroidotomy for long-term tracheal access: a prospective analysis of morbidity and mortality in 76 patients. Ann Surg 1984;200:13-7.
8) Granholm T, Farmer DL. The surgical airway. Respir Care Clin N Am 2001;7:13-23.
9) Esses BA, Jafek BW. Cricothyroidotomy: a decade of experience in Denver. Ann Otol Rhinol Laryngol 1987;96:519-24.
10) Dimitriadis JC, Paoloni R. Emergency cricothyroidotomy: a randomized crossover study of four methods. Anaesthesia 2008;63:124-8.
11) Vadodaria BS, Gandhi SD, McIndoe AK. Comparison of four different emergency airway access equipment sets on a human patient simulator. Anaesthesia 2004;59:73-9.
12) Wong DT, Prabhu AJ, Coloma M, et al. What is the minimum training required for successful cricothyroidotomy?: a study in mannequins. Anesthesiology 2003;98:349-53.

（野村岳志，二階哲朗）

指導POINT

1. 輪状甲状膜部の位置把握を確実に指導する。
2. 実際の穿刺時に患者の嚥下運動などがある場合は，輪状甲状膜の位置が動くことを理解してもらう。
3. 皮膚切開は縦切開を推奨するが，皮膚の様子，表皮の血管走行を観察して最終的に切開線を決定する。斜切開でも特に問題ない。
4. 皮膚切開の長さは十分に長く，深く行う。表皮だけの切開では挿入抵抗が強く，挿入時に再切開を加える必要が生じる。
5. 穿刺針が気管に刺入したら，さらに深く刺入すると気管後壁の損傷を起こすことに十分注意を促す。
6. 気管後壁の損傷を避けるためにも，穿刺は一番後壁までの距離が長い，正中部から行わなければならないことを必ず周知する。
7. 穿刺角度が鈍の場合は，カテーテルが皮下組織で曲がり，内腔が閉塞することが多いと報告されている。
8. シミュレータで行う場合は，人口皮膚深部の構造により，気管内に針先が刺入する前に空気が吸引できるので，シミュレータと生体の差を教えることが望ましい。
9. シミュレータでは抵抗なく挿入できるカニューレ，ダイレータも，生体では強い抵抗があることを周知してもらう。
10. 吸気時の胸の動きを確認し，呼気時の空気の排泄を確認する。

Ⅱ. 手技

2. 侵襲的手技　3) 外科的輪状甲状膜切開

●● はじめに ●●

　メスを用いて皮膚から輪状甲状膜まで切開し，チューブを挿入する外科的輪状甲状膜切開は超緊急時に行う手技である。気道確保困難が発生したとき，種々の器具の準備をする時間がない状態で，医療現場ならどこでも手に入るメスで輪状甲状膜まで切開し，細い気管チューブを挿入する。外傷の現場や救急外来などで行われている半面，器具のそろっている手術室内では施行する機会は少ないと推察する。しかし，キットを用いる輪状甲状膜切開や経気管ジェット換気法（transtracheal jet ventilation：TTJV）は半盲目的に気管を確認しているに過ぎず，気管内へのカニューレ挿入が不確実になることもある。緊急時，カニューレの挿入が不確実な場合には，直接切開で気管の確認が重要となる。したがって，TTJV やキットを用いた輪状甲状膜切開を行うにあたって，必ず外科的直接切開を声門下気道確保の最後の手段として周知しておく必要がある。

1 実施のための基礎知識

《1》 輪状甲状膜の解剖 (p.100, 図1参照)

　直接切開法において，知っておくべき頚部の構造はやはり動静脈の走行である。キットを用いる場合に比べて，皮膚切開は広く，皮下も深く切開開放するため，出血の頻度も量も多くなる。また，横切開の場合には浅部で前頚静脈を損傷する可能性があることを周知する。切開部位が尾側になると，深部で甲状腺動静脈を損傷する可能があるので緊急時ではあるが確実な位置確認後の切開が重要である（**図1**）[1]。

《2》 輪状甲状膜切開の適応と禁忌

　適応と禁忌はほぼキットを用いた切開と同じである。キットを使用した切開で十分な酸素化を得られない場合，また出血などがあり気道への流入を防ぐ場合などは外科的切開でカフ付き

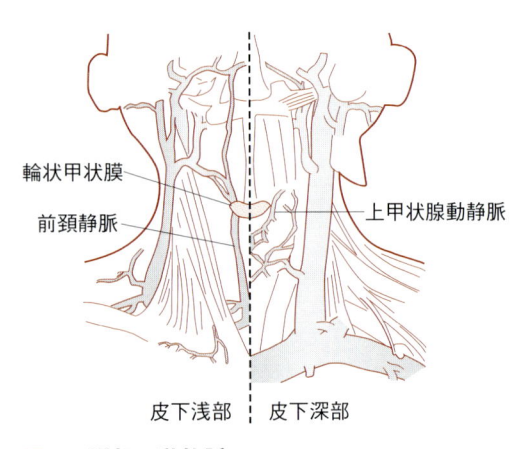

図1　頚部の動静脈
　左：浅部，右：深部
　浅部では前頚静脈，深部では上甲状腺動静脈に注意する。
（Clemente CD. Anatomy：a redional atlas of the human body. Lippincott Williams & Wilkins；1981 より一部改変引用）

気管チューブまたは気管切開チューブの挿入が必要となる。

(3) 合併症

キットを用いた切開の項（p.107）を参照されたい。ほとんどの合併症はすぐに理解できるであろう。ただ，注意してほしいのは気管の中に気管チューブが挿入できたと感じた場合でも，気管外や気管内粘膜下にチューブが迷入する場合もあり，換気ができないときにはすぐに手技をやり直すべきである。また，チューブ内にブジーなどを通して，抵抗なく深く入ることを確認するのもよい。患者の体動が激しいと，予期せぬ合併症が発生してしまう。患者が突然に動いたために切開部位が思わぬ場所になったり，深層まで達したりすることもある。常に，患者が動くのではないかという注意が必要である。

(4) キットを用いた切開との比較

種々のキットを用いた輪状甲状間膜切開とメスで輪状甲状膜を切開する外科的輪状甲状膜切開との比較を行った文献は多く認められる。比較したキットとしては，セルジンガー法で挿入するメルカー緊急用輪状甲状膜切開カテーテルセット（Cook Japan 社，東京）とクイックトラック（スミスメディカル社，東京），また国内では販売されていないポーテックス輪状甲状膜切開キット（スミスメディカル社）が多い。手技的な熟練度にもよるのであろうが，外科的に輪状甲状膜を直接切開してチューブを挿入するほうが時間的に早く，合併症も少ないという文献が認められる[2)~4)]。一方，セルジンガー法で挿入する方法がより安全という報告も認められる[5)6)]。どの方法の使用が良い悪いというよりは，術者のストレスも極まっている状況の中で行う手技のため，用いる方法は熟練度や訓練度に依存するところが大きい。訓練もマネキンを使用した一連の手技の練習も必要だが，同時に遺体や豚の喉頭を使用した訓練を行ったほうが皮膚や輪

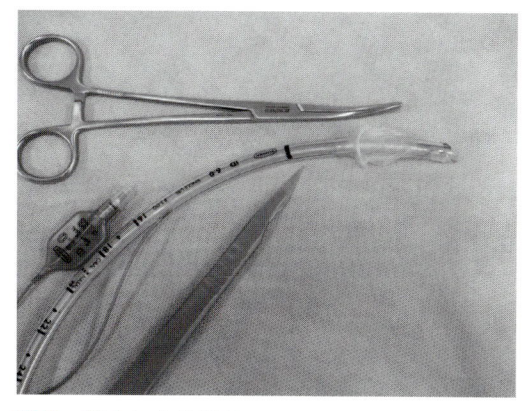

図2　基本となる道具
11番メス，曲がり鉗子，内径6mmのマーフィー孔付き気管チューブ。

状甲状膜のチューブ挿入抵抗などがよく理解でき，実際の臨床でも有用と考える。

2 準　備

(1) 感染対策と挿入部の消毒

緊急で行う手技ではあるが，可能なかぎり感染対策を行う必要がある。術者は，マスク，帽子，滅菌ガウン，滅菌手袋を装着する。切開時に血液や分泌物が切開部から噴出し，術者が被曝する可能性があることを留意して，感染防御を行う。また，いつでも分泌物を吸引できるように準備しておく。刺入部は0.5％クロルヘキシジンまたは10％ポピドンヨードで消毒を行う。刺入部消毒後，滅菌ドレープを用いる。

(2) 外科的輪状甲状膜切開をする場合の準備器具

患者が危機的状況に陥った超緊急時に最も基本となる最低限の器具はメス，マーフィー孔付き気管チューブ，曲がり鉗子である（図2）。このほかに，最近ではいろいろな補助具を用いて行っている[7)~9)]。

1．フェースシールドとマスク，手袋，滅菌ガウン

2．滅菌ドレープと滅菌ガーゼ
3．メス（11番または15番）
4．マーフィー孔付き内径5.5または6.0 mmの気管チューブ（気管切開用チューブを用いる場合もある）
5．曲がり鉗子
6．カフ充填用シリンジ（10 ml）
7．気管内吸引のための吸引管
8．潤滑ゼリー
9．局所麻酔薬（切開部の局所麻酔）
10．ペアン止血鉗子，コッヘル，フック（頸部が太く輪状甲状膜が不明瞭のときは必要）
11．固定用の針糸
12．補助道具として，輪状甲状膜切開部の孔の確認と拡張用に用いる開口器（トルソー気管拡張器，長鼻鏡），気管フック，ガムエラスティックブジー（gum elastic bougie：GEB）

③ 手技および手順

キットを使用した切開との違いは，まず術者の立ち位置である。気管の尾側方向に穿刺針を刺入して，ガイドワイヤーを挿入する操作がないため，また顎の動きや嚥下運動の抑制を堅固にするため，右手でメスを持つ術者は左手で甲状軟骨をしっかり把持できる，患者の右側に立つ。ある程度の出血は予想できるが出血した場合にも気管に早くチューブを挿入しカフを膨らませて換気を行い出血する創部と気管の分離を優先する。

1．患者の背部に枕様のものをいれ，頸部を伸展させる。
2．立ち位置はメスを右手で持つ人は患者の右側に立つ。
3．左手の第1指と第3指で甲状軟骨の側面をしっかり把持し喉頭が嚥下呼吸運動でなるべく動かないようにする。このとき，左手の手背で顎が胸側に動かないように頭側に向けて圧迫できればさらに固定が堅固になる。
4．左手の第2指で輪状甲状膜部の位置をしっかりと確認した後，局所麻酔薬を皮膚切開方向に必要最低限注射する。多量に局所麻酔薬を注入すると輪状甲状膜部が触知困難になるので注意する。
5．皮膚切開は縦切開または横切開どちらでもよい。皮膚から輪状甲状膜までが浅く，太い前頸静脈がなく部位が明確に同定できる場合は，横切開のほうが，短時間でチューブの挿入が施行できる。頸が太く皮下組織が多い症例など輪状甲状膜部が不明確な場合，また太い前頸静脈を認める症例では，皮膚と皮下のみをまず縦切開し，皮下を剥離開放後に輪状甲状膜を横切開するほうが安全で迅速となる。切開創が深部で横方向に伸びると上甲状腺動静脈などを傷つけ，出血が多量になる可能性がある。
5-1．横切開：メスの刺入は十分に深く，一度で輪状甲状膜も切開するつもりで切開する（長さ2～3 cm程度）。特に正中部は深く切開して，同時に輪状甲状膜を切開しておく。
5-2．縦切開：皮膚を皮下組織と一緒に2～3 cm程度縦切開を行う。皮下組織の多い患者で補助器具がない場合にはもっと長い切開が必要となる。輪状甲状膜の正中部の縦径は1 cm程度なので，尾側方向に切開が深くなると，輪状軟骨を損傷する場合がある。皮膚を縦切開したのちに，皮下組織を横方向に最低限剥離し，輪状甲状膜を横切開する。輪状甲状膜の縦切開では気道の開口が小さくなり，チューブ挿入時の抵抗が増す場合がある。
6．切開を加えたら，嚥下運動などで輪状甲状膜部を見失わないように，また出血しない

ように，すぐに左第2指の指尖部を切開孔に挿入する（**図3**）。

7. 輪状甲状膜の切開ができたら，鉗子で十分に切開孔を開き，鉗子先端が気管内尾側に抵抗なく進むことを確認する（鉗子を抜くときには気道の開口部を術野から逃さないように，必ず第2指先端を挿入しておく）。

8. チューブ挿入

    メスで輪状甲状膜を切開した後，チューブ挿入には種々の方法がある。A，Bの挿入方法は通常の経口気管チューブで行う方法である。気管切開用チューブを用いるときは，気管フックや拡張・開口器を使用して挿入する。

    A：鉗子で切開孔を拡張したのち，マーフィー孔を鉗子で把持して，鉗子とチューブを一緒に挿入する（**図4**）。

    B：適当に弯曲を加えたプラスチックスタイレットをチューブ先端部から5mm程度突出させ，鉗子で輪状甲状膜の孔を広げながらチューブ先端を挿入，挿入後はスタイレットをガイドにしてチューブを進めて挿入する。

    C：その他：補助器具を併用してチューブを挿入する。

    開口部にすぐブジーをいれてブジーを通して気管チューブを挿入する手技，開口孔尾側部に気管フックをかけてチューブを挿入する手技，トルソー気管拡張器で開口孔を拡張してチューブを挿入する手技や長鼻鏡で拡張して挿入する手技など施設によっていろいろな補助器具を使った手技がある。

9. 開孔部からチューブを気管に垂直に挿入すると1cm程度で後壁に達する。挿入抵抗が生じたらチューブの進行を妨げているのは後壁であるので，チューブが気管内に進行するように大きく角度を変える（**図5**）。

10. チューブ挿入はカフが見えなくなる深さで固定する。気管支挿管にならないように留意する。

11. チューブが挿入できたらただちにカフに空

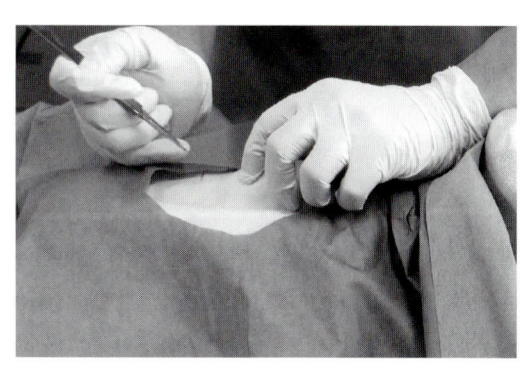

図3　皮膚切開後は左第2指の指尖部を切開孔に挿入する
嚥下運動などで切開部が移動しても，輪状甲状膜部を見失わないようする。

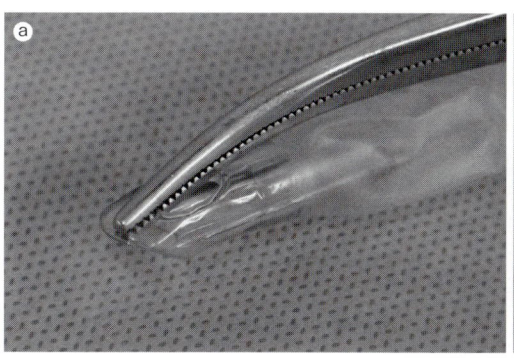

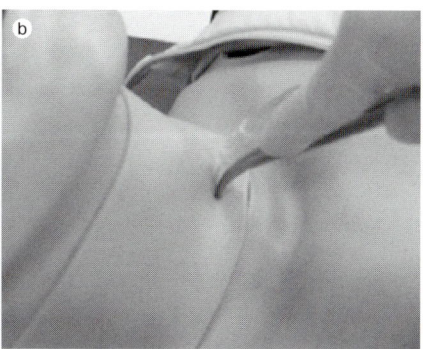

図4　鉗子でのチューブ把持の方法と輪状甲状切開部への挿入方法
（a）鉗子を気管チューブのマーフィー孔を通してしっかりと把持する。
（b）鉗子を挿入する要領でしっかりと輪状甲状膜切開部にチューブを挿入する。

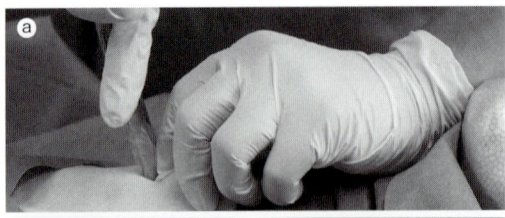

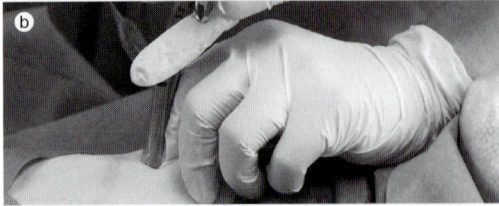

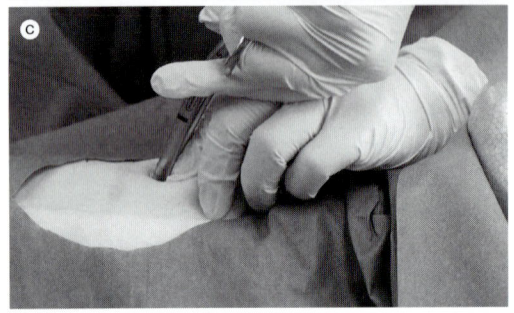

図5　曲がり鉗子でチューブを挿入している図
手技は上から順。
(a) 輪状甲状膜を貫くとチューブ先端がすぐに後壁に当たる。
(b) チューブ先端の方向を尾側方向に大きく曲げる。
(c) 尾側方向に鉗子とチューブを1cm以上は進行させて、鉗子を開放する。

気10 ml程度を入れ、換気を試みる。

4　訓　練

《1》シミュレータ・マネキンによる訓練

▶準　備

1．メス（11番または15番）
2．曲がり鉗子
3．マーフィー孔付き内径5.5 mmまたは6 mmの気管チューブ
4．カフ充填用シリンジ（10 ml）
5．潤滑ゼリー
6．補助器具：開口器（トルソー気管拡張器，長鼻鏡），気管フック，GEB

外科的輪状甲状膜切開は迅速なチューブ挿入が合併などを少なくすることを周知しながら練習を行う。メスの使用方法，喉頭の把持のやり方，鉗子の使い方などをシミュレータ・マネキンにより，繰り返し練習する。マネキンによる切開・チューブ挿入を行った後は，豚喉頭などによる練習が望ましい。マネキンは皮膚が容易に切開でき皮下組織もないため輪状甲状膜部の挿入通過抵抗がない。実際の患者で行う場合との難度の違いが大きいので，豚喉頭または遺体による練習が必要である。

《2》豚喉頭を使用した外科的輪状甲状膜切開

▶豚喉頭の解剖（p.113，図5参照）

豚の喉頭は輪状甲状膜部が狭いため，挿入チューブは内径5.5 mmが望ましい。

▶準　備

1．豚喉頭，豚の皮膚（30 × 30 cm）
2．固定台
3．メス（11番または15番）
4．曲がり鉗子
5．マーフィー孔付き内径5.5 mm
6．カフ充填用シリンジ（10 ml）
7．潤滑ゼリー
8．補助器具：開口器（トルソー気管拡張器，長鼻鏡），気管フック，GEB

▶喉頭の固定

1．喉頭を手に持ち，輪状甲状膜部を触わり位置を確認する。
2．約10 cmの高さの安定した台に固定する。台に固定するときは喉頭が手技中に動揺しないように工夫する。
3．皮膚をかぶせる。皮膚は何度も反復して使用する。少しずつ皮膚の位置をずらして次の切開部が前の切開部と同じにならないよ

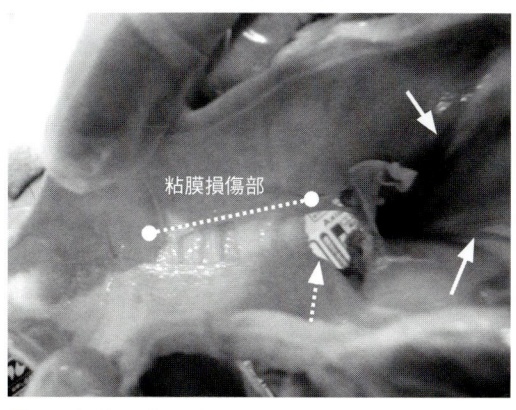

図6 気管内粘膜を損傷した実習後の喉頭内面
気管膜様部を切開して後壁側から観察している風景。気管チューブは輪状甲状膜部から約2cm気管前面粘膜下を走行したと思われる。
実線矢印：声帯，点線矢印：輪状甲状膜。

うに設置する。

▶ 手技練習

前述した挿入手順に沿って繰り返し挿入する。一手技ごとに皮膚の固定位置を少しずらして，前回切開していない部位で手技を練習する。

▶ 実技後の解剖による切開孔の確認

1. 喉頭および気管を背側より（気管は膜様部）開き，気管内部から実際に開けた輪状甲状膜の孔の位置が適切かを確認する（**図6**）。
2. 輪状甲状膜部以外の部位の気管内粘膜の損傷がないか確認する。損傷がある場合には，その原因を考察する。特に，輪状甲状膜を通過したチューブの挿入抵抗が強かった場合には，粘膜損傷の可能性が高い。

5 症　例

《1》外科的輪状甲状膜切開はどのようなときに行うか？

声門上からの上気道確保が困難であり，急峻に Sp_{O_2} が低下し90％以下になり酸素化の改善が見込めない状況でほかの手段がないときに輪状甲状膜切開が必要となる。経験が少ない術者が行う場合は，セルジンガー法キットを用いて行うことを推奨する。しかし超緊急時やキットが手元にないとき，キットでカニューレ挿入後も Sp_{O_2} の上昇を認めないとき，また出血などで気道への異物の流入の可能性が高いときは，外科的輪状甲状膜切開が必然となる。非常に緊迫した状況の決断となるため，術者の適切な状況判断が必要である。

《2》DAM症例

TTJVの症例を参考に，ジェットベンチレータがない状況，TTJVで酸素化が保てない状況，輪状甲状膜切開キットが手元にない状況などの設定で練習をされたい。

◆◆ おわりに ◆◆

Cannot ventilate, cannot intubate（CVCI）状態の最後の手段である輪状甲状膜切開であるが，外科的輪状甲状膜切開が求められる状況は非常に緊迫しており声門上からの気道確保を検討する余裕がない場合が多い。最近，救急部の先生から cannot ventilate, cannot oxygenate（CVCO）という言葉を聞いた。この言葉のごとく，とにかく血液の酸素化を目指して瞬時に判断するのが外科的輪状甲状膜切開であろう。手術麻酔中は外科医が必ず臨席する状況であり，麻酔科医が輪状甲状膜切開を行う機会は少ないと想定する。しかし，緊迫した状況下での輪状甲状膜切開は経験の少ない外科医にとっても難しい手技となり合併症も増加する。上気道確保，気道管理が得手な麻酔科医として最終手段の外科的輪状甲状膜切開を周知しておく必要がある。

文献

1) Clemente CD. Anatomy : a redional atlas of the human body. Lippincott Williams & Wilkins ; 1981.
2) Simon L, Tighe SQM, Nekson A. Surgical vs wire-guided cricothyroidotomy : a randomised crossover study of cuffed and uncuffed tracheal tube insertion. Anaesthesia 2006 ; 61 : 565-70.
3) Dimitriadis JC, Paoloni R. Emergency cricothyroidotomy : a randomized crossover study of four methods. Anaesthesia 2008 ; 63 : 1204-8.
4) Schober P, Hegemann M, Schwarte LA, et al. Emergency cricothyrotomy : a comparative study of different techniques in human cadavers. Resuscitation 2009 ; 80 : 204-9.
5) Mariappa V, Stachowski E, Balik M, et al. Cricothyroidotomy : comparison of three different techniques on a porcine airway. Anaesth Intensive Care 2009 ; 37 : 961-7.
6) Schaumann N, Lorenz V, Schellongowski P, et al. Evaluation of seldinger technique emergency cricothyroidotomy versus standard surgical cricothyroidotomy in 200 cadavers. Anesthesiology 2005 ; 102 : 7-11.
7) MacIntyre A, Markarian M, Carrison D, et al. Three-step emergency cricothyroidotomy. Mil Med 2007 ; 172 : 1228-30.
8) Bramwell KJ, Davis DP, Cardall TV, et al. Use of the trousseau dilator in cricothyrotomy. J Emerg Med 1999 ; 17 : 433-6.
9) Helm M, Gries A, Mutzbauer T. Surgical approach in difficult airway management. Best Pract Res Clin Anaesthesiol 2005 ; 19 : 623-40.
10) 中尾博之, 上農喜朗, 中川雅史, ほか. 豚を用いた輪状甲状膜切開法のトレーニング. 日臨麻会誌 2009 ; 29 : 848-54.

〈野村岳志〉

指導 POINT

1. 輪状甲状膜部の位置把握を確実に指導する。
2. 実際の穿刺時に患者の嚥下運動などがある場合は，輪状甲状膜の位置が動くことを理解してもらう。
3. 皮膚切開は縦切開を推奨するが，皮膚の様子，表皮の血管走行を観察して最終的に切開線を決定する。斜切開でも特に問題ない。
4. 皮膚切開の長さは2～3cmと十分に長く，深く行う。表皮だけの切開では挿入できないので，繰り返し皮下組織に達するまで切開するように指導する。
5. 縦切開の場合は，十分に深く切開が必要ではあるが，輪状軟骨を損傷しないことも意識させる。
6. 横切開の場合は，前頸静脈，上甲状腺動静脈の位置を意識させる。
7. 実際の臨床では出血を認めるので，少量の出血のときには手技の進行を優先させること，また動脈性の出血のときには止血鉗子を血管にかけてすぐに手技を続行することを教える。気道確保による酸素化が最優先であることを理解してもらう。
8. 皮膚切開や輪状甲状膜切開・開口後など手技の合間には，必ず喉頭を把持している手の第2指指尖部を切開創に強く挿入して，止血を行うと同時に，位置を見失わないように促す。
9. 開孔部よりチューブを気管に垂直に挿入すると約1cmで，すぐに気管後壁に達することを理解してもらう。チューブ挿入する気管の方向は水平に近いことを理解してもらう。
10. チューブ挿入は深くなるとすぐに気管支に達するので，カフが見えなくなった場所で固定するように促す。
11. チューブが挿入できても換気が可能となってこそ適切に留置された証明である。吸気時の胸の動きを確認し，呼気時の空気の排泄を確認して，換気のできない場合はやり直す。気管壁と気管内粘膜の間にチューブが挿入されることもある[10]。

Ⅲ.

特殊な状況でのDAM

III. 特殊な状況での DAM

1. 歯科の DAM

●●● はじめに ●●●

　歯科治療はその多くが診療所における（局所麻酔下）外来処置である．当然，意識下処置がメインであり，普段は DAM とは縁遠い医療行為だと考えられる．しかし，後述するような状況では気道に関してむしろクリティカルな状態を引き起こす可能性があり，歯科医療従事者（歯科医師，歯科衛生士，歯科助手など）も DAM をはじめとした気道管理のスキルならびに知識の獲得に励む必要があろう．本項では歯科における DAM に関連した特殊性について述べてみたい．

① 歯科の特殊性

　歯科の治療対象臓器は口腔であり，診療時に口腔に与える操作は非常に多岐にわたる．鎮静中の局所麻酔下手術時の口腔への操作を写真（図1）に示すが，開口器を装着した状態で注水下の切削処置や出血を伴う行為が行われるため，咽喉頭部への影響は十分考慮しなければならない．歯科治療は気道の入口である口腔内で行われていることを常に認識すべきであろう．ちなみに，図2に気道のカットモデルを示すが，下顎第 2 大臼歯から声門部までは数 cm の距離しかなく，治療器具をさまざま交換して用いる歯科治療の潜在的な危険性を物語っている．厚生労働省の統計によると，全体的な死因において，異物による気道閉塞が原因の死亡割合（約 0.5～1％）はそれほど多くないが，歯科では全死亡数 126 例中，29 例と極めて高率（23％）に起こっている[1]ことから，窒息解除を含めた 1 次救命処置の習得も合わせて必要である．

　ここで，歯科における気道管理の特徴について列挙してみたい．

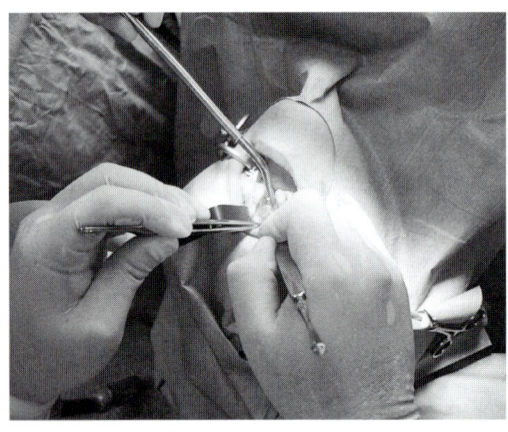

図 1　口腔への操作
出血や注水が咽喉頭部に与える影響は大きい．

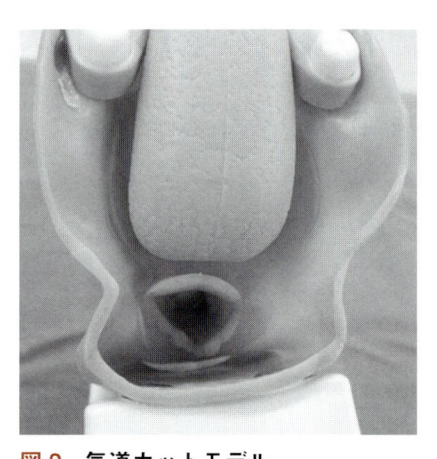

図 2　気道カットモデル
下顎第 2 大臼歯から声門部まで数 cm で到達する．

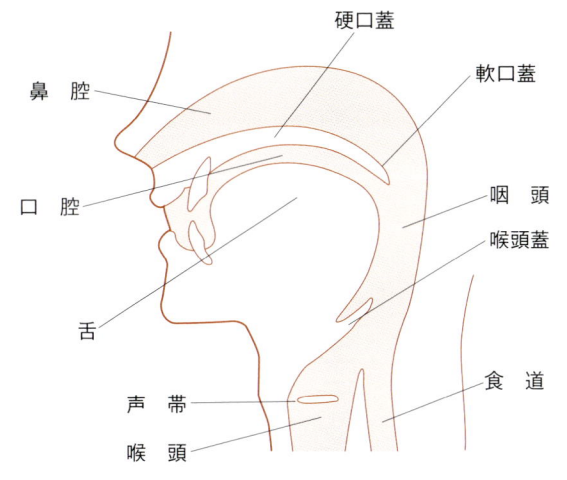

図3　気道模式図
口腔は気道の入口である。

①治療部位が気道の入口（図3）であり，開口を必要とする

　前述のように治療操作が口腔気道に与える影響は大きい。特に，開口を余儀なくされることは気道にとって非常に重要な意味をもつ。Ayuseら[2]は，ミダゾラム鎮静中の開口操作は上気道陰圧を41％に低下させ，上気道抵抗を1.2倍にすることを報告している。下顎および周囲支持組織の位置変化によるものと考えられるが，開口は容易に上気道虚脱を招き，気道の開存を維持できない状態として注意すべきであろう。さらに，開口は下顎骨を後下方へ移動させるが，下顎骨の後下方への偏位は舌骨の位置変化を引き起こし，気道径に影響を及ぼす[3)4)]。いずれも気道にとっては不利な条件であり，解剖学的に気道の発達が未熟な小児などでは体抑制を伴う歯科診療そのものが時として致死的になることを忘れてはならない。

②治療内容が直接気道構造に影響する

　適切な咬合高径や歯列弓が維持されないと，気道を構成する口腔内の状態が変化する。固有口腔の体積減少や舌房の変化を来すことで，気道に不利な場合がある。また，歯への補綴処置によるクラウンの長さや傾斜などが，喉頭展開に及ぼす影響も無視できない。

❷ 歯科におけるDAM

①通常の歯科口腔外科手術や歯科治療時の全身麻酔において，一般的な麻酔導入で気道確保が困難と考えられる症例（換気や気管挿管困難症例）[5]

▶気道の条件

1. 開口量：2横指以下
   下顎智歯周囲炎をはじめとする頭頸部の炎症，腫瘍，顎骨骨折を伴う外傷，脳卒中，顎関節障害，瘢痕，手術侵襲，咀嚼筋への放射線障害，心因性などさまざまな原因で開口制限が見られる。

2. 歯-上顎前歯が前突また狭窄歯列
   前述のとおり，歯の傾斜や長さ，歯列弓の形態が影響する。さらに，上顎前歯の前突は非肥満者で睡眠時無呼吸症候群（obstructive sleep apnea syndrome：OSAS）と関連している報告[6]も見られ，潜在的因子としても見逃せない。

3. 舌-口腔咽頭に占める気道の割合が過小（相対的に舌が大きい）

下顎の無歯顎者は舌の緊張が弛緩し，相対的に過大になりやすい。
4．舌扁桃の過大
舌根部の扁桃が肥大することで咽喉頭スペースを占拠し，さらに喉頭展開に影響する可能性がある[7]。
5．Mallampati 分類[8]でクラス3，4
6．下顎のスペースが小さい
骨格に加えて，軟組織の絶対的な量やコンプライアンスも検討する必要がある。
7．下顎-舌骨間距離≦2横指
8．下顎-甲状軟骨間距離≦6 cm
両距離の過小はいずれも下顎スペースの減少につながりやすい。
9．頸部伸展が制限
10．短頸
11．頭頸部外傷の既往
12．高度肥満
13．鼻腔の狭小
歯科麻酔管理症例の挿管のほとんどが経鼻挿管であるため，鼻腔ならびに鼻道の状態や粘膜性状などの鼻内因子は非常に重要である。症例によっては耳鼻科での術前精査や加療を必要とする。Sanuki ら[9]は，パーカー気管チューブ®が鼻損傷を防止することを報告しており，用いるチューブの選択についても重要であることがうかがえる。

▶ **気道確保困難な障害**[10]
1．小顎症：Pierre-Robin 症候群，Treacher-Collins 症候群，Goldenhar 症候群，Hallermann-Streiff 症候群，頭蓋顔面形成異常（Apert 症候群，Crouzon 症候群）
2．開口制限・小口（逆に巨口症）：Freeman-Sheldon 症候群
3．顎関節拘縮による開口制限：多発性関節拘縮，Hunter 症候群，Hurler 症候群
4．頸椎可動域制限：Klippel-Feil 症候群，Escobar 症候群，頸椎癒合，重度の翼状頸

▶ **その他，顎顔面腫瘍，感染，炎症，変形など**

▶ **患者背景**
1．気道確保の緊急性：外傷や口腔底などの炎症で，緊急の気道確保の必要性がある場合
2．患者の協力性：年少や重度の知的障害などで協力が得られない場合

②歯科口腔外科手術の再手術症例

口腔癌の再発（**図4**）や，口腔再建術の術後（**図5**）など歯科口腔外科領域で再手術を必要とする症例は，DAM の対象となりやすい。例えば，小顎症の治療として行われる下顎骨延長術では，顎外骨延長装置を除去するための再手術を必要とするため，装置装着状態での麻酔導入を必要とする（**図6**）。もちろん，最初の骨延長時の麻酔導入も非常に困難であり，小顎症症例は総合的かつ綿密な麻酔管理計画を要するであろう。

③障害者，特に顎顔面の奇形を有する患者の歯科治療で薬物による行動調整（鎮静，全身麻酔）を必要とする症例

重度の知的障害をもつ障害者の歯科治療に鎮静もしくは全身麻酔を応用することがあり，歯科治療を確実かつ有効に行い得る[11]ため，障害者歯科は歯科麻酔の大きなフィールドとなっている。ただし，集約的な医療施設（大学病院や総合病院）に来院させるのが困難であり，各地域で全身管理可能な歯科治療ユニットを備えた口腔保健センターで実施されることが多く，DAM 設備は不十分なことが多い。上述のように，気道に直結した奇形を有する患者も多く，今後のスタッフのスキルならびに設備の拡充がいずれの施設においても急務であろう。

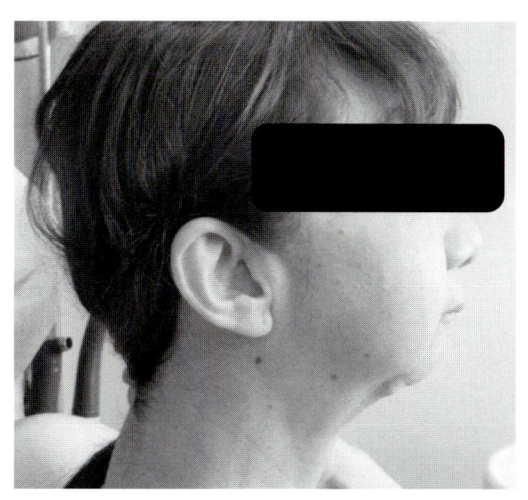

図4　下顎切除後症例
小顎症を呈している。

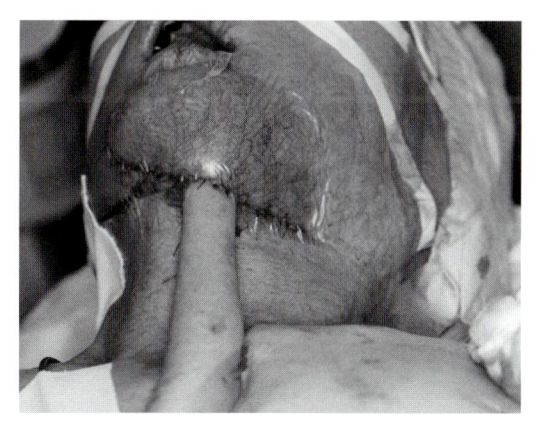

図5　前胸三角筋皮弁
(大阪歯科大学口腔外科学第1講座講師　山田耕治先生からご提供)

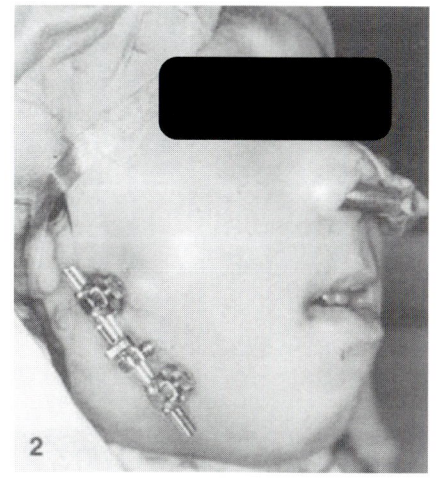

図6　顎外骨延長装置
(Sugihara T, Kamashima K, Igawa H, et al. Mandibular lengthening by gradual distraction in humans. Eur J Plast Surg 1995；18：7-10 より引用)

④歯科異物による気道閉塞

　治療時に診療の小物や義歯，クラウンなどの誤った口腔内への落下で窒息を来し得る。気管径は1cm前後とあまりにも細く，少し大きめのもの（例えば抜去歯など）で容易に窒息となる。失神，脳卒中，心臓発作，痙攣，薬物過量なども突然の呼吸不全を引き起こすが，対応がまったく異なるので症状についてよく鑑別する必要がある。表にほかの呼吸困難を呈する代表的な疾患と鑑別について示した[12]。

　以上，歯科における気道管理の考え方について記した。Mishraら[13]は口腔癌手術260例の気道管理について報告しているが，通常の導入下に直接喉頭鏡を用いて挿管を行ったのはわずか64％であったことを示している。また，7％の症例において予定および緊急的に気管切開が施行されており，さらに特筆すべきは，85％の症例で翌日以降の抜管が選択されている点である。DAMには抜管のストラテジーも含まれている[5]が，歯科口腔外科症例では適切な抜管時期を見定めるのが困難であることを示唆している。歯科麻酔領域の通常抜管後に，気道ならびに呼吸原性のトラブルをもたらす症例は以前より多く報告されており[14)〜16)]，上気道と交錯する手術部位の気道管理はより慎重であるべきであろう。

③ 症　例

《1》 口腔癌再発症例における気道管理

①症　例

　70歳，男性。身長165cm，体重60kg。3年

表 急性呼吸障害の鑑別　　　　　　　　　　　　　　　　（●：頻発，○：ときどき）

		異物による気道閉塞	気　胸	過換気症候群	気管支炎肺　炎	気管支喘息
発　症	突　然	●	●	●		
	数日で				●	
	反　復					●
咳	乾　性	●	○			
	湿　性	○			●	●
喘　鳴	吸　気	○				
	呼　気	●	○		●	●
備　考		突然発症	過去の既往	所見に乏しい	他の症状（発熱など）	アレルギーの既往

症状の相違に注意すべきである。
（牧野荘平．診断のすすめ方と鑑別診断．図説内科診断治療講座14：気管支喘息，慢性気管支炎．熊原雄一，高久史麿，清水直容，ほか編．東京：メジカルビュー社；1989．p.110-23より一部引用）

前に下顎左側歯肉癌を発症し，下顎左側区域切除，頸部郭清ならびに大胸筋皮弁およびプレート再建術が施行された．以後，定期的に局所のフォローを受けていたが，1カ月前のMR検査で再発を認め，下顎辺縁切除術が予定された．

既往歴：高血圧症と糖尿病を10年前より指摘され，投薬加療中である．

術前検査：血糖値が130 mg/dlで，HbA_1Cが7.0％，血圧は140/88 mmHgであった．その他，軽度の肝・脂質系の高値を認めた．

現症：左側下顎骨および頸部組織の著しい欠損と，開口制限（2横指），皮弁による口腔底の膨隆が観察された．舌運動は障害されておらず，頸部の後屈が若干制限されていた．Mallampati分類はクラス3で下顎前歯は腫瘍のためやや動揺が見られた．

▶ Tips

1．上気道に関連する事前の診察や評価は可能な限り行っておく．特に再手術症例では，マスク保持は可能なのか，頭位はどの程度フレキシブルなのかなど，チェックすべき事項は多い．

2．歯科口腔外科手術の大半は経鼻挿管で手術を行うので，術前耳鼻科対診もルーチンに行われている．鼻道の開通や突起・ポリープの有無などをチェックしてもらう．

3．術後の気道対策を考慮した気道確保を計画する．気管切開による術後管理が必要であれば，事前気管切開を選択する方がスムーズに管理可能となる．

② 麻酔計画

以上よりASA PS2と評価し，鎮静下に気管支ファイバースコープ（FOB）による経鼻気管挿管を予定した．

▶ Tips

挿管困難が予測される症例はほぼ，鎮静下のFOBによる気管挿管が計画される．ASAのアルゴリズム（p.20，図16参照）上は，primary strategyでの「意識下挿管」→「非侵襲的挿管」となり，最も安全かつ低侵襲な方法である．

③ 麻酔導入

入室後，ルーチンモニター＋BISモニター

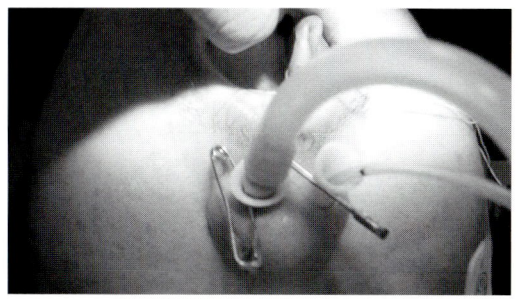

図7 両側経鼻エアウェイの挿入
吹送による酸素投与を行いながら，必要な処置を遂行できる（右鼻腔は咽頭内の吸引を行っているところ）。

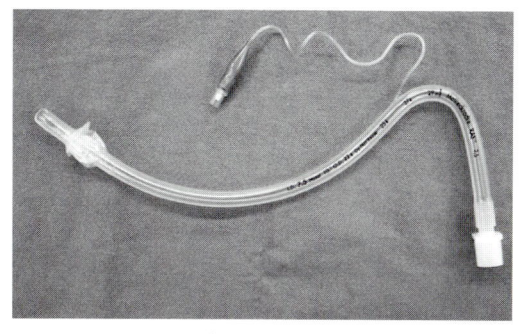

図8 経鼻チューブ
挿管後，頭部に屈曲するため術野を妨げない。

装着後に静脈路を確保して，マスクで酸素6l/分を投与し，フェンタニル50μgとミダゾラム2mgを投与した。ややdrowsyとなり，さらにBIS値が70〜80程度となるように，プロポフォールを1〜2mg/kg/hrで持続投与した。鎮静開始時から咽喉頭内に対して，4%リドカインによる局所麻酔スプレーを頻回に行った。

▶ Tips

1. 導入時の酸素投与は，吸入酸素濃度に依存して無呼吸に耐える時間を延長させると報告[17]されており，自発呼吸中は可及的に投与すべきである。
2. BISモニターで鎮静レベルを推定しながら導入するのが望ましい。また，経鼻挿管は経口挿管と異なり，鼻腔内にチューブを通過させる侵襲が大きく，適度な鎮静を必要とすることが多い。
3. 咽喉頭内の表面麻酔が十分できていれば，FOBが極めてスムーズに操作可能となる。表面麻酔薬2mlのシリンジに23G程度の短針を装着し，輪状甲状間膜を穿刺して気管内に投与し，咳嗽で拡散噴霧させてもよい。この操作は事前の輪状甲状間膜の確認になり，緊急時の対策の一環としても適切である。

④ 鼻腔の処置

水溶性ゼリー9gにアドレナリン1mgを薬杯内に溶解し，15cm程度の綿棒を用いて両鼻腔にゼリーを塗布した。その後，経鼻エアウェイ（#7.0）を両鼻腔に挿入して酸素投与を継続し，咽頭内吸引を行った（図7）。

▶ Tips

1. 綿棒で鼻道を確認すると，鼻道の角度や走行がわかりやすい。止血処置もでき，一石二鳥である。
2. 両側経鼻エアウェイの挿入は，酸素を投与しながら経鼻挿管を行う前準備として最適である。この際，回路は開放して喉頭への吹送程度と考えればよい。緊急時には陽圧換気も可能かもしれない。
3. 視野を確保するために咽頭内の吸引は十分行っておく必要がある。

⑤ チューブの挿入

酸素投与を行っていない経鼻エアウェイを抜去し，あらかじめ70℃程度の生理食塩液で保温した経鼻用マリンクロット社製カフ付きレイチューブ®（図8）#7.0を経鼻的に口腔内まで挿入する（十数cm）。

▶ Tips

1. やや熱めにチューブを加温することで，

III 特殊な状況でのDAM

1 歯科のDAM

チューブが軟化し鼻道を損傷し難くなると考えられる[18]。挿入に抵抗があったり，咽頭粘膜下に迷入しそうな場合は，気管吸引チューブやガムエラスティックブジーなどをガイドにして挿入するか，FOBを先行させるとよい。

2．一度チューブを挿入すれば，何度も抜き差ししない方がよい。鼻道の損傷につながる恐れがある。鼻エアウェイ同様，陽圧換気にも利用可能である。

⑥ FOBの挿入・観察

チューブ内にFOBを挿入し，声門部を確認して先にFOBを気管内に挿入した。

▶ Tips

同時に角度を付けた舌圧子などで舌を圧排し，口腔内のスペースをキープするとFOBで観察しやすい。またレイチューブのように体外でチューブが屈曲している場合は，補助者がチューブを伸ばしておくと操作しやすくなる。すなわち，FOB操作者1名，舌保持者1名，チューブ保持者1名の計3名で挿管に携わると，かなり挿管が容易になると思われる。

⑦ 気管内へのチューブの挿管

先行したFOBに続いて気管チューブを送り込む。

▶ Tips

先端が声門部に引っかかったり，うまく挿入できない場合は，枕を高くすることでスニフィングの程度を強くすると挿入しやすい。したがって，事前に頸部の前突程度についても確認する必要がある。

⑧ 挿管後は…

FOBを引き抜き，チューブを麻酔回路と接続する。カプノグラフィーで気管挿管ができていることを確認し，7%セボフルランで入眠させた。

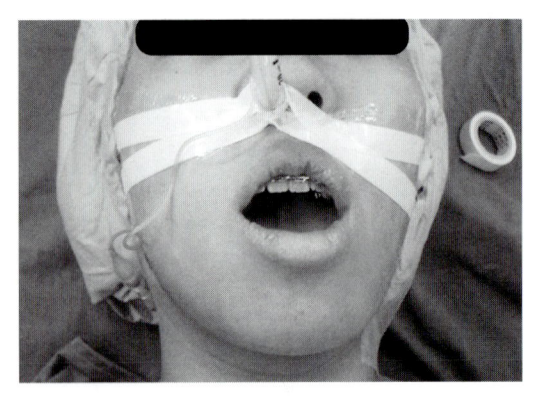

図9 気管チューブの固定
事故抜管のないように厳重に固定する。

▶ Tips

歯科口腔外科手術の挿管チューブは術野に気道部分を託してしまうため，事故抜管のないようにしっかり固定する（**図9**）。

（2）知的障害者の口腔底蜂窩織炎症例における気道管理

① 症　例

30歳，男性。身長180 cm，体重90 kg。重度の知的障害を伴った自閉症症例である。

既往歴：肥満による高脂血症を指摘されているが，未治療である。

日常生活は食事，排泄を含めてほぼ介助を必要とし，簡単な診察以外の医療行為は現在まで不可能であった。

現病歴：7日前から下顎右側の智歯周囲炎を発症し，3日前から口腔底ならびに前頸部に炎症が拡大した。臨床的に蜂窩織炎と診断し，口腔底切開排膿とドレーン留置術が全身麻酔下に予定された。

術前評価：血液検査のみ可能で，炎症マーカーの上昇と軽度の肝・脂質系の高値を認めた。さらに38.5℃の発熱が見られ，口腔底から前

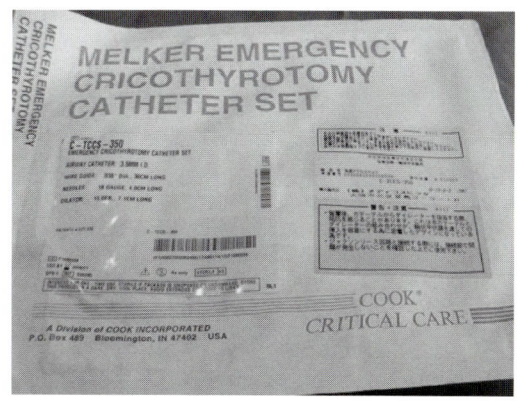

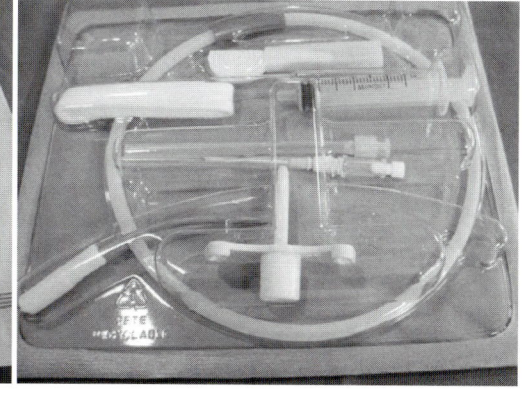

図10 緊急輪状甲状間膜切開キット
（Cook社製メルカー緊急用気管切開カテーテルセット）

頚部にかけての発赤と腫脹が著明であり，舌の軽度の突出が見られた。頚部の可動性は良好であったが，開口は1横指程度で，口腔内は観察不可能であった。

▶ Tips

知的障害のある患者では十分な術前評価を行うことは困難な場合が多い。ただし，保護者や在所施設，ヘルパーの方々からの詳細なメディカルインタビューや身体診察のみでもある程度の評価は可能である[19]。

②麻酔導入

手術室に入室しないため，口腔外科外来での麻酔導入を予定した。数人で抑制下に静脈路を確保し，ミダゾラムを2mg投与して心電図モニターとパルスオキシメータを何とか装着した。

▶ Tips
1. 障害者では全身麻酔導入後にモニタリングを開始することもある。
2. 導入前に前投薬を用いる（ミダゾラム・クロニジンの経口投与など）場合もあるが，気道に問題のある症例では控えるべきである。

③導入経過

患者はやや奇異呼吸気味となり，Sp_{O_2}が92％に低下した。体動はあまり収まらず，依然数人での身体抑制は必要で，仰臥位での体位保持はかなり困難であった。

▶ Tips

医療を受け入れるための行動調整として鎮静や全身麻酔を行うが，本症例のように気道リスクが存在する場合，不適応行動としての体動か気道閉塞による不穏なのかを見極めることは困難である。過度の鎮静はやはり控えるべきである。

④気道アプローチ

ラリンジアルマスク（LMA）および緊急用輪状甲状間膜切開キット（**図10**）を準備し，抑制下にセボフルラン3％をマスクで吸入させた。入眠後，ただちに経鼻エアウェイを挿入した。

▶ Tips
1. 本来ならprimary strategyで意識下挿管を選択すべきであるが，障害を有する背景を考慮すれば，麻酔導入後の気道確保を選ばざるを得ない。換気ができない場合に備

えて，輪状甲状間膜切開キットや経気管ジェット換気装置の準備は不可欠である．もちろん，使用に際しては各手技について事前に十分なトレーニングを行う必要があり，致死的な状態における最終手段としてのデバイスであることを認識されたい．
2．麻酔薬はすぐに覚醒が可能な吸入麻酔薬を選択した．

⑤ FOB下気管挿管

自発呼吸を残したまま，エアウェイを挿入したのと反対側の鼻腔からFOBガイド下に#6.0の経鼻用マリンクロット社製カフ付きレイチューブ®を挿入した．

▶ Tips

1．手早く挿管できるのであれば，どのデバイスを用いてもかまわない．ただし，エアウェイスコープはある程度の開口距離を必要とするので，挿入が困難かもしれない．またLMAは経口アプローチとなるため，手術の障害になる可能性もあり，緊急的な気道確保以外には推奨できない．
2．チューブサイズは口腔底の炎症を考慮して通常より細めにする．また，挿管に手間取る場合には，この状況では緊急気管切開の必要性も迅速に判断する必要がある．

◆◆ おわりに ◆◆

以上，歯科領域のDAMについてその一端を紹介した．日頃から歯科は気道の入口に最も近い部分の診療行為であることをわれわれ自身も再認識しなければならない．歯科麻酔については，詳細な歯科口腔外科手術の麻酔管理に関する報告[20]が掲載されたので，ご興味のある諸兄はそちらを参照されたい．歯科ではまた特殊な障害者の麻酔管理を行う機会も少なくなく，歯科スタッフのみでDAM対策せざるを得ない場合も多いため，日本医学シミュレーション学会が主催するDAM実践セミナーのインストラクター資格[21]を歯科麻酔科専門医まで拡大いただいた点には大いに深謝したい．やはり教育こそ最大の学習である．「備えあれば憂いなし」とはよく言ったものであるが，救急救命処置も含めたシミュレーション・スキルトレーニングの実践を今後もますます提唱すべきであろう．

文　献

1) 伊藤　寛，小川幸恵，清野浩昭，ほか．歯科治療に関連した重篤なショック，心肺停止報告200例の検討．蘇生 2005；24：82-7.
2) Ayuse T, Inazawa T, Kurata S, et al. Mouth opening increases upper-airway collapsibility without changing resistance during midazolam sedation. J Dent Res 2004；83：718-22.
3) Sugioka S, Kotani J, Momota Y, et al. Acute morphological changes in the upper airway after osteotomy for skeletal mandibular prognathism. Dent Jpn 1998；34：116-9.
4) Kitagawara K, Kobayashi T, Goto H, et al. Effects of mandibular setback surgery on oropharyngeal airway and arterial oxygen saturation. Int J Oral Maxillofac Surg 2008；37：328-33.
5) Practice guidelines for management of the difficult airway：an updated report by the American Society of Anesthesiologists Task force on management of the difficult airway. Anesthesiology 2003；98：1269-77.
6) Miyao E, Noda A, Miyao M, et al. The role of malocclusion in non-obese patients with obstructive sleep apnea syndrome. Inter Med 2008；47：1573-8.
7) 小幡良次，足立裕史，五十嵐寛，ほか．舌扁桃により挿管困難，マスク換気困難となった肥満患者の麻酔経験．麻酔 2008；57：1269-72.
8) Mallampati SR, Gatt SP, Gugino LD, et al. A clinical sign to predict difficult tracheal intubation：a prospective study. Can J Anaesth 1985；32：429-34.
9) Sanuki T, Hirokane M, Matsuda Y, et al. The

Parker Flex-Tip™ tube for nasotracheal intubation : the influence on nasal mucosal trauma. Anaesthesia 2010 ; 65 : 8-11.
10) 広木公一. 小児の気道確保が困難な症例の発見法とその特異度・感度. LiSA 2007 ; 14 : 30-8.
11) Miyawaki T, Kohjitani A, Maeda S, et al. Intravenous sedation for dental patients with intellectual disability. J Intellect Disabil Res 2004 ; 48 : 764-8.
12) 牧野荘平. 診断のすすめ方と鑑別診断. 熊原雄一, 高久史麿, 清水直容, ほか編. 図説 内科診断治療講座14：気管支喘息, 慢性気管支炎. 東京：メジカルビュー社, 1989. p.110-23.
13) Mishra S, Bhatnagara S, Jha RR, et al. Airway management of patients undergoing oral cancer surgery : a retrospective study. Eur J Anaesthesiol 2005 ; 22 : 510-4.
14) 森 良之, 西條英人, 近津大地, ほか. 下顎骨切り術後に気道閉塞を生じた1例. 日口外会誌 2006 ; 52 : S64.
15) 弦巻 立, 田中 裕, 瀬尾憲司, ほか. 術後出血による上気道閉塞に対して, 緊急気管切開を行った2症例. 日歯麻会誌 2008 ; 36 : 515.
16) 次田佳代, 上田雅史, 安田善一, ほか. 上下顎後方移動術の術後に陰圧性肺水腫をきたした1症例. 日臨麻会誌 2009 ; 29 : 642-7.
17) Edmark L, Kostova-Aherdan K, Enlund M, et al. Optimal oxygen concentration during induction of general anesthesia. Anesthesiology 2003 ; 98 : 28-33.
18) 佐久間泰司. 絶対に鼻血の出ない経鼻挿管. 貝沼関志, 編. 麻酔・救急・集中治療 専門医のわざ ひとつレベルアップした, とっておきのコツ, ヒミツ. 東京：真興交易医書出版部；2000. p.23-8.
19) American Society of Anesthesiologists Task Force on Preanesthesia Evaluation. Practice advisory for preanesthesia evaluation. A report by the American Society of Anesthesiologists Task Force on Preanesthesia Evaluation. Anesthesiology 2002 ; 96 : 485-96.
20) 横山武志, 有坂博史, 古屋宗孝, ほか. 症例検討・歯科口腔外科手術の麻酔. LiSA 2010 ; 17 : 47-84.
21) DAM インストラクター認定規約（http://js-dam.com/pdf/59.pdf）

（杉岡伸悟）

III. 特殊な状況での DAM

2. 小児の DAM

●●● はじめに ●●●

　小児や乳児に特化した DAM 指針はないが，成人用の指針に述べられている酸素化，気道確保に複数の手順を準備しておくことは小児でも重要である。しかし成人の気道管理の延長として考えず，小児，特に乳児気道の解剖学的特徴を理解し，成人で使い慣れたデバイスが使用できない場合があることに注意する。

1　小児の特殊性

《1》小児気道の解剖学的特徴

　小児，特に乳幼児（3歳ぐらいまで）は，正常でも，①頭部は体幹に比べると，その割合が大きく，舌も口腔内に占める割合が大きい，②喉頭は新生児時期には C3/4 レベルと高い位置にある，③喉頭蓋は成人に比べて周囲組織が脆弱で，直型喉頭鏡を用いて直接喉頭蓋を持ち上げると喉頭展開が容易である，④気道の最狭部が声門下の輪状軟骨部である，⑤小児の気管は成人に比べて短いといった特徴があり，注意が必要である。小児の気道はもともと細いために，気道粘膜の炎症・浮腫などによりわずかに気道が狭窄しても大きく気道抵抗が変化し得る。これは気道抵抗が気道半径の4乗に反比例するためである。

《2》小児の呼吸生理学的特徴

　成人に比べて，小児では体重あたりの機能的残気量はほぼ同じであるが，酸素消費量は7 ml/kg/min と2倍程度多い。そのため無呼吸により容易に低酸素血症となり得る。

表1　挿管困難が予測される疾患など

奇形症候群	Treacher Collins 症候群 Robin Sequence Cornelia de Lange 症候群 Goldenhar 症候群 Freeman-Sheldon 症候群 Nager 症候群 Apert 症候群 Cloverleaf 症候群 Crouzon 症候群 Beckwith-Wiedemann 症候群（EMG 症候群） Smith-Lemli-Opitz 症候群
腫瘍性疾患	Cystic hygroma 上顎体
代謝性疾患	ムコ多糖症 ムコリピドーシス
その他	感染性疾患 Klippel-Feil 症候群 声門・声門下狭窄 気管狭窄

2　小児における DAM

《1》挿管困難症例の予測

　小児の気道確保困難，挿管困難については，**表1**に示すような疾患の有無や手術歴・麻酔

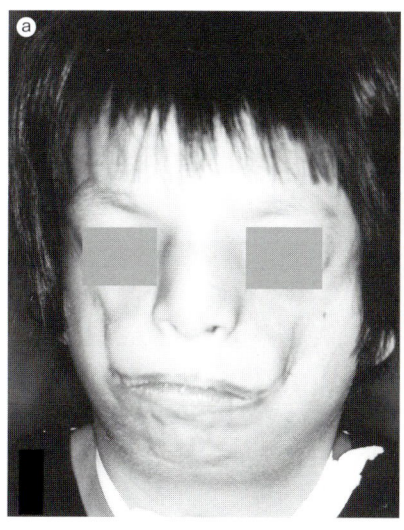

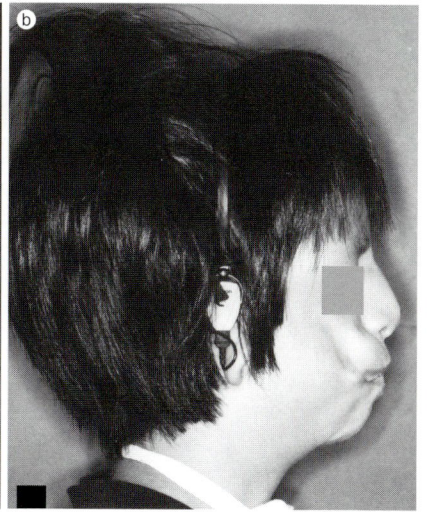

図1　Treacher Collins 症候群
（a）正面，（b）側面
（西尾順太郎先生よりご提供）

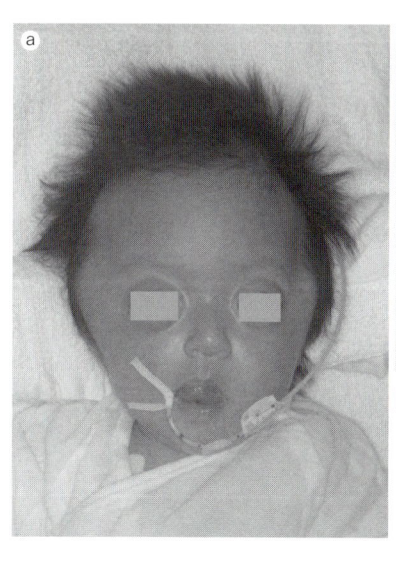

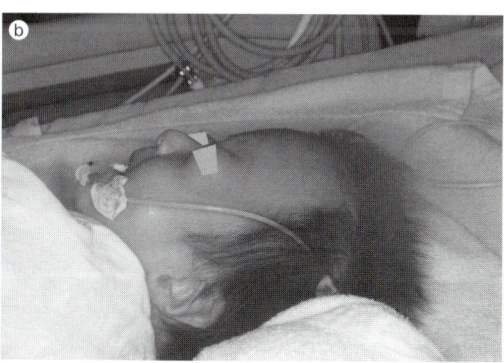

図2　Cloverleaf 症候群
（a）正面，（b）側面
（谷口晃啓先生よりご提供）

歴などを参考にする。ただし新生児などでは十分に評価されていない場合もある。また症候群によっては，成長に伴って歯牙萌出，結合織の強靱化，関節可動性の低下などが生じて，さらに挿管が難しくなることもある。

表1に示したものの中でTreacher Collins 症候群（**図1**），Robin Sequence は比較的多く遭遇する。Treacher Collins 症候群は成長に伴って挿管が難しくなり，Robin Sequence は下顎や口腔が発達し，成長に伴って挿管が容易になることが多い。その他では Cornelia de Lange 症候群，Freeman-Sheldon 症候群，Nager 症候群は挿管が難しい。Cloverleaf 症候群（**図2**）はマスク保持が難しく，エアウェイの準備が必要である。Cystic hygroma（**図3**）や上顎体といった腫瘍性疾患や巨舌を呈する症候群〔Beckwith-Wiedemann 症候群（**図4**）など〕では症例ごとに難易度が大きく異なる。ムコ多糖症など代謝性疾患では，顔貌変化，関節の異常，組織への基質沈着のためマスク換気，挿管ともに難しい。一般にこれらの変化は進行性で，成長に伴ってさらに難しくなる。

Ⅲ　特殊な状況でのDAM

2　小児のDAM

137

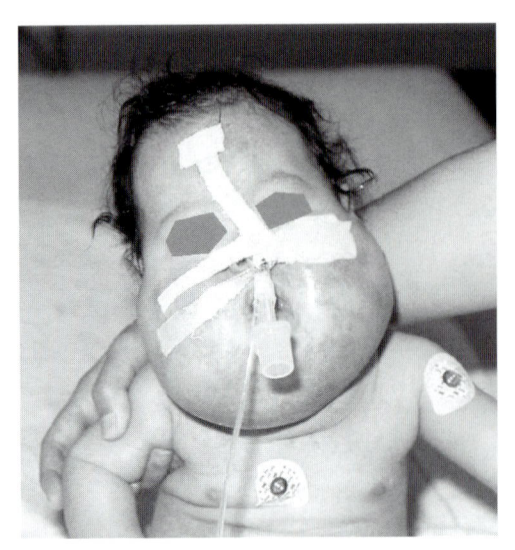

図3 Cystic hygroma
(谷口晃啓先生よりご提供)

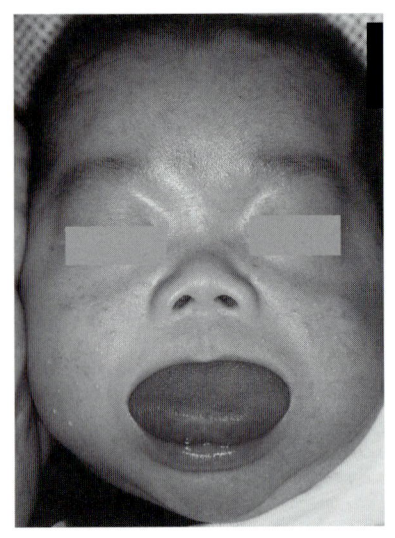

図4 Beckwith-Wiedemann症候群
(西尾順太郎先生よりご提供)

▶ **準備物品**

　気道確保困難，挿管困難が予想される場合は，原則予定症例とし，十分な打ち合わせを行い，可能なかぎりの人員（複数の麻酔科医，特に小児麻酔に精通する者，耳鼻科医，小児外科医など）を確保する。通常の挿管に必要な物品（**表2**）に加えて，挿管困難時に使用する物品（**表3**）を準備する。

《2》 直達喉頭鏡を用いた基本的な気道確保

　適切な術前絶飲食時間をとり，H_2受容体遮断薬（ファモチジン1.0 mg/kg，最大20 mg）を経口投与して，誤嚥のリスクを減少させる。マイナートランキライザー（ミダゾラム0.5 mg/kg，最大10 mg）経口投与は鎮静効果も適度で使用しやすいが，気道確保困難が予想される症例では減量するか，投与しない場合も多い。

　鎮静下や覚醒下の気道確保は，特に年少児以下では協力を得るのが難しく，基本的に全身麻酔を導入してからの気道確保となる。しかし上気道の開通困難などで導入後の酸素化に不安がある場合には，鎮静下や覚醒下の気道確保を行うこともある。

　麻酔導入は心電図，経皮的酸素飽和度モニター，呼気終末二酸化炭素分圧モニター，前胸部片耳聴診器を装着（非観血的血圧計は就眠してから）した後に，酸素，亜酸化窒素，セボフルランでの緩徐導入を原則とする。円座を使用して頭部を安定させ，経鼻エアウェイを日常使用している場合は，そのまま使用する。マスクを顔に密着させずに酸素，亜酸化窒素をまず吸入させ，セボフルランを低濃度から数呼吸ごとに徐々に濃度を上げ，閉眼してからマスクを密着させて，自発呼吸を残しながらセボフルラン濃度を目標まで上げていく。呼吸音，心音，モニター音の変化に細心の注意を払う。

　挿管困難症例でもマスク換気は比較的容易であることが多いが，麻酔深度が深くなるにつれて換気が難しくなった場合は，経口エアウェイや肩枕を使用するなどの対応を行う。また1人がマスク保持に専念し，バッグによる換気を別の麻酔科医が行う2人による気道確保法も有効である。それでもマスクによる気道確保が難しい場合は，純酸素による換気で酸素化を図りつつ，自発呼吸を発現させる。

表2 小児の挿管で通常準備する物品

● 枕　● 気管チューブ　● 喉頭鏡　● LMA

<準備する気管チューブサイズの目安>

	気管チューブ内径	カフ	口角での挿入長
低出生体重児			
1000 g 以下	2.0～2.5 mm	なし	7 cm
1000～2000 g	2.5 mm	なし	8 cm
新生児	3.0 mm	なし	9 cm
乳児	3.5 mm	なし	10～11 cm
1歳	4.0 mm	なし	11～12 cm
2歳以降	（身長 cm ÷ 20）mm	なし	12＋（年齢÷2）cm
	または（年齢＋16）÷ 4 mm	なし	（身長 cm ÷ 10）＋5 cm
10歳以降	（年齢＋14）÷ 4 mm	あり	チューブ内径× 3 cm
			または（身長 cm ÷ 10）＋5 cm

前後のサイズも必ず手元に準備しておくこと。
乳児ぐらいまでは聴診しながら，いったん片側挿管にし，片側挿管になるところから1～2cm引き戻した位置で固定する方が適正であることが多い。20 cmH$_2$O 程の気道内圧でエアリークがあることを確かめる。

<喉頭鏡ブレード>

低出生体重児	直0
新生児	直0
乳児（3カ月程度まで）	直0
乳児（3カ月以降）	直1
1歳	直1
3歳程度まで	直1もしくは2
4歳以降	曲1もしくは2

< LMA Classic，LMA Unique サイズ>

サイズ	適応体重	通過する気管チューブ
1	5kg 以下	3.0mm
1.5	5～10kg	4.0mm
2	10～20kg	4.5mm
2.5	20～30kg	5.5mm
3	30～50kg	6.0mm

　導入中に最も大切なことは，十分な酸素化とマスクによる気道確保ができないと判断した場合はただちに自発呼吸を発現させられることである。気道確保が不確かな状況での安易な筋弛緩薬投与は患児をさらに危険な状況へ追い込むため，絶対に避ける。また酸素化が改善されない場合は，外科的気道確保を躊躇しない。成人では簡便な輪状甲状靱帯穿刺は，小児の場合，気道が細く（特に新生児の気管は径4mm程度），難しい。外科医などの準備が整っていれば，気管切開を行う方が迅速かつ確実である。

　十分な麻酔深度に到達したら，直達喉頭鏡を用いて通常の喉頭展開を試みる。円座で頭部を安定させ，スニフィング・ポジションで行う。

表3 挿管困難症例に対する準備物品

- 喉頭鏡ハンドル（長，短）
- 喉頭鏡ブレード（ミラー，ロバートショウ，ウィスコンシンなど）各サイズ
- 肩枕
- エアウェイ
- スタイレット
- マギール鉗子
- チューブエクスチェンジャー
- ラリンジアルマスク
- 気管支ファイバー，光源・モニターシステム
- ファイバー用マスク，ラバーダムシート，輪ゴム
- 緊急用気管切開セット
- ブレード型喉頭鏡，エアウェイスコープ，エアトラック

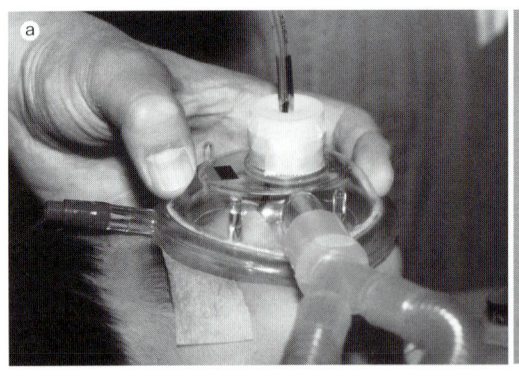

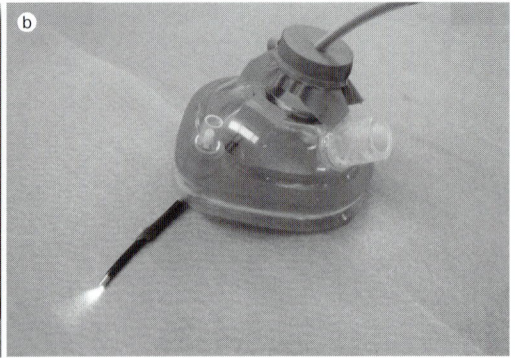

図5 気管支ファイバー用麻酔マスクによる挿管
(a) マスク換気下の気管支ファイバーによる挿管（北村征治先生よりご提供）
(b) フェイスマスク側方に外径15mmの接続口を装着した自作マスク

ブレードが正中を外れないように挿入して，舌は左方へ十分圧排する．喉頭蓋を確認したら，喉頭蓋の下にブレードを差込み（直型ブレードの場合），展開する．

十分に展開できない場合は右手の指を用いて，舌骨・甲状軟骨あたりの喉を背側へ圧排する，枕の高さを変更する，肩の下へ枕を入れて頸部を伸展（気管直達鏡挿入時の体位）することで喉頭展開できるか試みる．さらに使用するブレードの種類や大きさの変更も検討する．喉頭鏡で喉頭展開した麻酔科医が右手で喉を圧迫しつつ屈み，別の麻酔科医が右肩越しに挿管する方法も有効である．

小児の気道は細く脆弱である．気管チューブを進める際に抵抗を感じたときは，ただちにチューブをサイズの細いものに変更して，浮腫を起こさないように努める．予防的にデキサメタゾン 0.2～0.5 mg/kg を静脈内投与することも考慮する．

《3》 気管支ファイバースコープを用いた挿管方法

喉頭蓋が視認できない場合，盲目的に気管チューブを挿入することは声門浮腫や損傷の原因となるため，直達喉頭鏡を用いた挿管から，気管支ファイバースコープをガイドに用いた挿管方法に変更する．マスクまたはラリンジアルマスクで気道確保を行いつつ，ファイバースコープを操作すると挿管操作が安全に行える．

図5a に示すマスクは側方に換気口がある MERA クリアマスク〔同マスクは現在販売されていないため，自作する場合は他社のマスク（**図5b**）を使用することになる〕に改良を加えたもので，ファイバースコープ操作口が上方にあり，ファイバースコープ操作が容易である．操作口には歯科用ラバーダムシートかゴム手袋の一部を切り取って装着し，中央に針で穴を開けてファイバースコープ挿入口とするので，ガスの漏れも少なく換気は十分に可能である．よく似たものでスミスメディカル・ジャパン社（東京）のエンドスコピーマスク（乳幼児，小児，成人サイズ）が市販されている．

ファイバースコープ操作者が患児の頭側正中に立ち，手術台も操作しやすい高さへ合わせる．マスク換気を行う者は患児のやや右側から行い，ファイバースコープ操作の妨げにならないようにする．オリンパス社のLF-2（吸引口あり，外径4mm）は内径4.5mm以上，吸引口のないLF-P（外径2.2mm）は内径2.5mm以上の気管チューブで使用できる．ファイバースコープが気管に挿入できれば，あらかじめファイバースコープに装着していた気管チューブを気

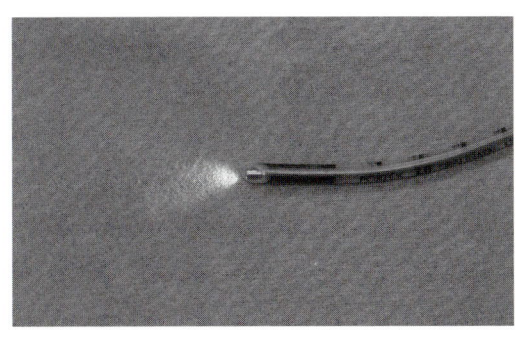

図6 気管チューブ先端から気管支ファイバーで喉頭を観察する

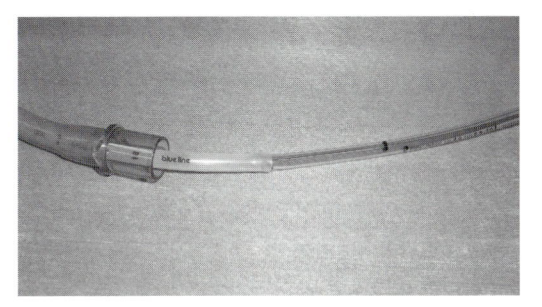

図7 ラリジンアルマスクを抜去する際に押し子となる別の気管チューブ

管へ挿入し，ファイバースコープを抜去する。

ファイバースコープ操作は正中を保ち，血液や分泌物の付着による視野不良を避けることを心がける。気管チューブが進みにくいときは，チューブ先端が喉頭部に当たっているか，ファイバースコープがたわんで食道などに落ち込んでいるためであり，チューブを回転させてベベルの向きを変更する，喉を圧迫して喉頭部の組織形状を変化させる，ファイバースコープのたわみを解消するなどの対応を行う。特に使用しているファイバースコープが細径の場合は，スタイレットの役割を十分に果たせないことがあり，気管チューブが挿入できないこともある。そのような場合，気管チューブ先端直前まで気管支ファイバースコープを引き（**図6**），声門直前に気管チューブを進め，気管チューブ前面（気管支ファイバースコープ視野正面）に声門が見えるように，喉を背面や左右へ補助者に押さえてもらう。そして声門を正面に捉えつつ，気管チューブを進めて気管内へ挿入する。

またラリンジアルマスクが挿入でき，換気できる症例では，同様に気管支ファイバースコープを用いた挿管が行える。マスク開口部のバーを切断したエアウェイチューブの太いラリンジアルマスク・クラシック/LMA Classic™〔またはインターメドジャパン社（大阪）のディスポーザブルなエアQシングルユース〕を使用する。ファイバーに装着する気管チューブのスリップジョイントを外しておくこと，気管チューブを残したままラリンジアルマスクを抜去するために押し子となる別の気管チューブ（**図7**）を用意するかマギール鉗子などで把持することなどが注意点である。

（4） その他の気道確保法

ブラード型喉頭鏡は小児用がある。ブレードを挿入できるだけの開口が得られる症例では使用できる。喉頭鏡ハンドルを光源に用いるときは新しい電池を使用して，できるだけ明るい視野を得る。外部光源を使用する方が明るく良好な視野が得られる。

エアウェイスコープは現在のところ小児用ブレードは市販されていない。成人用のブレードが挿入できる症例では，使用可能である。視野は明るく，気管チューブを進める際のターゲットマークがある。

エアトラックはディスポーザブルで各種サイズがあり，新生児から使用可能である。視野にチューブを進める際のターゲットマークはないが，曲型喉頭鏡と同じようにブレード先端を使うと喉頭蓋が展開しやすい。

上記の3デバイスは，視線とチューブの進む方向に角度があり，使用に若干の習熟を必要とする。そのため正常解剖の小児で十分な回数使用して慣れておくことが必要である。専用のカメラを取り付けると視野を共有しながら，手技

を行え，より安全である（p.34，特殊喉頭鏡の項参照）。

頚部からガイドワイヤーを刺入して行う逆行性挿管は，気管の細い小児では推奨されない。また盲目的挿管も喉頭周囲組織が脆弱な小児では浮腫や組織損傷の原因となりやすいため，推奨されない。

3 症 例

印象に残っている症例としては，上顎体，喉頭の膜様閉鎖，cystic hygroma がある。

上顎体は巨大な腫瘍のため口腔内がまったく観察できない症例であったが，周到な準備を行って，Ex-Utero Intrapartum Treatment（EXIT）Procedure（帝王切開により臍帯血流を維持しながら行う胎児治療）により気管切開を行った。

喉頭の膜様閉鎖は産科的適応による緊急帝王切開で出生し，新生児科医の診察で判明した。児は十二指腸閉鎖を合併しており，小児外科医が立ち会っていたために気管切開が迅速に行えた症例であった。

Cystic hygroma は出生直後からかなりの頚部腫脹があった。ピシバニール硬化療法開始後に一層の頚部腫脹があり，気道管理に気を遣った症例であった。

◆◆ おわりに ◆◆

小児 DAM 症例は，経験できる症例数が限られていること，同じ症候群でも症例ごとに気道確保の難易度が大きく異なること，処置には複数の小児 DAM 管理に精通した医療者が必要であることを考慮し，小児専門施設への転院，もしくは少なくとも小児麻酔科へのコンサルトが推奨される。

時間的余裕のない場合など自施設で対応する場合に備えて，学会，セミナーなどで自学自習する姿勢も大切である。

謝辞：貴重なお写真を使わせていただきました大阪発達総合療育センター南大阪療育園麻酔科・北村征治先生，大阪府立母子保健総合医療センター歯科口腔外科・西尾順太郎先生，あいち小児保健医療総合センター麻酔科・谷口晃啓先生にお礼申し上げます。

参考文献

1) 谷口晃啓. 挿管困難症の麻酔. 木内恵子, 北村征治, 編. 周産期麻酔マニュアル. 東京：真興交易医書出版部；2003. p.246-51.
2) 木内恵子. 挿管困難症および CICV に対するアプローチ：小児編. 麻酔 2006；55：24-32.
3) 大田千晴, 谷口晃啓. 小児の麻酔導入法. 麻酔 2007；56：516-25.
4) Kitamura S, Fukumitsu K, Kinouchi K, et al. A new modification of anaesthesia mask for fibreoptic intubation in children. Paediatr Anaesth 1999；9：119-22.
5) 木内恵子, 宮本善一, 井口直也. 挿管困難症に伴う周術期管理：喉頭気管支ファイバー用麻酔マスクを用いた挿管. LiSA 2002；9：388-92.
6) 北村英恵, 自見宣郎, 住吉理絵子, ほか. 先天奇形症候群の気道確保：福岡市立こども病院・感染症センターにおける検討. 日小児麻酔会誌 2004；10：128-33.

（香河清和）

指導 POINT

1. 小児気道の解剖学的特徴を示し，気道浮腫や組織損傷を避けるために気道確保のすべての操作は愛護的に行うことを指導する。
2. 小児では特に気道確保に注意が必要な症候群や病態がある（**図1〜4**）こと，成長とともにより気道確保が困難になる症例があることを指導する。
3. 麻酔深度とともに気道確保が難しくなった場合は，躊躇なく覚醒させる。そのために自発呼吸を戻しやすい緩徐導入が好まれることを指導する。気道確保が不確実な状況での筋弛緩薬の投与は行わないことを強調する。
4. 小児で用いる細径気管支ファイバースコープは気管チューブ挿入時にたわんで，ガイドにならない場合があることを指導する。
5. 小児では使用できるデバイスに制限があることを示す。デバイスは成人症例や正常解剖の小児症例で習熟することを指導する。

III. 特殊な状況での DAM

3. 産科の DAM

●● はじめに ●●

　帝王切開時の気管挿管は，麻酔科医にとって非常な緊張を強いられる瞬間の1つである。さらに妊婦の気道困難症は誤嚥の危険性が高いにもかかわらず，母児救命のため緊急を要することが多い。緊急帝王切開では麻酔の遅れが新生児死亡に関与するというデータがあるが，盲目的に急ぐのではなく，気道評価をもとに注意深く麻酔計画を立てることと胎児の緊急性のバランスをよく考慮すべきである。最速で母体優先の安全を見極める判断力が必要である。

　産科患者の気道管理においてさまざまな取り組みがなされてきたが，産科患者で挿管不能の発生率は依然としておよそ300人に1人である[1)～4)]。この発生率は一般外科手術（2,330人に1人）の8倍の発生率である[5)]。最近の報告では英国のLiverpool Women's Hospitalの8年間に3,430例のrapid sequence anaestheticsが施行され，23例が挿管困難であった[6)]。

　麻酔に関連した妊婦死亡率は低下しつつあるが，依然として麻酔は帝王切開時の妊婦死亡の主要な原因の1つである[7)]。母体の死亡率は国民衛生の指標となり得るが，特に西欧諸国では母体死亡は麻酔の特殊性が反映される[8)]。米国では母体死亡に関係のある麻酔合併症の7位である[9)]。全身麻酔は区域麻酔と比較して母体死亡とより深い関係がある[7)]。

　区域麻酔と全身麻酔の死亡の相対リスク比は1985～1990年では16.7であったが，1997～2002年で1.7であった。全身麻酔の危険性はこの20年で低下したとはいえるかもしれないが，区域麻酔の死亡率が増加したとも解釈できる[10)]。一方で全身麻酔で行われる帝王切開症例が減り[11)]，研修医数が増えてレジデント1人当たりが経験する全身麻酔下の帝王切開症例が劇的に減った[9)]。英国では現在年間1例程度といわれている[12)]。非常にまれな全身麻酔の中で，気道確保困難を経験する機会の確率はさらに低くなる。このような背景から経験不足による医原性の挿管困難症も懸念されている。**表1**に妊婦を取り巻く今後の問題点を示した。

1 産科の特殊性

(1) 妊娠の生理的変化

　妊婦の呼吸器系の生理的変化を**表2**に示す。酸素消費量が増加するため，1回換気量，換気回数が増加し，分時換気量が約50％増加する。一方，大きく前方に突き出した腹部のため肋骨運動は減少，胸骨下部を持ち上げにくくなり機能的残気量が減少する。これらの変化により，低換気への予備能は低く，気道困難症で換気が確立していない場合には，低酸素血症に陥るリスクが大きくなる。

　妊婦の気道のリスクファクターを**表3**に示した。胃充満は重要な問題である[13)]。誤嚥の対策として帝王切開症例では麻酔法にかかわらずH_2ブロッカーとメトクロプラミドを麻酔導入前に投与することを推奨する。

表1 今後の産科患者の気道困難症の問題点とその背景

●麻酔科医のトレーニングの機会の減少	全身麻酔の適応の減少
●肥満妊婦	社会的変化
●高齢化（気管挿管失敗の間の低酸素への耐容）	生殖医療の発展による
●帝王切開の増加	社会的変化
●妊娠の適応の拡大	気道困難症を伴う多様な疾患

表2 妊婦の生理的変化

分時換気量 50％増加
1回換気量 40％増加
呼吸回数 15％増加
酸素消費量増加
機能的残気量減少
予備呼気量減少
残気量減少
Pa_{CO_2} 満期に 32〜35 mmHg に低下

表3 妊娠中の気道合併症のリスク

●気道の浮腫	舌のサイズアップ
●機能的残気量の減少	
●酸素消費増大	代謝亢進
●体重増加	非妊婦と比較すると BMI は大きい
●乳房の発達	喉頭鏡操作の邪魔になる
●完全にそろった歯	
●下部食道平滑筋の弛緩	プロゲステロンの影響
●胃充満	妊娠子宮により胃が上方に押し上げられ，十二指腸が機械的に閉塞される
●胃酸分泌増加	プロゲステロン高値，ガストリン分泌増加
●消化管蠕動運動の低下	母体への麻薬投与（無痛分娩など）
●頸胸部への脂肪沈着	

〔文献 13）30）48）より改変引用〕

　妊娠中の上気道の変化について妊婦と健常人で比較した研究では，睡眠時のいびきの頻度は，妊婦の方が高いが（41％），出産後3カ月でその頻度に差がなくなる．問診で「いびき」の有無が，上気道狭窄の予測に有用である[14]．分娩中にはMallampati 分類のクラスが上昇する[15]．口腔の容量と咽頭の面積と容量が分娩後に減少したという報告もある[16]．さらに妊娠中毒症合併により上気道はより狭くなる[17]．喉頭鏡の視野については1,095人の全身麻酔下の帝王切開を受けた妊婦に関するオーストラリアの報告ではMallampati 分類のクラス 3，4 がそれぞれ 3.6％，0.6％であった．3.3％が挿管困難と考えられた[18]．

　筆者は埼玉医科大学総合医療センターの産科麻酔科で研修を行っていた際に，分娩中に呼吸苦を訴えた患者について産科から相談された経験がある．陣痛からそれほど時間が経過していたわけではないが，口腔内の浮腫が著明であった．図1では口蓋垂に浮腫が著明であり，咽頭に収まりきらなくなっている．呼吸苦が強く分娩はまだ数時間を要すると予想されたため，脊髄くも膜下麻酔で帝王切開を行った．分娩後数時間で呼吸苦は軽減し，翌日は口腔内の浮腫は消失していた．

　非産科手術での挿管困難では盲目的経鼻挿管を行うことがあるが，妊婦では鼻粘膜が非常にもろくなっているので，比較的禁忌である．鼻出血のリスクが高い．

(2) 肥　満

　理想体重の150％より重い妊婦が病的肥満で

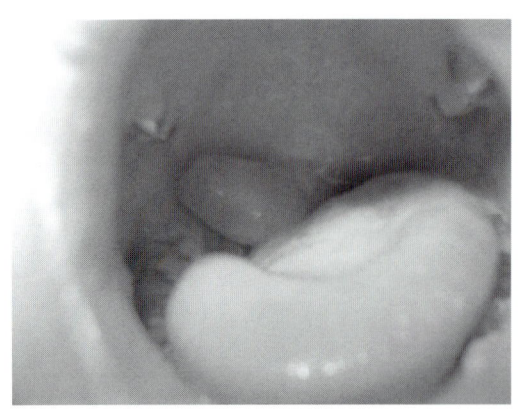

図 1　分娩中の口蓋垂の著明な浮腫
呼吸困難を伴う口蓋垂の著明な浮腫を認めた。

あり[19]．理想体重の225％を超える妊婦〔＞123 kg，body mass index（BMI）＞46kg/m²〕が超肥満である．肥満妊婦の増加は世界的な問題であり，肥満は気道確保のリスクになる．主に胸壁コンプライアンスの低下により呼吸器全体のコンプライアンスは減少する[20]．肥満妊婦では帝王切開の率が高く[21]，妊娠誘発性高血圧や子癇前症の危険性からも緊急の帝王切開を想定しなければいけない．気管挿管失敗の確率は高い．肥満妊婦では陣痛発来後の早期に硬膜外カテーテルを挿入し，万が一の緊急帝王切開の全身麻酔を回避する[22]．肥満は先進国でも発展途上国でも増加している．北米とイギリスではBMI＞30 kg/m²の肥満妊婦は30％以上であると推定されている[23]．米国ミシガン州における1972～1984年までの報告では，死亡の直接原因が麻酔であった15例中12例が肥満であり[24]，1985～2003年の8例の報告では6例が肥満であった[25]．

(3) 予測因子

予定帝王切開では気道を評価し計画を立てる時間が十分にある．気道の評価の詳細については他項に譲るが，気道困難症の評価，Mallampati分類，後頭骨と頸椎の伸展，オトガイ－甲状軟骨距離（thyromental distance），下顎の突出テスト（Mandibular Protrusion Test）などの挿管困難症の予測因子が有効なのは妊婦でも同様である．中でもthyromental distanceと身長の比が妊婦の喉頭展開困難のよい指標であり，21.24がカットオフ値であった[26]．

(4) 陣痛中の硬膜外鎮痛

帝王切開術が想定される場合にはあらかじめ硬膜外カテーテルを留置しておけば，超緊急の帝王切開でも全身麻酔を回避する選択肢が増える．無痛分娩で効果が確認されているカテーテルであれば，カテーテルは血管内やくも膜下迷入のリスクも少なくなるし，ベースに硬膜外鎮痛が効いているので手術麻酔が確立するまでも速やかである[13]．

(5) 硬膜外併用脊髄くも膜下麻酔（combined spinal epidural：CSE）

区域麻酔で帝王切開を行いたい場合はCSEも1つの選択肢になる．手術が長時間に及ぶ場合は全身麻酔を回避することが可能になる．硬膜外麻酔単独よりも手技は複雑になるが，局所麻酔薬の総投与量は少なくてすむし，麻酔効果の発現は速い．

❷ 産科におけるDAM

麻酔導入前の酸素化は挿管失敗や換気不能の際の低酸素の危険を少しでも回避する．マスクによる数分の酸素投与が一般的だが，分秒を争う超緊急帝王切開の場合，わずかの時間を惜しむ．短時間で効果的な酸素化については3分の酸素投与後に全身麻酔導入を行う方が，4回の深呼吸より効果的という古い論文があるが[27]，最近の研究では3分間の酸素投与か8回深呼吸を60秒行うのがよいと報告されている．4回の30秒深呼吸では不十分らしい[28]．

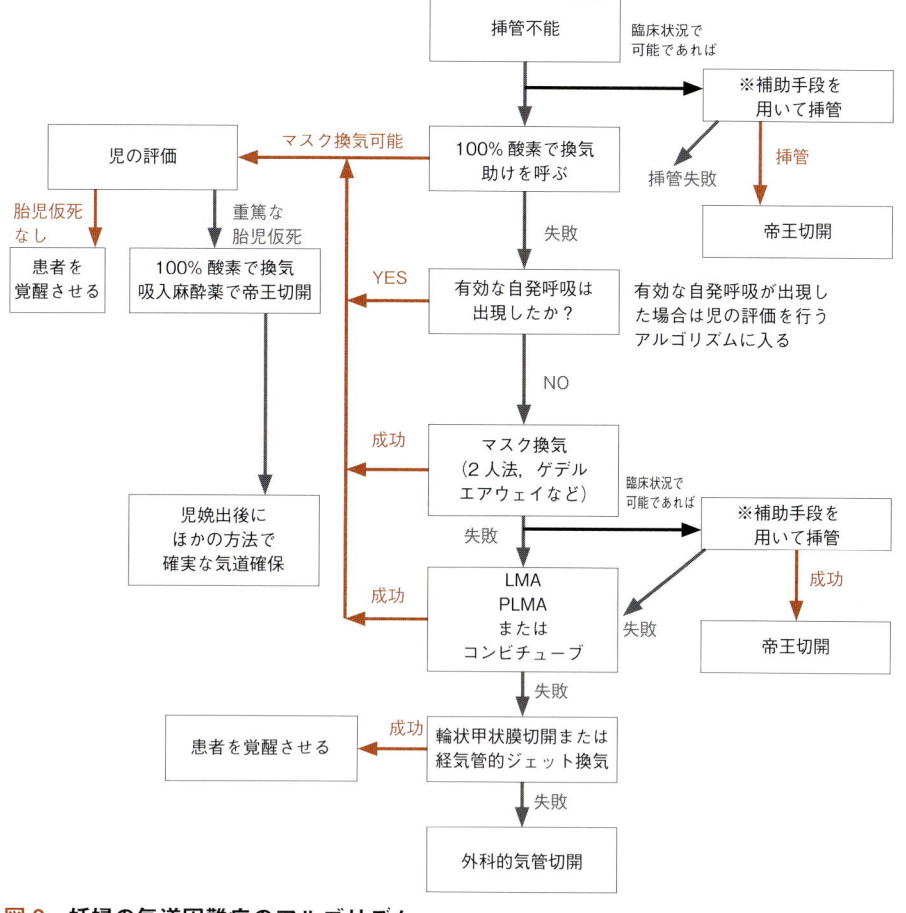

図2 妊婦の気道困難症のアルゴリズム
LMA：laryngeal mask airway（ラリンジアルマスク）
PLMA：LMA ProSeal™
※補助手段とはガムエラスティックブジー，マッコイ型喉頭鏡™，ブラード型喉頭鏡™，エアウェイスコープ™など輪状軟骨圧迫は特別な理由がないかぎり常に行う。喉頭鏡による試行は4回以上行わない。
(Stackhous RA, Bainton CR. Difficult airway management. In：Hughes SC, Levinson G, Rosen MA, editors.Shnider and Levinson's anesthesia for obstetrics. Philadelphia：Lippincott Wilkins；2001. p.375-89 より改変引用)

実際には輪状軟骨圧迫を続けながら換気する。マスク換気が可能であれば挿管の失敗で命を落とすことはないが，いたずらに挿管操作を続けてマスク換気不能に陥ると患者が死ぬことがある。挿管できないときは胎児仮死で緊急帝王切開が必要だという場合をのぞいて，患者を覚醒させる（**図2**）[29]。換気，またはどうしても麻酔の維持が必要な場合は，①頭や首の位置を変える，②下顎を前方へ突出させる，③経鼻または経口のエアウェイの使用，④2人法によるマスク換気：1人の麻酔科医が両手でマスクを保持し，もう1人がリザーバーバッグを押す，などのオプションでマスクによる陽圧換気が可能であれば継続する。

挿管もできず換気不能の場合には輪状甲状膜切開で気道を確保するか，経気管的にジェットベンチレーションを行う。予定帝王切開ならば気管挿管なしに麻酔を継続してはいけない。帝王切開を終えることで母体を救命できるのであれば（大量出血など）ラリンジアルマスク（laryngeal mask airway：LMA）で全身麻酔を行ってよい。可能であればLMAを通して気管支鏡で挿管する。以前の挿管に問題がなくても次が同じになるとは限らない。あくまでも母体優先であり，換気が保証されていることが前提である。

（1） LMA

予期しない気管挿管が困難な場合の緊急の代替手段としてLMAを用いることが産科症例でも可能である[30]。LMA ProSeal™は気管挿管失敗の代替手段として有効であり，喉頭痙攣，胃内容物の誤嚥などの致命的な合併症はないと報告されている[31]〜[33]。

LMAが気道確保の器具として確立していなかった1990年代から帝王切開での使用が議論されてきた。胃充満の可能性が高い妊婦でLMAの使用が推奨できるかということが最大の論点であった。その後，気管挿管の失敗のレスキューとしていくつかの症例が報告されている。胃内容物をドレナージできることと高いシール圧から気道内圧を上げることができる，という点でLMA Classic™よりLMA ProSeal™がよいと報告されている[34]〜[35]。LMA Fastrach™（I-LMA）の有効性も報告されている[36]。

前述の1,095例の全身麻酔の帝王切開は挿管に失敗した4例（0.4%）のうち3例でLMAを用いたと報告されている。

（2） 意識下のファイバー挿管

術前から挿管困難が予想される症例では全身麻酔前に気管支ファイバーで気道評価を行う。英国の8年間3,430例の全身麻酔症例に関する報告では，3例で意識下のファイバー挿管を必要とした[37]。表面麻酔下にLMA，その後意識下気管支鏡下挿管を行った症例[38]や240 kgの妊婦でブラード型喉頭鏡で意識下挿管を行った報告[39]もある。

予定または準緊急の挿管困難を予測させる帝王切開症例が適応であるが，気管挿管に失敗したのちに覚醒させた母体で行うこともある。意識下のファイバー挿管は究極の気管挿管の方法といえ，習熟することによって挿管困難の選択肢の1つにはなり得る。しかしファイバースコープを用いた気管挿管はほとんどの場合，超緊急で許容できる時間との戦いになる。全身麻酔下の母体で気管挿管に失敗した場合にはファイバー挿管は必ずしも第1選択とはなり得ない。

英国のある地域の調査では，既知の挿管困難患者で区域麻酔が禁忌であったり，気管挿管に失敗した場合は91.4%の麻酔科医が意識下のファイバー挿管を選択すると答えている。しかし産科患者で意識下のファイバー挿管を経験したことがあったのは74人中6人であった[40]。

このように産科患者の意識下ファイバー挿管の経験は非常に少ない。妊婦での確立した方法はないと思われるが筆者が心がけていることを**表4**に示す。非産科手術のスタンダードは他項に譲る。

（3） 予測不能の気道困難症

挿管不能，換気可能（cannot intubate, but can ventilate：CICV）の発生率は外科手術全体で0.001〜0.02%であると報告されている[41]。

産科麻酔領域に限定した大規模な報告はないが，一般外科からの推定で0.02%から最大15.5%ではないかと考えられている。換気困難と挿管困難は別々にも存在し得る。

気管挿管の複数回の試行で外傷，気道の浮腫を生じ，マスク換気困難に陥ることもある。気管挿管の試行回数は限定するべきで，第1の目標は酸素化と換気である。CICVに対応できる

表4　帝王切開術の意識下ファイバー挿管の注意点

●患者への十分な説明	
●アトロピンの投与は慎重に	胎盤を速やかに通過して児の心拍数を上昇させ，児の状態の評価をマスクしてしまう
	分泌物が多い場合には適応になる
●経口が第1選択	妊婦では鼻粘膜から出血が生じやすい
●頭部を挙上すれば口腔内のスペースは大きくなる	
●気道の局所麻酔	粘膜への局所麻酔薬の噴霧や上喉頭神経ブロック
●普段より細いサイズの気管チューブを選択	
●パーカー気管チューブ®のような先細りのチューブが便利	
●全身麻酔はカプノグラフィーで気管挿管が確認されたのちに開始する	
●高血圧への対応	妊娠誘発性高血圧などの血圧上昇症例
	カルシウム拮抗薬
	過度の低血圧に注意
●麻薬の使用	量によっては児の抑制の可能性あり
	産科医，新生児科と情報を共有しておく

器具を手術室内に常備し，使用方法に精通しておく必要がある。手術室内で帝王切開時には気管挿管困難に備え，脊髄くも膜下麻酔予定であっても，LMAなどの気管挿管の補助器具を使用可能にしておく。

英国の報告ではすべての産科ユニットで通常の喉頭鏡と成人用マッキントッシュ，ブジー，LMAが使用可能であり，気管支鏡は10分以内に使用可能であった。気管チューブはID 7.0が最も多く用いられていた[42]。

喉頭鏡はショートハンドル，ロングブレードも準備する。兵庫医科大学病院の手術室内では非産科手術でも使用頻度の高いLMA，LMA ProSeal™，気管支ファイバー，エアウェイスコープ，マッコイ型喉頭鏡，トラキライト，ガムエラスティックブジーは常に使用可能である。気道困難症のカートにはI-LMA，ジェット換気のデバイス，輪状甲状膜切開セットが常備され手術室内の中央の廊下に設置されている。

気道困難症の対処のアルゴリズムの1つを図2に示す[43]。麻酔導入後，最初の気管挿管で挿管不可であれば，喉頭鏡を変える，別の麻酔科医に代わる，頭のポジショニングの変更（枕など）を2，3回試みる。それでも挿管できなければ挿管に固執しない。経口エアウェイで換気できなければLMAまたはコンビチューブを用い，それでもだめならCICVで経皮的ジェット換気，輪状甲状膜切開，気管切開の適応になる。

一般的な気道困難症のアルゴリズムと異なるのは，適宜，児の評価を行う点である。最大の特徴はマスク換気が可能であれば，児の状態が悪い場合，吸入麻酔を用いて帝王切開を行うことである。アルゴリズムにエアウェイスコープを加筆した。エアウェイスコープは気道困難症の有用な解決法の1つである。出血や分泌物が多い場合には適さない。このほかにも妊婦の気道困難症の対処のいくつかの新しいアルゴリズムがある[44]。いずれのアルゴリズムでも定期的に施設内で見直し，理解を深めることは重要

と考えられる。

英国でさえわずか1/3の施設でしかDAMのトレーニングを行っていないという調査もある[45]。妊婦の気道管理ではその特殊性を理解したうえで，それに基づいたトレーニングやシミュレーションが必要である。

（4）気道困難症患者の抜管

抜管困難症を予測するのは必須である。気道困難症では気管挿管の際に喉頭や声帯の浮腫が生じる可能性がある。抜管前には気管チューブのカフリークテストを行い，気道の浮腫がないことを確認する。抜管後もチューブエクスチェンジャーを残して気道の開通を確認する。抜管時には人員を確保し，挿管困難の補助器具や外科的気道確保の準備をしておく。

❸ 帝王切開の意識下ファイバー挿管症例

筆者は予定帝王切開で1度だけ意識下ファイバー挿管を行った経験がある。身長142 cm，体重67 kg，28歳の女性で，MRIで大孔より5 mm程度の小脳扁桃の下垂を認め（図3），キアリ奇形Ⅰ型と診断されていた。狭骨盤，児頭骨盤不均衡で妊娠37週で帝王切開が試行された。この症例では頭蓋内圧亢進症状から，区域麻酔の相対的禁忌であった。全身麻酔を選択したが，短頚，巨舌，肥満を認めたため気道確保困難が予測された。フェンタニル100μgの静脈内投与と喉頭へのリドカインの噴霧を行い，意識下ファイバー挿管を行った。Sp_{O_2}は99%であったが，血圧は最高で160/100 mmHgまで上昇した。気管挿管後，チオペンタール250 mgを静脈内投与し，児娩出まではセボフルランを投与した。児のアプガーは1分，5分とも7点であった。術後1日に母体は両上肢の

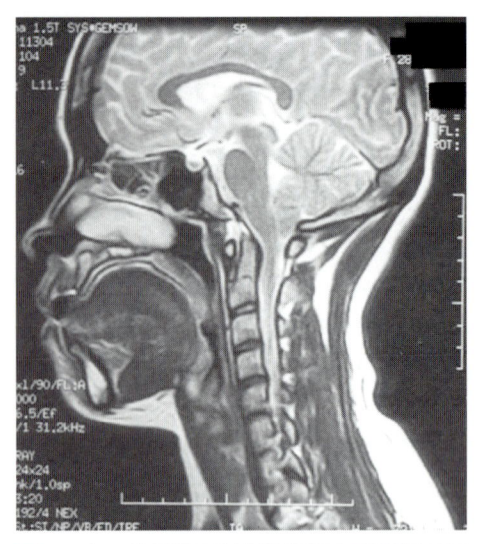

図3 キアリ奇形Ⅰ型合併妊娠の頭頚部MRI
大孔より5 mm程度の小脳扁桃の下垂認める。

感覚異常を訴えたが，翌日には軽快し，その後も神経学的異常を認めなかった。

表4にも記したが，高血圧への対処は必要であった。頭蓋内圧亢進を認める症例であればなおさらである。麻酔科医にとっても使いやすいカルシウム拮抗薬を準備しておくことを推奨する。

全身疾患合併妊娠の適応は広がりつつあり，病院内に産科があれば麻酔科医が帝王切開に遭遇する可能性がある。医療の進歩とともに妊娠可能な女性が増えることは喜ばしいことではあるが，今まで遭遇しなかったような合併症妊婦の全身麻酔下の帝王切開の管理が必要になる可能性もある。全身疾患には気道困難症と強い関連があるものも含まれる。

◆◆ おわりに ◆◆

帝王切開の麻酔は「禁忌がなければ区域麻酔で」が原則であるが，区域麻酔の禁忌は凝固異常，脊椎疾患，頭蓋内圧の亢進，循環血漿量の低下などいくつか挙げることができる。一方，全身麻酔の禁忌は気道困難症につきる。妊婦の

全身麻酔を決定する際の気道評価はそれだけ重要である。児の状態が危険でも，母体優先が原則である。児を優先して急いで導入してもいいのか，母体の評価をさらに行うべきなのかを"rapid"に判断する。気道を評価したうえで気道困難症を疑う母体を無条件に"rapid"導入してはいけない。

文献

1) Lyons G. Failed intubation. Six years' experience in a teaching maternity unit. Anaesthesia 1985 ; 40 : 759-62.
2) Samsoon GL, Young JR. Difficult tracheal intubation : a retrospective study. Anaesthesia 1987 ; 42 : 487-90.
3) Russell R. Failed intubation in obstetrics : a self-fulfilling prophecy. Int J Obstet Anesth 2006 ; 16 : 1-3.
4) Bullough AS, Carraretto M. A United Kingdom national obstetric intubation equipment survey. Int J Obstet Anesth 2009 ; 18 : 342-5.
5) Samsoon GL, Young JR. Difficult tracheal intubation : a retrospective study. Anaesthesia 1987 ; 42 : 487-90.
6) Djabatey EA, Barclay PM. Difficult and failed intubation in 3430 obstetric general anaesthetics. Anaesthesia 2009 ; 64 : 1168-71.
7) Hawkins JL, Koonin LM, Palmer SK. Anesthesia-related deaths during obstetric delivery in the United States, 1979-1990. Anesthesiology 1997 ; 86 : 277-84.
8) Vasdev GM, Harrison BA, Keegan MT, et al. Management of the difficult and failed airway in obstetric anesthesia. J Anesth 2008 ; 22 : 38-48.
9) Hawkins JL. Anesthesia-related maternal mortality. Clin Obstet Gynecol 2003 ; 46 : 679-87.
10) Hawkins JL, Chang J, Palmer SK, et al. Anesthesia-related maternal mortality in the United States, 1997-2002 (abstract). Oral presentation at the 2008 Annual Meeting of the Society for Obstetric Anesthesia and Perinatology ; 2008 April 30-May 4 ; Chicago, IL.
11) Johnson RV, Lyons GR, Wilson RC, et al. Training in obstetric general anaesthesia : a vanishing art? Anaesthesia 2000 ; 55 : 179-83.
12) Searle RD, Lyons G. Vanishing experience in training for obstetric general anaesthesia : an observational study. Int J Obstet Anesth 2008 ; 17 : 233-7.
13) Munnur U, de Boisblanc B, Suresh MS. Airway problems in pregnancy. Crit Care Med 2005 ; 33 : S259-68.
14) Izci B, Vennelle M, Liston WA, et al. Sleep-disordered breathing and upper airway size in pregnancy and post-partum. Eur Respir J 2006 ; 27 : 321-75.
15) Boutonnet M, Faitot V, Katz A, et al. Mallampati class changes during pregnancy, labour, and after delivery : can these be predicted? Br J Anaesth 2010 ; 104 : 67-70.
16) Kodali BS, Chandrasekhar S, Bulich LN, et al. Airway changes during labor and delivery. Anesthesiology 2008 ; 108 : 357-62.
17) Izci B, Riha RL, Martin SE, et al. The upper airway in pregnancy and pre-eclampsia. Am J Respir Crit Care Med 2003 ; 167 : 137-40.
18) McDonnell NJ, Paech MJ, Clavisi OM, et al ; ANZCA Trials Group. Difficult and failed intubation in obstetric anaesthesia : an observational study of airway management and complications associated with general anaesthesia for caesarean section. Int J Obstet Anesth 2008 ; 17 : 292-7.
19) Garbaciak JA Jr, Richter M, Miller S, et al. Maternal weight and pregnancy complications. Am J Obstet Gynecol 1985 ; 152 : 238-45.
20) Cooper GM, McClure JH. Maternal deaths from anaesthesia : An extract from Why Mothers Die 2000-2002, the Confidential Enquiries into Maternal Deaths in the United Kingdom. Chapter 9 : Anaesthesia. Br J Anaesth 2005 ; 94 : 417-23.
21) Poobalan AS, Aucott LS, Gurung T, et al. Obesity as an independent risk factor for elective and emergency caesarean delivery in nulliparous women : systematic review and meta-analysis of cohort studies. Obes Rev 2009 ; 10 : 28-35.
22) Soens MA, Birnbach DJ, Ranasinghe JS, et al. Obstetric anesthesia for the obese and mor-

bidly obese patient : an ounce of prevention is worth more than a pound of treatment. Acta Anaesthesiol Scand 2008 ; 52 : 6-19.
23) Saravanakumar K, Rao SG, Cooper GM. The challenges of obesity and obstetric anaesthesia. Curr Opin Obstet Gynecol 2006 ; 18 : 631-5.
24) Endler GC, Mariona FG, Sokol RJ, et al. Anesthesia-related maternal mortality in Michigan, 1972 to 1984. Am J Obstet Gynecol 1988 ; 159 : 187-93.
25) Mhyre JM, Riesner MN, Polley LS, et al. A series of anesthesia-related maternal deaths in Michigan, 1985-2003. Anesthesiology 2007 ; 106 : 1096-104.
26) Honarmand A, Safavi MR. Prediction of difficult laryngoscopy in obstetric patients scheduled for Caesarean delivery. Eur J Anaesthesiol 2008 ; 25 : 714-20.
27) Gambee AM, Hertzka RE, Fisher DM. Preoxygenation techniques : comparison of three minutes and four breaths. Anesth Analg 1987 ; 66 : 468-70.
28) Tanoubi I, Drolet P, Donati F. Optimizing preoxygenation in adults. Can J Anesth 2009 ; 56 : 449-66.
29) 照井克生，監・訳．吸入法．BWH産科の麻酔．東京：メディカル・サイエンス・インターナショナル：1992. p.119-28.
30) Keller C, Brimacombe J, Lirk P, et al. Failed obstetric tracheal intubation and postoperative respiratory support with the ProSeal™ laryngeal mask airway. Anesth Analg 2004 ; 98 : 1467-70.
31) Bailey SG, Kitching AJ. The Laryngeal mask airway in failed obstetric tracheal intubation. Int J Obstet Anesth2005 ; 14 : 270-1.
32) Bullingham A, Cook TM, Awan R, et al. Use of the ProSeal laryngeal mask airway for airway maintenance during emergency Caesarean section after failed intubation. Br J Anaesth 2004 ; 92 : 903-4.
33) Vaida SJ, Gaitini LA, Cook TM, et al. Another case of use of the ProSeal laryngeal mask airway in a difficult obstetric airway. Br J Anaesth 2004 ; 92 : 905.
34) Awan R, Nolan JP, Cook TM. Use of the ProSeal laryngeal mask airway for airway maintenance during emergency Caesarean section after failed intubation. Br J Anaesth 2004 ; 92 : 144-6.
35) Keller C, Brimacombe J, Lirk P, et al. Failed obstetric tracheal intubation and postoperative respiratory support with the ProSeal laryngeal mask airway. Anesth Analg 2004 ; 98 : 1467-70.
36) Minville V, N'Guyen L, Coustet B, et al. Difficult airway in obstetric using Ilma-Fastrach®. Anesth Analg 2004 ; 99 : 1871-82.
37) Djabatey EA, Barclay PM. Difficult and failed intubation in 3430 obstetric general anaesthetics. Anaesthesia 2009 ; 64 : 1168-71.
38) Godley M, Reddy AR. Use for awake intubation for cesarean section. Can Anaesth Soc J 1996 ; 43 : 299-302.
39) Cohn AI, Hart RT, McGraw SR, et al. The Bullard Iaryngoscope for emergency airway management in a morbidly obese parturient. Anesth Analg 1995 ; 81 : 872-3.
40) Collis R, Evans M, Farley C, et al. Anaesthesia for caesarean section : general anaesthesia. In : Clyburn P, Collis R, Harries S, et al, editors. Obstetric anaesthesia. New York : Oxford University Press ; 2008. p.311-66.
41) Benumof JL. Management of the difficult adult airway. With special emphasis on awake tracheal intubation. Anesthesiology 1991 ; 75 : 1087-110.
42) Bullough AS, Carraretto M. A United Kingdom national obsteric intubation equipment survey. Int J Obstet Anesth 2009 ; 18 : 342-5.
43) Stackhous RA, Bainton CR. Difficult airway management. In : Hughes SC, Levinson G, Rosen MA, editors. Shnider and Levinson's anesthesia for obstetrics. Philadelphia : Lippincott Wilkins ; 2001. p.375-89.
44) Vaida SJ, Pott LM, Budde AO, et al. Suggested algorithm for management of the unexpected difficult airway in obstetric anesthesia. J Clin Anesth 2009 ; 21 : 385-6.
45) Thomas JA, Hagberg CA. The difficult airway : risks, prophylaxis, and management. In : Chestnut DH, Polley LS, Tsen LC, et al, editors. Chestnut's obstetric anesthesia principles and practice. 4th ed. Philadelphia : Mosby Elsevier ; 2009. p.651-76.

〔狩谷伸享〕

III. 特殊な状況でのDAM

4. 救急のDAM

●● はじめに ●●

　気道確保のスペシャリストとして麻酔科医は救急外来や病棟などで気道管理に関するコンサルトを受けることが多い。しかしながら，救急外来や院内急変時における気道確保は手術室内で実施する気道確保と異なる点がいくつかある。手術室内であれば簡単な手技だとしても状況や場所の変化に伴い困難な手技に一変する。たとえ緊迫した状況でどのような場所であったとしても，患者が苦痛を感じることなく安定した循環動態で質の高い気道確保ができることが望ましい。安全で確実な質の高い気道確保を実践するために，救急領域における気道確保の特徴について麻酔科医の目線で解説する。

❶ 救急の特殊性

　救急の現場と手術室では気道確保をするにあたりいくつかの相違点がある。1つはスタートラインの違いである。手術室では気道確保に関する方向性を術前の麻酔計画で決定する。術式や手術時間などから麻酔方法を計画し，気道確保の手段も選択する。術前診察ではMallampati分類や頸部の可動性などいくつかの方法で困難気道かどうかを評価する。困難気道が予測される場合にはDAMカートの用意や代替手段の検討を行う。しかしながら救急の現場ではまず気道と呼吸を評価し，気道確保の手段を選択するところからスタートする。スタート時における緊急度の判断が極めて重要である。短い時間で困難気道を評価し，確実な気道確保のための準備をしなければならない。迅速な評価そして確実な準備が安全な気道管理の近道となる。

　環境も重要な因子である。手術台は自由に高さを変更でき，道具も普段から使い慣れたものを使用できる。周りには気道確保に熟練したスタッフがいて，困ったときには協力してくれる。そばに術者もいることから緊急時のマンパワー確保は比較的容易である。このように手術室では気道確保を安全に行うための最適な環境が整っている。一方救急の現場では，限られた資機材でいかに最適な環境に近づけるかがポイントとなる。

　患者の状態も予定手術の場合とでは大きく異なる。予定手術では胃内容が空の状態で入室することが原則である。救急ではほとんどのケースで胃内容は充満していることから投薬の種類やタイミングが変わってくる。状態が不安定であり，十分な酸素化を維持するまでの時間的制約が生じる場合もある。これらのような特殊性により，救急領域では困難気道となる可能性は高くなる。

❷ 救急におけるDAM

《1》救急外来での気道管理戦略

　初期診療では生命にかかわることを最優先し，時間を重視し，不必要な侵襲を加えないことが

表1 救急外来における気道管理戦略

1. 積極的に酸素投与
2. 患者状態の緊急度を判断
3. 適切かつ迅速な応援の要請
4. 気道管理上で問題となり得る基本事項とその臨床的重症度を評価
    A）換気困難
    B）挿管困難
    C）患者の協力と理解を得ることの困難
    D）気管切開困難
5. 基本的な気道管理技術の特徴と実行可能性の理解
    A）意識下挿管 vs. 全身麻酔導入下での挿管
    B）非侵襲的なアプローチ vs. 侵襲的なアプローチ
    C）自発呼吸の維持 vs. 自発呼吸の停止（筋弛緩薬の投与）
    D）基本戦略と代替戦略を展開

においても同様に重要なポイントである[3]。これらを参考にまとめた救急外来における気道管理戦略を**表1**に示す。救急外来での気道管理戦略における最初のポイントは搬送のときはもちろん，病院到着時より積極的な酸素投与を心がけることである。

次に第一印象での患者状態の緊急度を判断する。意識がなく，刺激に無反応であるような瀕死の状態であればただちに緊急事態気道管理アルゴリズム（**図1**）の適応となる。緊急事態気道管理アルゴリズムの適応と判断した場合には，困難気道の有無にかかわらず必ず応援の要請を行い，マンパワーの確保，機材準備や介助を要請する。

緊急事態ではないと判断した場合には，バイタルサインそして身体所見をとる。まず，意識レベルの評価をかねた気道の評価をするため患者に声をかける。救急外来での気道・呼吸の評価を**表2**に記す。声が出れば気道は開通していると判断し呼吸の評価に進む。声が出ない，異常な呼吸音の聴取，精神的に混乱しているなどの場合には気道をチェックする。気道の

大切である。気道と呼吸の評価は生命にかかわるため最優先し，適切な換気と酸素化に努めなければ生命を脅かすことになる。適切な気道管理のために，麻酔科医が習得する困難気道のアルゴリズムや対処法などの知識[1)2)]は，救急外来

```
非侵襲的挿管手技（直視下経口気管挿管）
        │
   ┌────┴────┐
  成功      失敗
   │        │
 位置の確認  バッグマスク換気
        ┌────┴────┐
     SpO2≧90    SpO2<90
        │          │
  非侵襲的挿管手技  侵襲的気道確保
   RSIも考慮    （輪状甲状膜切開）
   ┌────┴───┐
  成功    失敗    SpO2<90
   │      ├──────
 位置の確認     SpO2≧90
          ほかの手段の可能性を検討
```

1. 酸素投与，応援要請，モニター装着，太い吸引カテーテルを準備
2. Sellick 手技による輪状軟骨部圧迫を同時に行う
3. 最も上手な人が最初から行い，固執はせず同一操作は2回までとする
4. 開口不十分，患者の協力が得られない場合にはRSIを考慮する
5. 輪状甲状膜切開の前に，輪状甲状膜穿刺またはLMAなど喉頭上デバイスの使用を考慮する

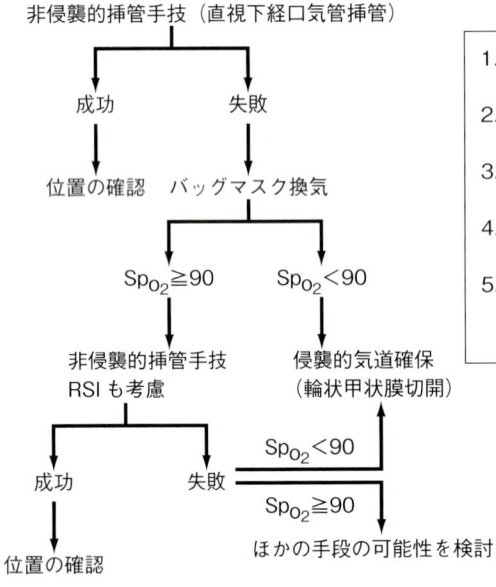

図1 救急外来：緊急事態気道管理アルゴリズム
〔文献1)〜3)を参考に一部改変作成〕

表2 気道・呼吸の評価

- 声をかけ患者にしゃべらせる
  - 声が出る→呼吸の評価に進む
  - 声が出ない・呼吸音の異常・精神的混乱→気道をチェック
- 口腔内，咽頭，顔面を詳しく観察
  - 口腔内→異物の存在，出血，舌や口蓋垂腫脹の有無
  - 咽頭→扁桃周囲膿瘍などの有無
  - 顔面・上下顎→変形の有無
  - 嚥下の確認→つばを飲み込めるか？
- 前頸部の確認
  - 視診→形状や左右の対称性
  - 触診→気管の位置，腫脹や皮下気腫の有無
  - 聴診→狭窄音などの聴取
- 呼吸パターンの確認
  - 異常な呼吸音の有無
  - 陥没呼吸の有無
  - 努力呼吸の有無
- 酸素化と換気の評価

表3 気管挿管の適応（救急）

1. 気道が閉塞（気道の異常）
   - 用手法では気道確保が不十分
   - 血液や吐物による誤嚥
   - 気道狭窄の危険（血腫・損傷・熱傷など）
2. 呼吸管理が必要（呼吸の異常）
   - 無呼吸
   - 低換気
   - 低酸素血症
3. 病態が不安定（循環・中枢神経の異常）
   - 各種ショック
   - 心停止
   - 異常体温
   - 重症頭部外傷
4. 今後呼吸や気道に障害を来す可能性
   - 進行性の意識障害（GCS 8点以下）
   - 顔面頸部の外傷
   - 救急外来からの移動（CT検査・血管造影・ヘリコプター搬送）

チェックにはまず口腔内の確認をする。異物の存在や出血，舌や口蓋垂の腫脹などを確認する。次に咽頭，顔面，上顎，下顎の腫脹や変形などの異常を確認する。前頸部は視診，触診，聴診をし，血腫や打撲痕の有無も確認する。気管の変位や皮下気腫を認める場合には気胸を念頭に置き，呼吸循環管理には十分な注意を払う。呼吸では陥没呼吸，努力呼吸など呼吸パターンを評価し，酸素化と換気の評価も行う。気道・呼吸の評価をした後に，循環や中枢神経系などの評価，病態を把握し，気管挿管の適応を判断する。緊急性が高い病態の場合には重要項目のみを素早く評価し治療を優先する。

救急における気管挿管の適応は外傷初期診療ガイドラインで示されている確実な気道確保の適応に準ずる[4)5)]。気道の異常，呼吸の異常，循環の異常，そして中枢神経の異常である。これ以外にも臨床経過で呼吸や気道に障害を来す可能性がある場合にも適応となる。救急外来では限られた時間の中で病態を把握し，今後の経過も踏まえ正しい気道確保の判断が求められる。気管挿管の適応については**表3**にまとめて示す。

確実な気道確保が必要と判断した場合には，気道管理上で問題となり得る基本事項を予測し，その臨床的重症度を評価する。この評価をもとに得失を考慮のうえ，気道管理の基本戦略を立て，実行可能性を検討する。同時に実行不可能であった場合の代替手段も検討する。

(2) 意識下挿管アルゴリズム

通常の麻酔導入と同様で，換気，挿管ともに困難となる状況が予想されるときに経口意識下挿管を考慮する。救急外来では顔面や頸部の粉砕損傷，あるいは穿通性の前頸部外傷など上気道に解剖学的異常を伴った患者が適応となる。穿通性の前頸部外傷では，マスク換気を行って

```
                    意識下挿管
                        │
          ┌─────────────┴─────────────┐
      非侵襲的                    侵襲的気道確保
      挿管手技                  (経皮的気管切開)
          │
    ┌─────┴─────┐
   成功       3回失敗
    │           │
 位置の確認     │
          ┌────┴────────────────────┐
    ほかの手段の可能性を検討    侵襲的気道確保(経皮的気管切開も考慮)
```

```
1. 患者が協力できることが必要条件
2. 酸素投与，応援要請，モニター装
   着，太い吸引カテーテルを準備
3. 十分に酸素化をする
4. 自発呼吸を温存
5. 気道の麻酔，協力が得られる程度
   の鎮静は可
```

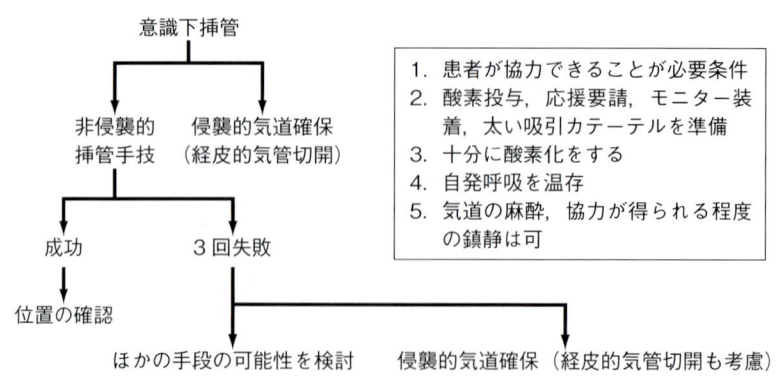

図2　救急外来：意識下挿管アルゴリズム
〔文献1)～3)を参考に一部改変作成〕

も外傷部位からのリークにより換気困難となるケースもある。基本は経口挿管であり，患者が協力できることが必要条件となる。著しい循環動態の変動を予測し，昇圧薬の準備や輸液負荷ラインの確保も必要条件となるであろう。意識下挿管のアルゴリズムを**図2**に示す。

《3》急速挿管（RSI）アルゴリズム

救急外来では迅速にかつ確実な気道確保が必要である。そして麻酔科医であるならばやはり質の高い気道確保を心がけるべきではないだろうか。患者が苦痛を感じることなく安定した循環動態で気道確保できることが望ましい。したがって急速挿管（rapid sequence intubation：RSI）は救急領域における確実な気道確保の基本手技と考えられる[6]。しかしながら実際の現場では無鎮静・無鎮痛の状態で気管挿管が行われている場合もある。もちろん状況によっては薬剤を使用できない場合もあるが，薬剤を使用することで安全かつ確実に気管挿管を行える場合も少なくない。RSIでの気管挿管と鎮静薬と表面麻酔だけで気管挿管する場合での比較ではRSIでの成功率は確実に高い[7]。使用できる薬剤を見極めて可能な限り使用することが理想であり，この判断は麻酔科医が最も得意とする点である。救急外来でのRSIアルゴリズムを**図3**に示す。RSIの手順は7つの頭文字Pからなる単語でまとめられる[6]。救急外来と手術室でのRSIの比較を7つの手順に従い**表4**に示す。

①準備：Preparation

救急搬送の患者対応の場合には緊急度が高いほど患者情報が少なく，体型の確認前に準備が必要となるケースが多い。さまざまな状況を想定し，喉頭鏡ブレードは複数のサイズを用意する。胸骨圧迫が必要な状況や肥満体型ではハンドル部分が邪魔になり喉頭鏡挿入に苦労する場合がある。喉頭鏡ハンドルは短いタイプが推奨される。麻酔器やバッグバルブマスクなど酸素供給装置の確認や挿管チューブのカフ漏れの確認・潤滑剤の塗布をすばやく実施する。スタイレットの使用は個々の好みによるがいつでも使用できるように確認をしておく必要がある。吐物や異物を除去するために太い吸引や鉗子の準備は極めて重要である。フルストマックのケースが多くSellick手技や挿管直後の速やかなカフ注入が求められる。適切な介助により安全性は高まることから，医師以外の協力者もできるだけ招集し，役割分担を事前に打ち合わせしておくとよい。緊迫した状況ではカフ用注射器が見つからなくなることもよくあるので注意が必要である。そのほかには固定用の器具や，チューブ確認のための器具を準備する。もちろん困難

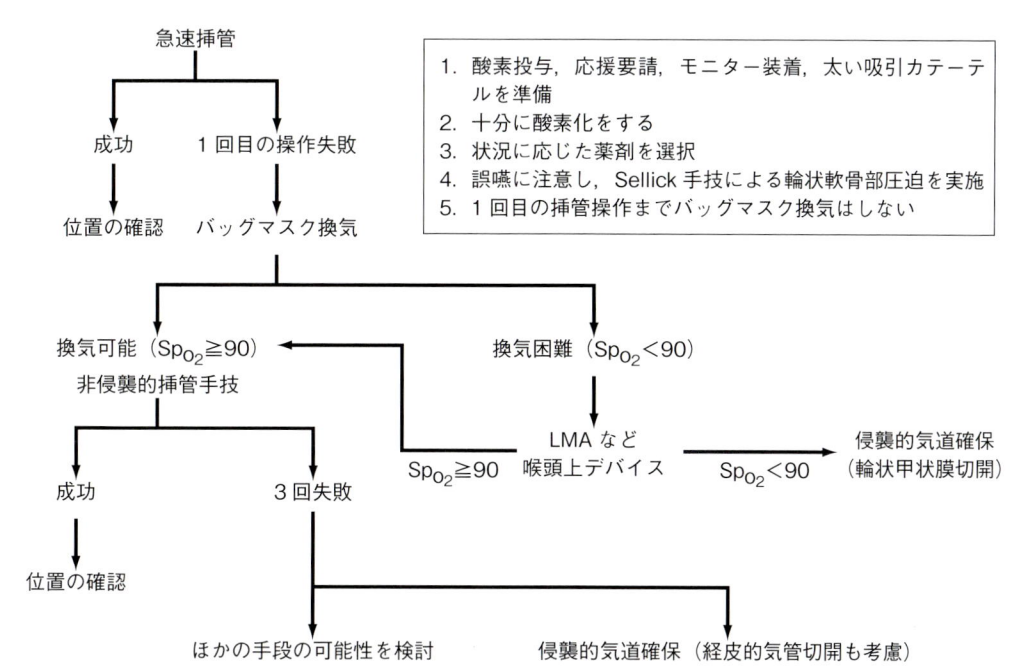

図3 救急外来：急速挿管 Rapid Sequence Intubation（RSI）アルゴリズム
〔文献1）〜3）を参考に一部改変作成〕

表4 気管挿管手技の相違点

Rapid sequence intubation（RSI）7つのP	救急外来	手術室
Preparation 準備	初期診察や限られた情報のみで器具や薬剤を準備	術前診察を参考に器具，薬剤など十分に検討のうえ準備
Preoxygenation 事前の酸素化	救急搬送時より酸素投与されていることはあるが，改めて3〜5分間の100%酸素投与	必ず3〜5分間の100%酸素投与，100%酸素投与下で数回深呼吸
Pretreatment 前処置	短時間で気道を評価し，最適な姿勢を維持。外傷では用手的正中中間位固定が必要	挿管に伴う有害作用を最小限に抑えるために，最適な姿勢の維持や薬物投与を行う
Paralysis with induction 導入と筋弛緩	限られた情報より適切な薬剤および使用量を勘案　循環抑制に注意	術前診察の情報より適切な薬剤および使用量を勘案
Protection 気道の保護	逆流防止のため確実なSellick手技や介助者の役割を明確化することが重要	事前に制酸薬を投与 Sellick手技が重要
Placement チューブの留置・確認	1次確認（5点聴診など身体診察） 2次確認（補助器具）	両側肺の視診，聴診，ET_{CO_2}モニター
Postintubation management 挿管後の管理	検査などで移動することが多くチューブトラブルの危険性大 専用固定器具の使用を推奨	体位変換程度で移動は少ない テープ固定が一般的

気道に備え，各施設独自のDAMカートの準備は必要であろう．危機的状況に備え，侵襲的気道確保の準備も確認しておくべきである．

②事前の酸素化：Preoxygenation

　救急搬送された患者の場合にはすでに酸素投与がされている場合が多い．しかしながら十分な酸素が投与されているとは限らない．マスク

頭側アプローチ　　　　　　　　　　　　　　　尾側アプローチ

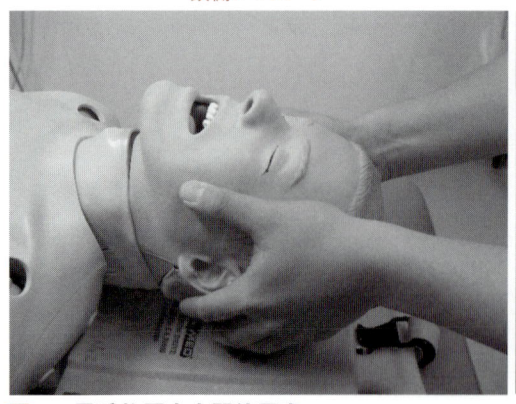

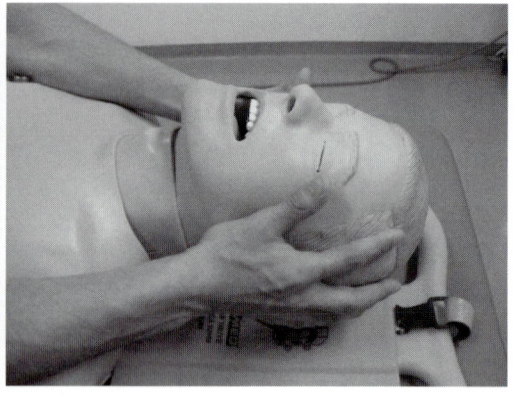

図4　用手的正中中間位固定

のリザーバーバッグの膨らみが十分でなかったり，協力が得られずマスクを外してしまったり，救急隊のボンベ容量の不足で高流量の酸素を供給できないケースもある。自発呼吸の有無や換気の状況にもよるが，モニターを装着した状態で改めて3～5分間の100%酸素投与することは極めて重要である。特に救急患者は体内酸素予備量が少ないので，十分な酸素投与を心がけるべきである。意思の疎通が可能であれば数回深呼吸を促すことも効果的である。この数分間のうちにマスクのフィッティングを確認し，入れ歯の有無や開口の程度など気道の評価を実施する。

③前処置：Pretreatment

ストレッチャーの高さ調整，入れ歯などの取り外し，頭部位置の調整など可能な限り挿管を実施しやすい状態に調整する。フルストマックの患者への胃管の挿入は考慮すべきではあるが，実際には思うように吸引できず，誤嚥のリスクを上げてしまう可能性もあり十分な検討が必要であろう。気道過敏や頭蓋内圧上昇を抑えるためにリドカインの投与は有用である。頸椎保護の適応のある患者では用手的に正中中間位を確保しながら気管挿管を行うことが原則である。外傷で頸椎カラーが装着されている場合には用手的正中中間位固定をしながら，頸椎カラーを外す。気管挿管のために頸椎カラーを外す場合には介助者により正中中間位固定を必ず実施しなければならない。実施者の妨げにならないように気管挿管時には尾側アプローチで固定を行う。用手的正中中間位固定の仕方を**図4**に示す。正中中間位固定は重要な手技であるが，危機的状況では気道を最優先しなければいけない。

④導入と筋弛緩：Paralysis with induction

救急外来での気管挿管において，救急医は薬剤をあまり使用せず，麻酔科医でさえも薬剤の使用を躊躇する傾向にある。しかしながら，薬剤が使えるのであればできる限り使用することが望ましい。なぜなら成功率は高く，合併症が少ないからである[7]。薬剤を使用したとしても筋弛緩薬を投与せず，静脈麻酔薬だけで気管挿管をトライする場合もよくみかける。反射を抑えきれず，喉頭鏡操作に難渋し，体動を抑制するためマンパワーも余計に取られてしまう。結局静脈麻酔薬の大量投与となってしまい，呼吸循環ともに不安定といった最悪のパターンとなり得る。手術室で実施するRSIと同様に筋弛緩薬と静脈麻酔薬を適切な量，適切なタイミングで使用すべきである。バッグバルブ換気の可否，Sp_{O_2}を評価し，可能であれば積極的に筋弛緩薬を投与することが重要である。使用する

薬剤の種類，量は個々のセンスにゆだねられるが，背景や既往歴が不明な場合があることからも脱分極性筋弛緩薬の使用はお勧めできない。救急外来でのRSIでは，薬剤の循環抑制作用の影響が強く出ることが多く，昇圧薬の準備，早めの投与を推奨する。

⑤気道の保護：Protection

Sellick手技は胃内容逆流防止や陽圧換気時の胃膨満の予防のために実施する。意識障害患者の場合には確実な気道確保がされるまで実施することが理想である。フルストマックの可能性が高い救急外来での気管挿管は，手術室よりもSellick手技の重要性は高くなる。しかしながら，救急外来での医師を含めたスタッフが正しい手技を理解できているとは限らない。確実なSellick手技が求められることから直前に介助者と細かい手順を話しておく必要がある。誤嚥を予測し制酸薬の投与も気道の保護として有効と考えられるが，投与のタイミングによっては効果不十分となってしまう。

⑥チューブの留置・確認：Placement（表5）

まずは1次確認として身体診察によるチューブの留置を確認する[8]。挿入時には直視下でチューブが声門を通過することを確認する。チューブ留置後はただちにチューブのカフを膨らませ，送気に伴う左右の胸郭挙上を目視する。送気をしながら心窩部と左右の胸それぞれ2カ所を聴診し胃泡音が聴取されないこと，左右の呼吸音が聴取できること（5点聴診）を確認する。チューブの内腔が呼気に伴い曇ることの確認も早期にできる有効な手段である。疑わしい場合には再度直視下でチューブの位置を確認すべきである。また，気管支ファイバーで気管の確認も迅速に対応できるのであれば確実な確認方法の1つである。

次に2次確認として補助器具を用いての確認を行う。1次確認と2次確認の両方を実施することで重篤な合併症である食道挿管の検出率が上がる。主な補助器具は呼気CO_2検知器と食道挿管検知器の2つである。呼気CO_2検知器は変色で二酸化炭素を確認する比色検知器もあ

表5 チューブの留置・確認

- 1次確認（身体診察）
  - ・声門の通過
  - ・左右の胸郭挙上
  - ・5点聴診
  - ・チューブ内腔の曇り
- 2次確認（補助器具）
  - ・呼気CO_2検知器
  - ・食道挿管検知器

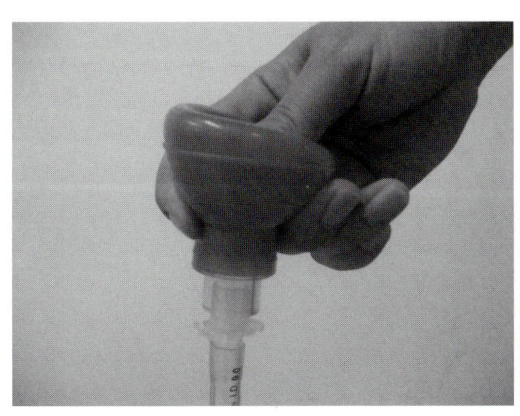

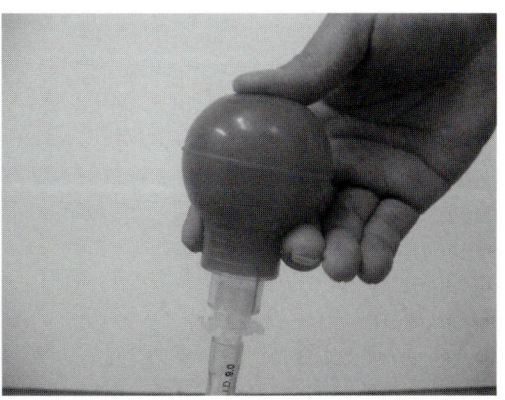

図5 食道挿管検知器
バルブの速やかな再膨張を見ることで気管挿管の成功を確認する。気管チューブが食道内にある場合には，バルブが再膨張しないか，ゆっくりと再膨張する。

トーマスチューブホルダー™　　　　アンカーファスト™
（レールダルメディカルジャパン）　　　（ホリスター）

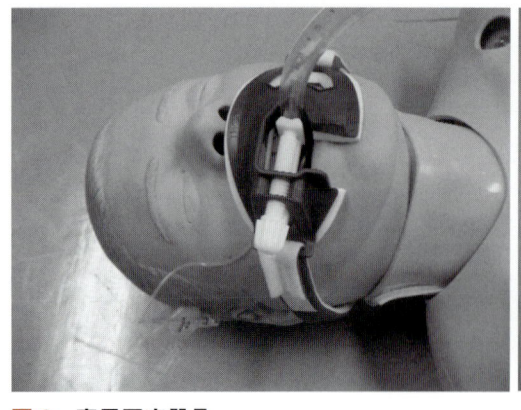

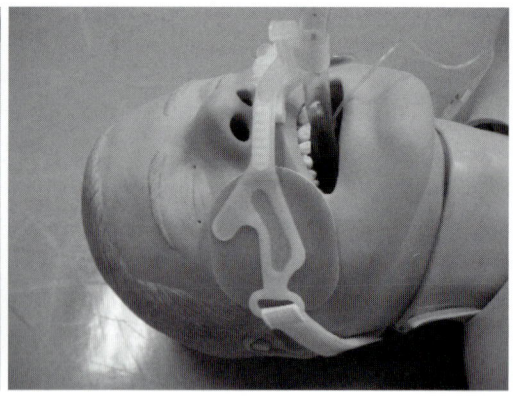

図6　専用固定器具

るが，救急外来ではより精度のすぐれた検知器をお勧めする。食道挿管検知器は正しく気管挿管がされているかを確認する手段の1つである（**図5**）。気管チューブに取り付ける単純な圧縮バルブで，チューブが食道内にあると圧縮して取り付けたバルブは再膨張しない。

⑦挿管後の管理：Postintubation management

チューブの確認が終了したら，まずテープや専用固定器具を使用してチューブの固定を行う。救急外来では手術室とは異なり，挿管後に検査や入院のために体を動かすことや，ベッド移動をすることが多い。吐物や出血，髭などによりテープでの固定は困難なケースもある。チューブトラブルの可能性を考慮するとやはり救急外来では専用固定器具（**図6**）が望ましいと考えられる。挿管直後や固定後のみならず，患者を動かすたびに，気管チューブの位置を確認すべきである。気管挿管が実施できたとしても，喉頭鏡やチューブ挿入の刺激が一段落すると，循環動態が著しく変動するケースも多い。病態によっては陽圧換気後に急変することもある。呼吸，循環を継続し観察することは重要なポイントとなる。気管挿管後は処置や検査を考慮した麻酔管理が必要となる。いかに安定した管理をするか，救急外来で麻酔科医の手腕を発揮していただきたい。

❸ 症　例

救急外来での気管挿管にはビデオ喉頭鏡の使用を推奨する。複数人で声門の通過を確認できるため安全かつ確実な気道確保が実現できる。また特殊な状況も多く映像を録画することで診療の記録としても有効である。マッキントッシュ型ビデオ喉頭鏡で録画した特殊症例の気管挿管の動画を紹介する（付録DVD参照）。

①心肺停止

胸骨圧迫を中断することなく気管挿管ができれば理想的である。しかしながら，米国心臓協会（American Heart Association：AHA）のガイドラインで推奨されている質の高い胸骨圧迫による振動のもとでの気管挿管はやはり困難である。気管挿管と胸骨圧迫それぞれ実施者間でのコミュニケーションは重要なポイントで，胸骨圧迫の中断回数と中断時間を最小限にすることが推奨されている。通常の気管挿管との違いとして血色不良が著しい点に注目していただきたい。心肺停止患者の気管挿管施行後の確認ではチューブ内の水蒸気（曇り）がわかりにく

い場合があるので注意が必要である。

②溺　水

心肺停止に至った溺水者には早期挿管が必要である。胸骨圧迫や人工呼吸に伴い嘔吐することがあるので十分な注意が必要である。

③吐　物

救急外来での気管挿管では吐物の対処が重要なポイントとなる。気管挿管時の逆流に注意することはもちろん，嘔吐後で口腔内に吐物が残っているケースも多い。救急外来アルゴリズムに記すように太い吸引の準備は絶対に忘れてはいけない。吸引以外にもマギール鉗子などを準備しておくと便利である。

④出　血

外傷による肺出血，口腔内の損傷，鼻出血，吐血後など口腔内に血液が充満していることは多い。挿管困難症の場合には喉頭鏡操作で口腔内を傷つけてしまうこともある。出血により視野は悪く，誤嚥の危険性も高くなる。ビデオ喉頭鏡などは血液がレンズに付着し視野を妨げる場合がある。

⑤熱　傷

気道熱傷では気道閉塞の危険性があり気管挿管の適応となる。口腔内の浮腫や開口障害などから挿管困難となる場合が多い。また，気道熱傷の判断に口腔内確認のため喉頭鏡操作が必要となるケースは多い。すすの有無，喉頭蓋や声門部の浮腫，声帯麻痺などを確認し確実な気道確保を実施する。大量の輸液により再挿管は極めて困難となることからもチューブトラブルには注意が必要である。

⑥肺水腫

呼吸困難で搬送され，低酸素血症，循環が不安定であることから気管挿管の適応となる場合がある。酸素化が困難であり，不穏状態で搬送されてくるケースが多く，迅速かつ確実な気道確保が必要となる。気管挿管直後にはピンク色の泡沫痰がチューブに噴き出してくる。

⑦歯牙損傷

気管挿管における頻度の高い合併症の1つと考えられる。気道評価のときに歯牙のリスク評価を行うことが重要であるが，救急外来では時間や重症度の点などより評価困難な場合がある。

◆◆ おわりに ◆◆

救急外来と手術室の気道管理では，スタート時点での違いや時間的な制約などの相違点はある。しかしながら，導入の準備，困難気道の判断などあらゆる状況でDAMアルゴリズムが関与している。救急外来の状況に合わせたアルゴリズムと通常のDAMアルゴリズムを上手にコラボレーションさせることは，安全かつ確実な気道確保をする大きなポイントとなる。救急外来での確実な気道確保としてRSIによる経口挿管は基本手技になる。挿管成功率を高くするためには上手な筋弛緩薬の投与が望ましい。救急外来で働くスタッフは困難気道に備え，気道管理で使用するさまざまなデバイスを理解すべきである。医師のみならずスタッフも常に使用できるように準備，トレーニングを積む必要がある。DAMコースにおいて困難気道に対するチームトレーニングを経験することは，救急領域においても非常に重要である。DAMのリーダーシップをとり，状況に応じて適切なデバイスを使用し，冷静に切り抜ける，これが救急領域での麻酔科医の使命である。

文献

1) The American Society of Anesthesiolosists Task Force on Difficult Airway Management. Practical guidelines for management of difficult airway: an updated report by American Society of Anesthesiologists Task Force on Difficult Airway. Anesthesiology 2003 ; 98 : 1269-77.
2) Salem MR, Baraka A. Confirmation of tracheal intubation. In: Hagberg CA, editor. Benumof's airway management: principales and practice. 2nd ed. Philadelphia: Mosby ; 2007. p.697-729.
3) 島田二郎. 呼吸器救急:初療 気道確保. 救急医学 2008 ; 32 : 341-6.
4) Dunhan CM, Barraco RD, Clark DE, et al. Guidelines for emergency tracheal intubation immediately after traumatic injury. J Trauma 2003 ; 55 : 162-79.
5) 日本外傷学会外傷初期診療ガイドライン改訂第3版編集委員会, 編. 初期診療総論. 外傷初期診療ガイドライン JATECTM. 第3版. 東京:へるす出版 ; 2008. p.23-41.
6) Walls RM. Rapid sequence intubation. In: Manual of emergency airway management. Philadelphia: Lippincott Williams & Wilkins ; 2000. p.8-15.
7) Walls RM, Vissers RJ, Sagarin MJ, et al. 1288 emergency department intubations: final report of the National Emergency Airway Registry Pilot Project. Society for Academic Emergency Medicine. Acad Emerg Med 1998 ; 5 : 393.
8) American Heart Association. 2005 American Heart Association Guidelines for cardiopulmonary resuscitation and emergency cardiovascular care. Circulation 2005 ; 112 : 54-5.

〈松島久雄, 島田二郎〉

III. 特殊な状況でのDAM

5. 集中治療のDAM

●● はじめに ●●

　重症患者に対するABC（気道，呼吸，循環）の安定化は，すべてに優先される。どのような高度先進医療もこの考え方なくして成り立たない基本事項である。集中治療室に入る重症患者は，呼吸，循環の予備力が非常に低下しているため，それに先立つ気道管理に細心の注意が必要である。

1 集中治療の特殊性

　待機手術患者と異なり集中治療室に入室している患者は，呼吸，循環の予備力が極端に低く，循環動態の悪化や低酸素血症に弱いという特殊性が挙げられる（図1）。

1. 生体への酸素供給は十分か？（気道が開通して酸素が肺胞に到達しているか？）
2. 血液中のヘモグロビン濃度は十分か？（肺胞から血液中に酸素が移動した後にヘモグロビンによって運搬されているか？）
3. 心拍出量は十分か？（心臓は十分な酸素を含んだ血液を全身に循環させることができているか？）

　この中で最も重要なのは，1. 生体に十分な酸素を供給すること，すなわち確実な気道確保を行い患者に絶え間なく必要十分な酸素を供給することである。酸素の供給については以下の

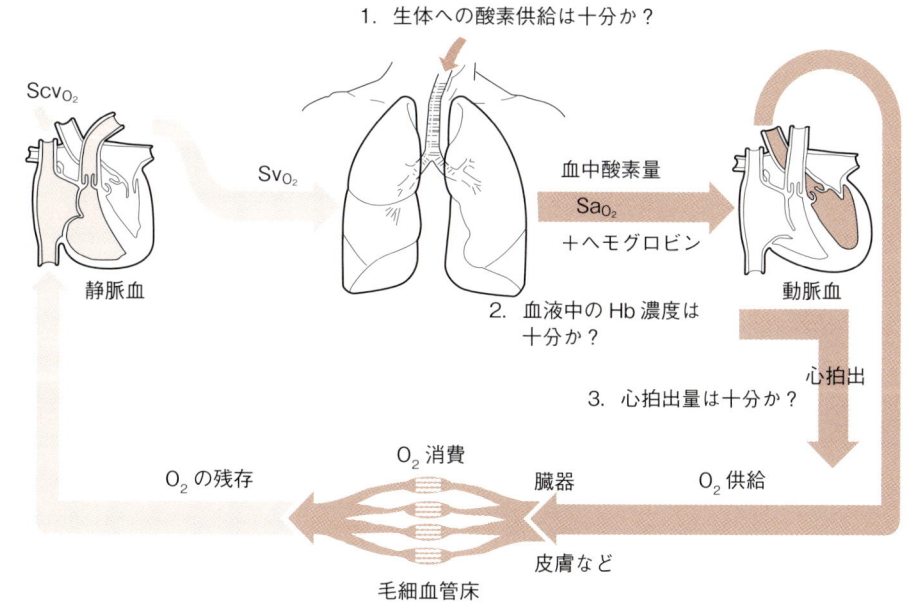

図1　気道，呼吸，循環の重要な関係
（Janice L, Zimmerman MD, FCCS provider manual.4th ed. Society of Critical Care Medicine. 2007. p.6-7 より一部改変）

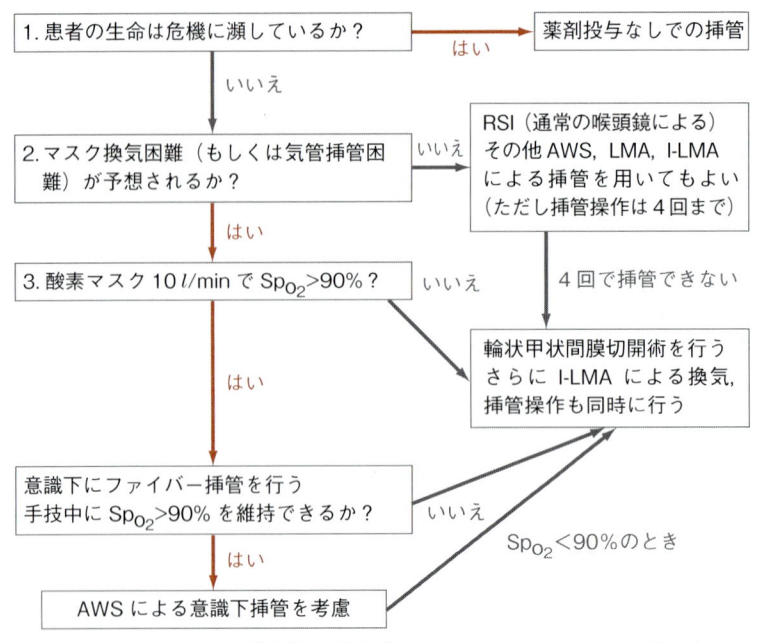

図2 聖マリアンナ医科大学・救命救急センター DAM アルゴリズム

2式で表すことができる。

① Ca_{O_2}（動脈血酸素含量）

　$= Hb \times 1.34 \times Sa_{O_2} + 0.003 \times Pa_{O_2}$

② Do_2（酸素供給量）

　$= CO \times Ca_{O_2}$（CO：Cardiac Output）

　Ca_{O_2}とは動脈血酸素含量であり血液が運搬する酸素量である。係数の違いから酸素運搬量は Hb 濃度に大きく依存していることがわかる。また Do_2 とは酸素供給量であり，CO と Ca_{O_2} との積で求められる。いかに Hb 濃度が十分でも心拍出量が得られない状況では重要臓器への酸素供給が不足することが明白である。

　以上から集中治療医にとって生命維持のためには気道確保が最優先事項と考えて間違いない。ICU における DAM（difficult airway management）とは気道管理の困難さだけでなく，血中の Hb 濃度と心拍出量を適切に保ち，全身への酸素供給を確保することも含んだ概念である。

　その他，集中治療室での特殊性としては，気道管理デバイスが制限されていることや気道管理ができないときに手術を中止するという選択が取れず，死亡に直結することが挙げられる。そのため，手術室では気道確保困難の症例に出くわしたときに手術の中止が1つの選択肢となり得るが，集中治療室では気道確保に失敗したときは患者の死に直結するため積極的に外科的気道確保を行う必要がある。

❷ 集中治療におけるDAM

(1) ICUでの気道管理アルゴリズム（図2）

　図2 で最初に考慮すべきポイントは，①患者の生命が危機に瀕しているかどうか判断することである。そのような場合（気道緊急）には鎮静薬や筋弛緩薬なしでの気管挿管を選択する。

　次に，②マスク換気困難（もしくは気管挿管困難）が予想されるかについて判断する。気管挿管が容易と予測した場合は迅速導入（rapid sequence induction：RSI）を行い，そうでなければ次のポイント③に進む。

　③ Sp_{O_2} が90％を維持できるか否かをチェッ

表1　聖マリアンナ医科大学救命救急センター・DAMセット

・成人，小児用マスク	・LMA（No 3，4）
・バッグバルブマスク	・I-LMA（LMA Fastrach™）
・ジャクソン・リース	・AWS（Airway Scope®）
・経口気管チューブ　各種	・輪状甲状間膜切開セット
・マッキントッシュ型喉頭鏡　各種	・ミニトラックⅡセルジンガーキット™
・チューブホルダー	・気管支ファイバー
・経口エアウェイ	・ジェット換気セット
・経鼻エアウェイ　各種	・二酸化炭素検知器
・スタイレット	・吸引用カテーテル　各種
・GEB（ガムエラスティックブジー）	・胃　管
	・キシロカインスプレー，ゼリー

クする。90％維持が可能であれば意識下に気管支ファイバー挿管を選択し，90％維持が不可能であればただちに輪状甲状間膜切開術を行うことになる。この際，同時にラリンジアルマスク・ファストラック（Intubating LMA：I-LMA）による換気，挿管を試みることで患者の酸素化を上げる確率を増すと考えている。

このようなアルゴリズムに対応するため，筆者らの施設では集中治療室にいくつかの必要なデバイスを常置している（**表1**）。この中でエアウェイスコープ（AWS）に関しては集中治療室での使用に関して有用なエビデンスはまだ報告されていない。しかしながらEnomotoら[1]は，用手的に頚椎固定されたMallampati分類クラス3の喉頭展開困難が予想される203人を，ランダムにAWSで挿管する群と通常のマッキントッシュ型喉頭鏡で挿管する群に分け，それぞれのコルマックグレードと気管挿管成功率を報告している。この論文によると通常のマッキントッシュ型喉頭鏡では22人が喉頭展開困難（コルマックグレード3：21人，グレード4：1人）であったのに対してAWSではすべてでコルマックグレード1（$p<0.001$）であった。また，気管挿管成功率に関してはマッキントッシュ型喉頭鏡が89％であったのに対して，AWSは100％（$p=0.001$）であった。このようにAWSがマッキントッシュ型喉頭鏡と比較して，喉頭展開の際の視野を改善し挿管成功率を上昇させるとする報告が多いことから，緊急気管挿管の際に使用が勧められる。

《2》 ICUでの挿管の際の前酸素化

前酸素化とはRSI前に100％酸素を3～5分間患者に吸入させることで，気管挿管中にSp_{O_2}の低下を防ぐ手段である。重症患者ではD_{O_2}を下げないことが重要であるため，必ず前酸素化を行うべきである。ただし，Mortら[2]の報告によると，重症患者に対する4分間の前酸素化と4分以上の前酸素化（6～8分と比較）ではどちらでもPa_{O_2}に大きな差が生じないことが判明している。また後者では患者に呼吸努力を強要させる危険があると警告している。そのため，ICUにおける前酸素化は原則として4分以内とすることが望ましいだろう。

Benumofら[3]の報告では健康成人，小児，肥満患者，重症患者（重症患者とは心拍出量が約20％減少した患者，もしくは酸素消費量が20％増加している患者と定義）に適切な前酸素化を行った後に，筋弛緩薬を投与してSp_{O_2}が90％を下回るまでの時間を計測している（p.8，**図8**参照）。この結果，Sp_{O_2}が90％を下回るま

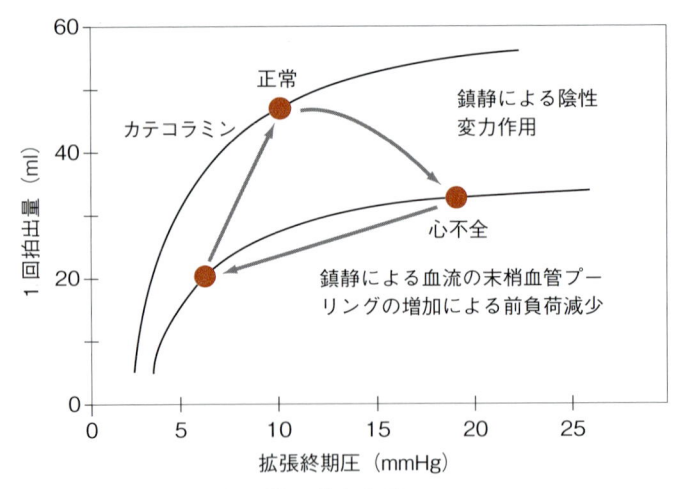

図3 フランク・スターリングの曲線
前負荷（拡張終期圧）と収縮能（1回拍出量）の関係を示す心室機能曲線
(Marino PL. The ICU book. 3rd ed. Philadelphia：Lippincott Williams & Wilkins；2006. p.6 より一部改変引用)

での時間が健康成人では8分間の余裕があったのに対し，肥満患者では3分以内，小児や重症患者では5分以内にSp_{O_2}が90%を下回っていた。

以上から筆者らのICUでは4分間の前酸素化と3分以内のRSIを目標にしている。

《3》 ICUでの気道管理における鎮静

鎮静薬は患者の意識を低下させることで気管挿管の苦痛を取り除くために使用が推奨されるが，血行動態に大きな影響を与えることを忘れてはいけない。特にICUにおいては血行動態が不安定な患者が多いため，その使用にあたっては注意が必要である。

図3に正常な心臓では前負荷の増加に伴い1回拍出量が増加することを示したフランク・スターリングの曲線を示す。心不全の状態では曲線の立ち上がりが悪く，またいくら前負荷を増やしたとしても1回拍出量が得られないことが明白である。麻酔導入の際に投与される鎮静薬は陰性の変力作用を有するため，一過性に心不全と同様の病態を作り出していると考えなければならない。また，程度の差こそあれ鎮静薬は交感神経を抑制することで末梢血管抵抗を減少させるため，末梢血管における血液のプーリングが促進されて患者の前負荷も減少させてしまう。このため，フランク・スターリングの曲線における患者のvolume statusは右上から左下に向かって移動することになる。

手術室における状態の安定した患者への気管挿管とは異なり，ICUにおける気管挿管は患者の呼吸，循環予備能が乏しいことを念頭におきながら1回拍出量を減少させないような鎮静薬の使用方法を常に考慮しなければならない。

ICUで頻用される鎮静薬は主として4種類であり，それぞれに特徴がある（**表2**）。ケタミンは比較的に血圧の低下を来しにくいため，心原性ショックや敗血症性ショックなどで使用しやすい[4]。また，頭蓋内圧を低下させるプロポフォールやミダゾラム，チオペンタールといった薬物は頭蓋内病変をもつ患者には使用しやすいとされてきた。ところが，最近の研究[5)~7)]では頭部外傷，脳梗塞の鎮静にはプロポフォール，ミダゾラム，チオペンタールなどは血圧低下から，脳血流量を減少させることで2次的な

表2 ICUで頻用される鎮静薬

	プロポフォール	チオペンタール	ミダゾラム	ケタミン
心拍数	→	↑	→	↑↑
血圧	↓↓	↓	↓	↑
心係数	↓↓	↓	↓	↑
心収縮力（dP/dt）	↓	↓	↓	→
頭蓋内圧	↓↓	↓	↓	↑
通常の導入量（mg/kg）	1.5〜3	3〜5	0.2	1〜2
血行動態不安定な患者での導入量（mg/kg）	使用すべきでない	1〜2	0.05	1〜2
効果発現までの時間（秒）	15〜45	20〜30	30〜60	45〜60
持続時間（分）	5〜10	5〜10	15〜30	10〜20

〔文献13)〜19)を参考に作成〕

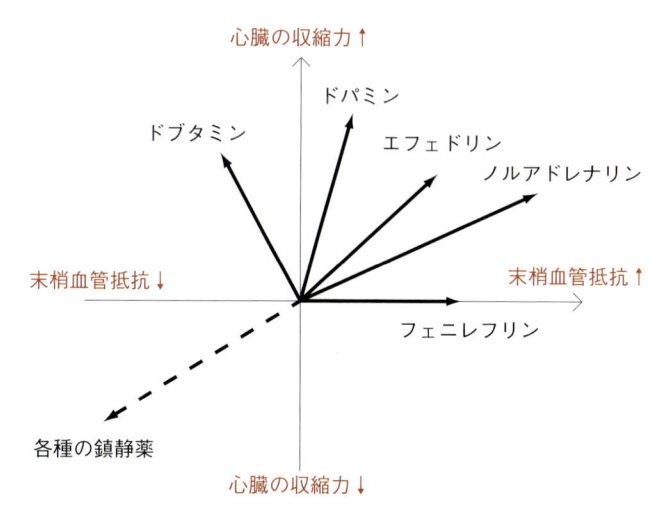

図4 カテコラミンと鎮静薬の作用の関係

脳障害を引き起こす危険性が指摘されており，これらの循環動態を不安定にする薬剤は第1選択薬としてふさわしくないと警告されている。そのため，筆者らの施設では頭部外傷や脳梗塞の患者に気管挿管する際にはケタミン（海外ではエトミデート）を使用することが多い[8)9)]。ただし，ケタミンは痙攣を誘発する可能性があるため，てんかん重積患者の気管挿管時には使用すべきではない。

いずれにせよどのような鎮静薬を投与したとしても，末梢血管を拡張させ，同時に心収縮力も減弱させることには変わりがない。この不利益を相殺するために各種カテコラミンを併用することが必要となることがある。

《4》 ICUでの気道管理におけるカテコラミン使用

図4のごとくドブタミン以外のカテコラミンは心臓の収縮力と末梢血管抵抗を上昇させる。すなわちカテコラミンは図3の右上方向への正のベクトルをもつことで鎮静薬の負のベクトルを相殺する。この原理を踏まえて，使用

薬剤を選択することが重要である．また，ただでさえ呼吸，循環動態が不安定なICUの患者においては種々の生体情報を収集しておくことが不可欠であることから，中心静脈圧や観血的動脈圧測定をしながら気管挿管を行うことが勧められる．

《5》 ICUでの気道管理の際の筋弛緩薬の使用

ICUの患者は意識レベルが低下し低酸素血症やその他の原因で不穏になっていることがある．このような患者への気管挿管に際して，筋弛緩薬を使用するかどうかは議論が分かれる．患者の意識レベルが低下している状況下では十分な協力が得られないため筋弛緩薬を使用するという意見がある一方で，筋弛緩薬を使用してしまった後で経口，経鼻気管挿管が不成功であった場合，外科的気道確保を選択せざるを得なくなることから筋弛緩薬を使用しないという意見もある．

Schmidtら[10)]の報告では322人の緊急気管挿管症例（約半数がICUにおける気管挿管であり，208人：65％が呼吸不全，40人：12％が心停止，41人：13％が気道確保目的，8人：2％が神経系の異常が原因）に対して麻酔科指導医の監督下で気管挿管が行われた群（115人，A群）と麻酔科レジデントのみで行われた群（207人，B群）を比較している．その結果，A群では筋弛緩薬を使用した症例がB群よりも有意に多かった（46％ vs. 17％，$p = 0.001$）．また，A群では麻薬の使用も多い傾向が見られ（$p = 0.12$），誤嚥などの合併症発生率も有意に減少した（6.1％ vs. 21.7％，$p = 0.0001$）．ただし，28日後の死亡率，人工呼吸器離脱日数に関しては両群で差はなかった．以上からSchmidtらは麻酔科指導医は気管挿管技術に自信があるため筋弛緩薬の使用が多かったのではないかと考察している．つまりICUにおける筋弛緩薬の使用に関しては，気道確保の経験や自信に大きく依存しているようである．

❸ 症　例

①症例1

78歳，男性．身長160 cm，体重55 kg．

肺炎球菌性肺炎で呼吸器内科病棟に入院中．既往に慢性閉塞性肺疾患がある．

入院後より動脈血ガスで酸素化の悪化（リザーバー酸素マスク10l/分下でpH 7.36，P_{O_2} 62 mmHg，P_{CO_2} 55 mmHg，HCO_3^- 30 mEq/l）および呼吸苦が認められ，ICUでの呼吸管理目的で集中治療医に診療依頼がなされた．

→肺胞障害により血液中に十分な酸素が供給できない症例（式①の異常）．

症例1で最も重要なのは肺胞内へ十分な酸素を供給することであり，解決方法としてはpre-oxygenation（前酸素化）が考えられる．このような症例では十分な前酸素化を行い自発呼吸下に挿管を行うのが一般的であろう．

②症例2

45歳，男性．身長175 cm，体重80 kg．

冠動脈3枝病変の心筋梗塞でCCUに入院中．呼吸数35回/分，リザーバー酸素マスク10l/分下でSp_{O_2} 90％であり，呼吸苦が著明であった．さらに心拍数120回/分，収縮期血圧90 mmHgとショック状態を呈するため気管挿管の適応と判断された．

→心筋梗塞のため心拍出量が低下し，肺水腫に陥っている症例（式①，②両方の異常）．

症例2で最も重要なのは心拍出量と末梢血管抵抗を適切に維持することで循環を安定させながら気管挿管を行うことである．対応方法としては計画的な鎮静薬とカテコラミンの使用が考えられる．このような症例では挿管の前に中心静脈路を確保してカテコラミンを使用しつつ観

血的動脈圧を測定しながら挿管を行う。

③症例3

25歳，女性。身長160 cm，体重55 kg。

交通事故による骨盤骨折，大腿骨骨折でICUに入室。数時間後にHb 10 g/dlから6 g/dlまで低下し，収縮期血圧90 mmHg，HR 130回/分，Sp_{O_2} 100％（酸素マスク5 l/分）と骨盤骨折からの出血によるショック状態に陥った。同時に意識レベルの低下（GCS E2V2M4）を認めたため気管挿管の適応と判断された。

→血液中の酸素を運搬するHbが減少したことで脳へのD_{O_2}が低下した症例（式①の異常）。

症例3で最も重要なのは，Hbを含めた循環血液量を維持することである。意識レベルの低下は出血性ショック（Hbが低下し脳へのD_{O_2}が低下）が原因であることから輸液，輸血を行いつつ，少しでも多くの酸素を運搬するため，さらに意識レベル低下に伴う気道閉塞を解除する目的で気管挿管が必要となる。

前述のように筆者らの施設では呼吸，循環機能に問題がなく，挿管困難が予想されない状況では筋弛緩薬（ロクロニウム，1 mg/kg）の使用を勧めている。

④症例4

50歳，男性。身長175 cm，体重70 kg。

急性喉頭蓋炎の診断で耳鼻咽喉科病棟に入院中。抗菌薬投与を行うも次第にstridorが増悪して努力様呼吸となったためICUに入室となった。著明な呼吸苦とSp_{O_2}の低下から気管挿管の適応と判断された。

→上気道閉塞の症例（式①の異常）。

症例4で最も重要なのは気道確保の方法の選択である。急性喉頭蓋炎や外傷などで上気道閉塞がある場合，気道確保が最重要課題となる。基本的には経口気管挿管が第1選択となるが，時に外科的気道確保が必要なこともある。図2に状態が急変した患者（Condition C[11]）に対する当院の気管挿管アルゴリズムを示した。症例4においてはポイント2.に示したマスク換気困難，気管挿管困難が予想されるため患者の酸素化が保たれていれば気管支ファイバー挿管が最も適切であろうし，酸素化が保てないのであれば輪状甲状間膜切開術を急ぐべきである。

◆◆ おわりに ◆◆

ICUにおけるDAMについて症例を提示しながら解説した。ICUでのDAMには，単に気道を確保するだけでなく血行動態や低酸素血症のリスクを最小限に抑えなければいけないという手術室にはない特殊性がある。安全に迅速かつ確実な気道管理を行うことはICUで働く医師の重要な業務である。

文献

1) Enomoto Y, Asai T, Arai T, et al. Pentax-AWS, a new videolaryngoscope, is more effective than the Macintosh laryngoscope for tracheal intubation in patients with restricted neck movements：a randomized comparative study. Br J Anaesth 2008；100：544-8.

2) Mort TC, Waberski BH, Clive J. Extending the preoxygenation period from 4 to 8 mins in critically ill patients undergoing emergency intubation. Crit Care Med 2009；37：68-71.

3) Benumof JL, Dagg R, Benumof R. Critical hemoglobin desaturation will occur before return to an unparalyzed state following 1 mg/kg intravenous succinylcholine. Anesthesiology 1997；87：979-82.

4) Chen, RM, Chen TL, Lin YL, et al. Ketamine reduces nitric oxide biosynthesis in human umbilical vein endothelial cells by down-regulating endothelial nitric oxide synthase expression and intracellular calcium levels. Crit Care Med 2005；33：1044-9.

5) Choi YF, Wong TW, Lau CC. Midazolam is more likely to cause hypotension than etomidate in emergency department rapid sequence intubation. Emerg Med J 2004 ; 21 : 700-2.
6) Sonday CJ, Axelband J, Jacoby J, et al. Thiopental vs. etomidate for rapid sequence intubation in aeromedicine. Prehosp Disaster Med 2005 ; 20 : 324-6.
7) Sivilotti ML, Filbin MR, Murray HE, et al. Does the sedative agent facilitate emergency rapid sequence intubation? Acad Emerg Med 2003 ; 10 : 612-20.
8) Zed PJ, Abu-Laban RB, Harrison DW. Intubating conditions and hemodynamic effects of etomidate for rapid sequence intubation in the emergency department : an observational cohort study. Acad Emerg Med 2006 ; 13 : 378-83.
9) Jabre P, Combes X, Lapostolle F, et al. Etomidate versus ketamine for rapid sequence intubation in acutely ill patients : a multicentre randomised controlled trial. Lancet 2009 ; 374 : 293-300.
10) Schmidt UH, Kumwilaisak K, Bittner E, et al. Effects of supervision by attending anesthesiologists on complications of emergency tracheal intubation. Anesthesiology 2008 ; 109 : 973-7.
11) Sakai T, Devita MA. Rapid response system. J Anesth 2009 ; 23 : 403-8.
12) Marino PL. The ICU book. 3rd ed. Philadelphia : Lippincott Williams & Wilkins ; 2006. p.6
13) Blumer JL. Clinical pharmacology of midazolam in infants and children. Clin Pharmacokinet 1998 ; 35 : 37-47.
14) Nordt SP, Clark RF. Midazolam : a review of therapeutic uses and toxicity. J Emerg Med 1997 ; 15 : 357-65.
15) Sagarin MJ, Barton ED, Sakles JC, et al. Underdosing of midazolam in emergency endotracheal intubation. Acad Emerg Med 2003 ; 10 : 329-38.
16) Russo H, Bressolle F. Pharmacodynamics and pharmacokinetics of thiopental. Clin Pharmacokinet 1998 ; 35 : 95-134.
17) Reich DL, Hossain S, Krol M, et al. Predictors of hypotension after induction of general anesthesia. Anesth Analg 2005 ; 101 : 622-8.
18) Hanouz JL, Persehaye E, Zhu L, et al. The inotropic and lusitropic effects of ketamine in isolated human atrial myocardium : the effect of adrenoceptor blockade. Anesth Analg 2004 ; 99 : 1689-95.
19) Hanouz JL, Zhu L, Persehaye E, et al. Ketamine preconditions isolated human right atrial myocardium : roles of adenosine triphosphate-sensitive potassium channels and adrenoceptors. Anesthesiology 2005 ; 102 : 1190-6.
20) Janice L, Zimmerman MD. FCCS provider manual. 4th ed. Society of Critical Care Medicine ; 2007. p.6-7.

〔川本英嗣，児玉貴光，藤谷茂樹〕

III. 特殊な状況でのDAM

6. 一般病棟のDAM

●●● はじめに ●●●

救急医，集中治療医や麻酔科医は，院内で発生した挿管困難症例に関して応援を求められることがある．手術室，ICUにはない一般病棟の問題点を考えてみたい．

1 一般病棟における特殊性

一般病棟では，①フルストマックの危険性がある，②マスク換気困難の頻度が上がる，③気管挿管困難の頻度が上がる，④挿管者も補助者も慣れておらず気道確保器具の種類が限られるという問題がある．そしてこれらが手術室やICUでの挿管よりも一般病棟での挿管を難しくしていると考えられるだろう．

この4つの大きな問題点を改善するために筆者らは以下の方法を勧める．

①フルストマックへの対応

一般病棟の患者では気管挿管が必要になった際にフルストマック症例が多いため，胃内容物の逆流と引き続いて起こり得る誤嚥を予防するために迅速導入（rapid sequence induction：RSI）を行わざるを得ないことが多い．RSIとは誤嚥を予防するために静脈麻酔薬と筋弛緩薬を同時に投与して，マスク換気を行わずに気管挿管を施行する方法である．

ただしRSI後に起こり得る気管挿管困難やマスク換気困難のリスクが高い場合には，RSIよりは意識を残したまま（言い換えれば自発呼吸を残したまま）気管支ファイバーなどを用いた挿管を選択するべきであろう．

筆者らの施設における一般病棟で急変した患者に対する気管挿管アルゴリズムに関しては後に解説する．

②マスク換気困難の頻度が上がることへの対応

マスク換気困難に陥らないようにする最善の方法は，筋弛緩薬の投与前にマスク換気困難のリスクを評価することである．

筋弛緩薬によって自発呼吸を停止させた場合でも，マスク換気さえ可能であれば気管挿管ができなくても酸素化は可能である．つまり，マスク換気ができるか否かを事前に予測してから筋弛緩薬や鎮静薬の投与をすることが重要といえる．

Kheterpalら[1]の報告によると，待機手術患者53,041人の観察研究において手術室でのマスク換気困難症例（酸素投与を行ってもSp_{O_2}＞92%を維持できなかった症例と定義）の頻度を数%と見積もっている（p.13，**表6**参照）．またEl-Orbanyら[2]の報告では，手術室におけるマスク換気困難の頻度を0.08〜15%と幅広く見積もっている．これはマスク換気困難をどのように定義するかの違いであり，手術室での頻度（一般的にはKheterpalらの定義したマスク換気スケールグレード3，4に出会う頻度）は5%前後ではないかと推測される．

表1 マスク換気困難のリスク因子

リスク因子	オッズ比（95% CI）	p値
あごひげの存在	3.18（1.39～7.27）	0.006
BMI＞26 kg/m²	2.75（1.64～4.62）	＜0.001
歯牙欠損	2.28（1.26～4.10）	0.006
55歳以上	2.26（1.34～3.81）	0.002
いびきの既往	1.84（1.09～3.10）	0.02

（Langeron O, Masso E, Huraux C, et al. Prediction of difficult mask ventilation. Anesthesiology 2000；92：1229-36 より引用）

表2 リスク因子の数とマスク換気困難の確率

リスク因子の数	感度	特異度	陽性尤度比	検査後確率
1	0.92	0.38	1.5	14.1%
2	0.72	0.73	2.7	22.9%
3	0.35	0.91	3.9	30.1%
4	0.07	0.99	7	43.8%
5	0	1	―	―

（Langeron O, Masso E, Huraux C, et al. Prediction of difficult mask ventilation. Anesthesiology 2000；92：1229-36 より一部改変引用）

一般病棟におけるマスク換気困難症例の頻度に関する報告はないが，手術室よりも医療スタッフが気道確保に習熟していないことを考慮すると5～15%程度になると考えられる。

Langeronら[3]はマスク換気困難のリスク因子に関して，表1に示した5つの因子を挙げている。とりわけ年齢に関しては高齢になるほど皮膚や肺のコンプライアンスが低下することでマスク換気困難のリスクが上昇すると説明している。

これら5つのリスク因子のうち2つが陽性であれば感度72%，特異度73%であり，また3つ陽性であれば感度35%，特異度91%となっている。例えば高度肥満患者（BMI 33 kg/m²）でいびきの既往がある58歳の患者を想像すると，この患者ではマスク換気困難の3つのリスク因子（BMI 33 kg/m²，58歳，いびきの既往）をもつことから陽性尤度比は3.9となる（表2）。仮に一般病棟におけるマスク換気困難症例の事前確率を10%程度とした場合，検査後確率は30.1%と計算される。すなわちこのような患者が一般病棟で筋弛緩薬を安易に投与されると3人に1人はマスク換気困難に陥ることになる。

③気管挿管困難の頻度が上がることへの対応

一般病棟ではマスク換気困難の頻度が上がるのと同様に挿管困難のリスクも上がることが予想される。

マスク換気困難であったとしても，気管挿管が可能であれば患者の気道は確保される。しかし，マスク換気困難は一般的に気管挿管困難を伴っていることが多く，Kheterpalら[1]の報告でもマスク換気困難症例の25%が気管挿管困難であったとしている。

2003年に米国麻酔科学会（American Society of Anesthesiologists：ASA）が発表した気管挿管困難に対するガイドライン[4]によると，気管挿管困難は気道病変の有無にかかわらず，複数回の挿管手技を試みても気管挿管が不可能な症例と定義している。また，喉頭展開困難と

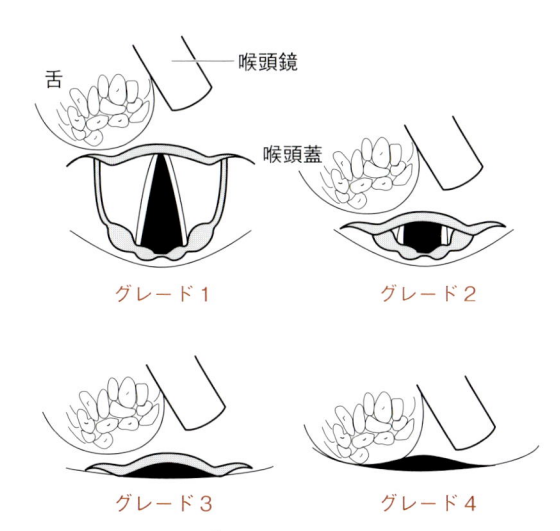

図　コルマックグレード
(Cormack RS, Lehane J, Difficult tracheal intubation in obstetrics. Anaesthesia 1984；39：1105-11 より一部改変引用)

は従来の喉頭鏡（マッキントッシュ型喉頭鏡など）で複数回の喉頭展開手技にもかかわらず声帯をまったく確認できないことをさす。

このように気管挿管困難と喉頭展開困難は定義に違いがあるが，実際の臨床現場においては喉頭展開がうまくいけば声帯は見えている（コルマックグレード1，2）わけであるから，気管挿管が困難であることはまれなはずである。図にコルマックグレードを示す。

手術室における喉頭展開困難の頻度を報告したBurkleら[6]のデータによるとコルマックグレード3の発生率は5%程度，グレード4が1%以下となっている。ちなみに救命救急センターにおける頻度を報告したOrebaughら[7]のデータによると，喉頭展開困難の頻度は1〜30%程度と幅があることから，筆者らは「救命救急センターにおける喉頭展開困難の頻度は喉頭展開を行う術者および症例に大きく依存している」と考えている。

一方で一般病棟における喉頭展開困難発生率を予測することは困難であるが，病棟の医療従事者が挿管手技に慣れていないことから，手術室よりは発生率は高く，外傷などの特殊な気道確保が必要な症例は存在しないため，救命救急センターの頻度よりは低いと考えられる。このことから約10%の症例で喉頭展開困難に遭遇していると考えられる。これは十分に高い確率であり，医療安全の面からも事前に喉頭展開困難を予測することは必須といえる。

Shigaら[8]は**表3**のような喉頭展開困難リスク因子を挙げ，それぞれ多変量解析を用いて感度，特異度，陽性尤度比を報告している。なかでもMallampati分類（p.11，**図13**参照）でクラス3以上かつオトガイ-甲状軟骨距離（thyromental distance）が6 cm以下の患者をハイリスク（陽性尤度比9.9）としている。この点を考慮すると，一般病棟における気管挿管困難の検査前確率を10%程度と見積もった場合に検査後確率は**表3**のようになる。すなわちMallampati分類でクラス3以上かつthyromental distanceが6 cm以下であれば，およそ2人に1人が気管挿管困難であると推測される。

表3　リスク因子の数と気管挿管困難の確率

リスク因子	感度	特異度	陽性尤度比	検査後確率（%）
Mallampati分類	0.49	0.86	3.7	29.1
thyromental distance＜6 cm	0.2	0.94	3.4	27.4
開口障害	0.22	0.97	4.0	30.7
Mallampati分類＋thyromental distance＜6 cm	0.36	0.87	9.9	52.3

(Shiga T, Wajima Z, Inoue T, et al. Predicting difficult intubation in apparently normal patients：a meta-analysis of bedside screening test performance. Anesthesiology 2005；103：429-37 より一部改変引用)

④挿管者も補助者も慣れておらず挿管道具の種類が限られることへの対応

挿管者も補助者も挿管に慣れていないことは，一般病棟における気道確保をさらに難しくしている。このような状況において最も重要なのは「RSI が行われた後に喉頭展開困難が発覚したときは，通常の喉頭鏡を用いて何度も挿管を試みるべきではない」ということである。

ASA の気管挿管困難ガイドライン[4]や英国 Difficult Airway Society（DAS）の予期せぬ挿管困難症例に対するガイドライン[10]においても，通常の喉頭鏡（マッキントッシュ型）やその他のデバイス（ガムエラスティックブジーなど）を用いた手技は合わせて 3，4 回までとしている。これは何度も気管挿管を試みることで声帯の浮腫や喉頭蓋の損傷を引き起こし換気・挿管困難（cannot ventilation, cannot intubate：CVCI）に陥ることを避けるためである。

筆者らの施設ではこのような数回しかない喉頭展開のチャンスに対して，マッキントッシュ型喉頭鏡で気管挿管に失敗した場合はすぐにラリンジアルマスク（Larygeal Mask Airway：LMA）または，ラリンジアルマスク・ファストラック/LMA Fastrach™（I-LMA）を使用することを推奨している。

一方で，一般病棟での各種の LMA の使用に関しては議論がある。反対論者達の言い分で多数を占めるのは，おそらく LMA では気管挿管とは違い，確実な気道確保にはなり得ないからというものである。確かに一般病棟では患者はすべてフルストマックと考えなければいけないことから，LMA で喉頭全体を包み込んだだけの不確実な気道確保は，一時的な低酸素血症を免れても常に誤嚥のリスクが避けられないため勧められないという意見も納得できる。しかし，誤嚥のリスクはあるものの換気不全，低酸素血症に陥った患者は数分で低酸素脳症に陥りその後心停止に至ることを考えると，一般病棟における LMA の使用は，当座の低酸素を回避することができるという点では非常に有意義であると考える。

さらに I-LMA のように低酸素血症を改善した後に気管挿管を視野において挿入されるデバイスは，このような反対論者達を説得するのに十分なものであると考えている。

Ferson ら[11]の報告では，254 人のコルマックグレード 4 の患者（頚椎固定が必要な患者や手術や放射線照射により気道に障害をもつ患者など喉頭展開困難が予想される患者）に対しても I-LMA を使用したところ，3 回以内の手技により 96.5％の患者で気管挿管が成功するだけではなく，気管支ファイバーを使用することで成功率を 100％まで高めることができたとしている。

本邦では未発売であるが，LMA C-Trach™（I-LMA の構造にファイバースコープを組み込んだもの）は喉頭展開の際に声帯や喉頭を見ながら気管チューブを誘導できるデバイスであり，挿管困難症例に役立つことが期待される。実際に待機手術患者 271 人を I-LMA と C-Trach™ の 2 群に分けた Liu ら[13]の Randomized Controlled Trial では，最初の挿管手技での成功率は I-LMA が 67.9％であったのに対して C-Trach™ は 93.3％と有意に高く（$p < 0.001$），3 回以内の手技での成功率はそれぞれ 96.4％と 100％であった（$p = 0.06$）。このように I-LMA より C-Trach™ を用いることで成功率が上昇することが判明しており，一般病棟での気管挿管に迅速に対応できると考えられる。

❷ 一般病棟におけるDAM

一般病棟での DAM に関しては前述したようにフルストマックへの対応，マスク換気困難・挿管困難の評価，LMA または I-LMA の使用がポイントとなる。

ただし，マスク換気困難・挿管困難・喉頭展開困難の予測が一般病棟では難しい。なぜならばこうしたデータはあくまでも待機手術患者によるものであり，意識障害や低酸素血症などが存在しないことが前提となっているからである。一般病棟で急変し，低酸素血症のある患者にMallampati分類を測定することはほぼ不可能であり，リスク因子を予測することは難しい。

そのためWallsら[9]は気管挿管困難のリスク因子を簡単に見極める方法として3-3-2ルールを提唱している。これは，

① 3：開口した際に患者自身の手指を3横指口腔内に入れることができるか？
② 3：オトガイと舌骨の間に患者の手指が3横指入る十分な距離があるか？
③ 2：甲状軟骨の最上部から舌骨までの間に患者の手指が2横指入る十分な距離があるか？

以上を満たした場合は喉頭展開困難のリスクが低いとしている。

これは気管挿管を行う術者自身の指でも代用可能であることから，一般病棟において緊急で気道確保を必要とする場合には有益な指標となるであろう。

③ 症　例

58歳，男性。身長160 cm，体重85 kg，BMI 33 kg/m²

ギランバレー症候群による呼吸不全で入院中の患者。既往に睡眠時無呼吸症候群がある。

入院数日後に血液ガスでCO_2の貯留（pH 7.26，P_{CO_2} 80 mmHg，P_{O_2} 106 mmHg，HCO_3^- 35 mEq/l，酸素経鼻2 l/分投与）が認められたため，神経内科医は気管挿管のためミダゾラム10 mgとベクロニウム8 mgを静注して急速導入を行った。しかし，開口操作が困難で喉頭展開に難渋した（コルマックグレード3）。さらに口腔内からの出血のため，マスク換気困難となりSp_{O_2}が88％まで低下した。ついに心拍数（40回/分）と血圧（80/60 mmHg）が低下したために救急医がコールされた。

上記のような症例は一般病棟におけるDAM症例として典型的と思われる。こうした症例ではどのように対応すべきだったのだろうか？

一般病棟におけるDAMの臨床にそのまま応用できるわけではないが，ASA，DASが発表している手術室におけるDAMガイドラインを参考にすることができるだろう。

筆者らの施設では，一般病棟やICUで急変した患者（Condition C：**表4**）[12]に対して救急医が応援を求められた場合は，前述のガイドラインを応用した気管挿管アルゴリズム（p.164，**図2**参照）を用いている。

提示症例に関してはわれわれが病棟に到着した際にはSp_{O_2}が90％を維持できず，徐脈と低血圧に陥っていたため，すぐにマッキントッシュ型喉頭鏡による喉頭展開を行った。患者は筋弛緩薬を使用されていたため比較的スムーズ

表4　Condition Cの定義

＜呼吸状態＞
1. 呼吸数＜8，または＞36回/分
2. 新しく出現した呼吸困難
3. Sp_{O_2}＜85％が5分以上続く

＜心拍数＞
1. 何らかの症状を伴いかつ心拍数＜40，または＞140回/分
2. 心拍数＞160回/分（症状はなくともよい）

＜血圧＞
1. 収縮期血圧＜80または＞200 mmHg
2. 拡張期血圧＞110 mmHgで何らかの症状を伴う

＜神経学的所見＞
1. 意識障害
2. 痙攣
3. 顔面，上肢，下肢に出現した脱力

（Sakai T, Devita MA. Rapid response system. J Anesth 2009；23：403-8より一部改変引用）

に喉頭展開できたが，コルマックグレード3，かつ口腔内に多量の血液が認められたため無理に経口挿管することは避けた。そこで輪状甲状間膜切開術の準備をしながらI-LMAによる換気を行ったところ，Sp_{O_2}が96％まで上昇した。そのためそのまま，I-LMAを用いた気管挿管を無事行うことができた。各施設におけるDAMアルゴリズムを事前に取り決めておくことが緊急気道管理の鍵となることを忘れてはならない。

◆◆ おわりに ◆◆

以上が一般病棟におけるDAMの概略である。最終的には輪状甲状間膜切開術が迅速，安全に施行できれば緊急気道管理者としては申し分ない。ただしこのような能力は救急医，集中治療医，麻酔科医に求められるレベルであることから，その他の科の医師は一般病棟において鎮静薬や筋弛緩薬を投与する前に，CVCIのリスクを評価して，気道管理のスペシャリストに適切にコンサルトすることが最も重要であり，一般病棟における最善のdifficult airway managementといえよう。

文献

1) Kheterpal S, Martin L, Shanks AM, et al. Prediction and outcomes of impossible mask ventilation: a review of 50,000 anesthetics. Anesthesiology 2009; 110: 891-7.
2) El-Orbany M, Woehlck HJ. Difficult mask ventilation. Anesth Analg 2009; 109: 1870-80.
3) Langeron O, Masso E, Huraux C, et al. Prediction of difficult mask ventilation. Anesthesiology 2000; 92: 1229-36.
4) Practice guidelines for management of the difficult airway: an updated report by the American Society of Anesthesiologists Task Force on Management of the Difficult Airway. Anesthesiology 2003; 98: 1269-77.
5) Cormack RS, Lehane J. Difficult tracheal intubation in obstetrics. Anaesthesia 1984; 39: 1105-11.
6) Burkle CM, Walsh MT, Harrison BA, et al. Airway management after failure to intubate by direct laryngoscopy: outcomes in a large teaching hospital. Can J Anaesth 2005; 52: 634-40.
7) Orebaugh SL. Difficult airway management in the emergency department. J Emerg Med 2002; 22: 31-48.
8) Shiga T, Wajima Z, Inoue T, et al. Predicting difficult intubation in apparently normal patients: a meta-analysis of bedside screening test performance. Anesthesiology 2005; 103: 429-37.
9) Walls RM, Murphy MF. Manual of emergency airway management. 3rd ed. Philadelphia: Lippincott Williams & Wilkins; 2008. p.85-91.
10) Henderson JJ, Popat MT, Latto IP, et al. Difficult Airway Society guidelines for management of the unanticipated difficult intubation. Anaesthesia 2004; 59: 675-94.
11) Ferson DZ, Rosenblatt WH, Johansen MJ, et al. Use of the intubating LMA-Fastrach in 254 patients with difficult-to-manage airways. Anesthesiology 2001; 95: 1175-81.
12) Sakai T, Devita MA. Rapid response system. J Anesth 2009; 23: 403-8.
13) Liu EH, Goy RW, Lim Y, et al. Success of tracheal intubation with intubating laryngeal mask airways: a randomized trial of the LMA Fastrach and LMA C Trach. Anesthesiology 2008; 108: 621-6.

〈川本英嗣，児玉貴光，藤谷茂樹〉

III. 特殊な状況でのDAM

7. 病院外のDAM

はじめに

　救急救命士の特定行為やドクターカー，ドクターヘリなどの普及により，病院外で高度な器具を用いた気道確保が頻繁に実施されている。患者を安全に搬送するためにも確実な気道確保が必要となる場合もあるが，状態，環境，器具，さまざまな点より院内と比較するとDifficult Airway Management（DAM）となる可能性が高い。院外での気道管理は常に危険と隣り合わせで，院内以上に安全でかつ確実な技術が求められる。

1 病院外における気道管理の特殊性

　病院外での気道管理は救急に準ずるところが多い。フルストマックであったり，状態が不安定で一刻を争う状況であったりもする。確実な気道確保のため迅速な状況評価，初期評価そして確実な準備を実施し，安全な気道管理に努める。手術室と比較した場合，特に病院外は環境要因が大きく異なる。スペースの確保や体位の保持は困難な場合が多く，器具の選択肢も少ない。困難気道であったからといって応援の要請は極めて困難であり，自力で対応するしかない。病院外では環境の特殊性から救急領域よりさらに困難気道となる可能性が高く，リスクを伴う。これらの点より十分な換気と酸素化ができているのであれば，搬送を優先すべきである。安全かつ迅速な搬送のために，最適な気道確保の手段を決定することが病院外における気道管理の最重要ポイントである。

2 病院外におけるDAM

(1) 状況評価

　病院前救護活動のガイドライン，Japan Prehospital Trauma Evaluation and Care（JP-TEC™）プロバイダーマニュアルでは現場で傷病者に接する前に考慮する項目として，①感染防御，②携行資機材の確認，③安全確保・2次災害予防，④傷病者数把握・応援要請，⑤受傷機転の把握などが挙げられている[1]。院外で気道管理を開始する前には，同様な点を考慮して診療を開始すべきである。安全確保は院内活動ではあまりピンとこないかもしれないが，院外救助活動では救助者の重要なポイントとなる。受傷機転は確実な気道確保の必要性を判断し，気道確保の手段を決定するためにも正確に把握しなければならない。

(2) 初期評価

　院外活動においては状況評価を行った後に，短時間で生理学的に安定した状態かどうかを判断する。この初期評価で最初に確認しなければ

```
                                    1. 原則は搬送を優先
         積極的な酸素投与              2. 頭部外傷では鼻咽頭エアウェイは相対的禁忌
                                    3. 確実な気道確保はできるだけ車内で実施
    ↓              ↓                 4. 危機的状況なら侵襲的気道確保に躊躇しない
  Sp_{O_2}≧90   Sp_{O_2}<90
              用手的気道確保・バッグマスク換気
              ↓            ↓
           Sp_{O_2}≧90  Sp_{O_2}<90
                       鼻咽頭・口咽頭エアウェイまたは喉頭上デバイス
                       ↓            ↓
                    Sp_{O_2}≧90  Sp_{O_2}<90
                                 非侵襲的挿管手技（RSIも考慮）
  酸素化に注意しながら                ↓            ↓
  迅速に搬送                        成功          失敗
         ← 位置の確認 ←              侵襲的気道確保（輪状甲状膜切開）
```

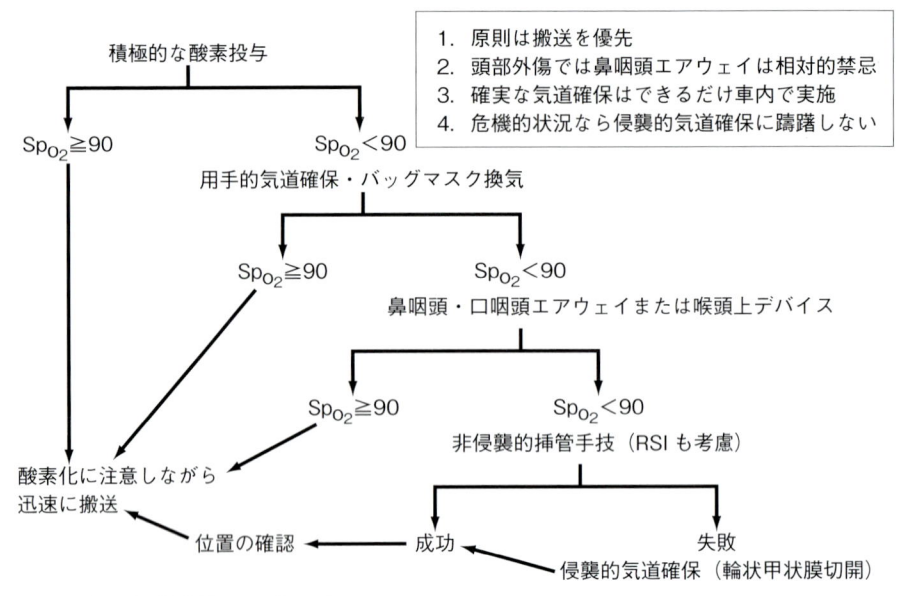

図1　院外気道確保アルゴリズム
（井上哲夫, 近江明文, 須崎紳一郎, ほか訳. 緊急気道管理マニュアル. 東京：メディカル・サイエンス・インターナショナル；2003. p.235-42 より一部改変作成）

いけないのは気道と呼吸である。救急外来での診察と同様に気道・呼吸の評価を行う。その後循環や中枢神経系などの評価, 病態の把握, 気管挿管の適応を判断する。初期評価の段階で緊急事態と判断した場合には, ただちに緊急事態気道管理アルゴリズムの適応となる。緊急事態気道管理アルゴリズムに関しては救急のDAMの項（p.153）を参考としていただきたい。

（3） 院外気道確保アルゴリズム

初期診療後には病院へ搬送することから, 搬送時間や搬送手段なども十分に考慮したうえで気道確保の手段を決定しなければならない。状態にもよるが, 搬送時間が長い場合でも気管挿管の適応となる場合もある。基本的には救急外来での適応と同じと考える。しかしながら院外での気管挿管は環境, 人員や機材の制限, スペース, 患者体位など院内とは異なる多くの問題点が発生する。院外での気管挿管というだけで, すでにDAMとなる可能性が高い。したがって, 気道が維持され, 十分な換気と酸素化ができているのであれば院外では気管挿管を実施しない方が無難である。院外の気道確保は常に搬送と気管挿管の優劣を考慮しなければならない[2]。どうしても確実な気道確保が必要な場合には, 最低限の環境が維持できる救急車内などに移動してから気管挿管することをお勧めする。院外気道確保アルゴリズムを図1に示す。

初期評価で換気不良であり十分に酸素化ができないと判断した場合には, まず積極的な酸素投与を行う。Sp_{O_2}が90%以下である場合には用手的気道確保を行い, 自発呼吸がないまたは弱い場合ではバッグマスク換気を試みる。バッグマスク換気が困難な場合には, 鼻咽頭・口咽頭エアウェイの挿入も考慮する。喉頭上デバイスによる換気も有効な手段である。それでもまだ換気困難な場合には気管挿管の適応と判断する。必要と判断すれば積極的に急速挿管（rapid sequence intubation：RSI）も考慮すべきである。院外活動では人的応援に限りがあり, 補助器具も揃っているとは限らない。さらに, 困難気道時のアルゴリズムで最大のポイントである応援の要請は極めて困難である。確実な気道確

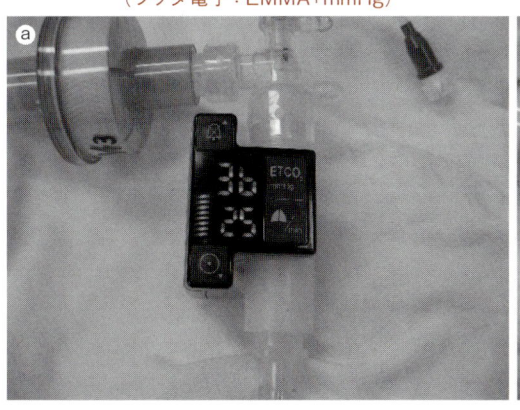

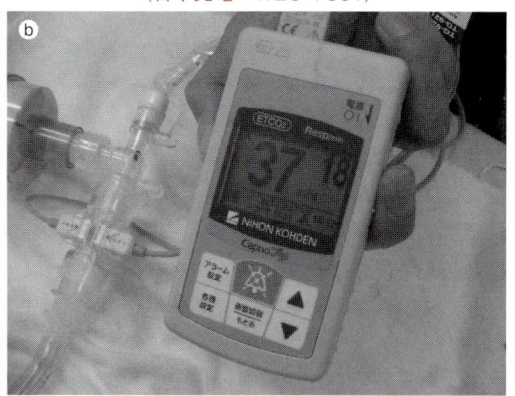

図2 小型軽量呼気 CO₂ モニター
(a) 60gの超小型カプノメータ。防滴，耐衝撃性能を装備していて救急の現場に適している。
(b) 挿管のみならず，非挿管時の CO₂ 測定のため鼻呼吸用アダプタがある。

保を行うために，困難気道の判断，限界の認識をし，万が一危機的状態に陥ってしまったならば躊躇せず侵襲的気道確保を実施する。

確実な気道確保が実施された後，チューブの位置確認，挿管後の管理は救急外来と同様に重要である。搬送中のチューブトラブルによる事故を避けるためにも細心の注意を払うべきである。視診，聴診など身体診察による1次確認はもちろんのこと，補助器具による2次確認も必ず実施すべきである。特に屋外では雑音が多く聴診所見がよく聞き取れないことがあるため，2次確認は重要である。2次確認で使用する呼気 CO₂ 検知器には小型軽量のもの（**図2**）が販売されており，確認後も搬送中のトラブルを早期発見するためにも継続して使用することを勧める。

(4) 院外で使いやすい補助器具

アルゴリズムにも示したが気道緊急を回避する手段として，ラリンジアルマスクを含めた喉頭上デバイスは非常に有効と考えられる。さまざまな種類が販売されているが，得意な喉頭上デバイスを1つ作るべきである。気管挿管の補助器具としてはガムエラスティックブジー（Gum-Elastic Bougie：GEB）がお勧めである。価格も安く，軽くて持ち運びに便利であり，院外での使用には理想的である。各種ビデオ喉頭鏡ももちろん有効である。特にエアウェイスコープ（PENTAX AWS®）は，仰臥位になれないような場合においてもさまざまな位置から挿管が可能である。ビデオ喉頭鏡はバッテリーが必要となり，晴天の屋外では画面が見えにくいなどの欠点もあるが，できれば院外に持って行きたい補助器具の1つである。今後は録画機能や転送機能などのさらなる機器の発展に期待する。

❸ 院外での気管挿管症例

40歳代，男性。脳卒中の疑いでドクターヘリ要請となった。初診時のバイタルは血圧 214/132 mmHg，脈拍96回/分，呼吸回数24回/分，リザーバーマスク酸素10ℓ投与下で Sp$_{O2}$ 97%，瞳孔径3mm/3mm 対光反射なし，意識レベル E2V2M5であった。ランデブーポイントに到着した救急車からヘリコプターへの搬送中に意識レベルが低下，進行性の意識障害であり，ヘリコプター

搬送であることからその場で緊急気管挿管の適応と判断した。医師1名のほかヘリナース1名と救急救命士の協力のもと気管挿管を実施した。現場は屋外であり，搬送中の状態急変のため準備や人的協力は十分ではなかった。薬剤は準備ができたプロポフォールのみ投与し，気管挿管は難渋するも無事に成功，その後救命救急センターへ搬送となった。

本症例では時間的制約と屋外での活動といった環境が困難気道に傾く要因と考えられる。後に行われた事後検証では，救急車内に戻る，またはヘリコプター内へ移動してから気管挿管を実施するなど選択肢の提示が行われた。

◆◆ おわりに ◆◆

重症度や緊急度より現場で処置をすべきか，搬送を優先すべきかを迅速に判断しなければならない。病院外ではさまざまな条件から院内よりも適切なチューブ留置は難しい。さらには，チューブの誤挿管や位置ずれは起きやすいという結論が得られている[3]。気道の確保ができていて，許容できるレベルの酸素化が維持できるのであれば搬送を優先すべきであるが，搬送時間やマンパワーなどの点からも実際には気管挿管を行うケースが多いと思われる。安全のために搬送を選択する勇気も必要である。病院外で安全な気道管理をするポイントは，注意深い観察，冷静かつ迅速な判断，適切な訓練，豊富な臨床経験である。

文献

1) JPTEC協議会テキスト編集委員会，編. 外傷病院前救護ガイドラインJPTEC™. 東京：プラネット；2005. p.10-3.
2) 井上哲夫，近江明文，須崎紳一郎，ほか訳. 緊急気道管理マニュアル. 東京：メディカル・サイエンス・インターナショナル；2003. p.235-42.
3) American Heart Association. 2005 American Heart Association Guidelines for cardiopulmonary resuscitation and emergency cardiovascular care. Circulation 2005；112：54-5.

〈松島久雄〉

Ⅳ.

DAM実践セミナーマニュアル

Ⅳ．DAM 実践セミナーマニュアル

1. DAM 実践セミナーの実際

●● はじめに ●●

　DAM 実践セミナーは，日本医学シミュレーション学会 DAM 世話人会が作成したカリキュラムに基づいて行っているシミュレータを用いた教育セミナーである．内容は，米国麻酔科学会（American Society of Anesthesiologists：ASA）DAM アルゴリズムに基づいた気道管理法の講義，ハンズオントレーニング，シナリオトレーニングで構成されている．本セミナーは，困難気道に関する対処法を学び，麻酔の安全性を向上することを目指している．

　本セミナーは，麻酔科学会に教育コースとして認定されているので，セミナーに参加すれば，日本麻酔科学会の専門医申請・更新に必要な学術集会・研究会・講演会の参加単位 2 点が加算される．ミニ DAM の内容は同じだが，医局などで開催しており，参加機会が限定されているので参加単位は加算されない．当然，このマニュアルを参考に独自開催したセミナーも参加単位はもらえない．

　参加単位のことはさて置き，日本医学シミュレーション学会では，DAM の知識・理論・実践を周知・徹底することが麻酔の安全向上のため最も重要なことと考えている．その目的のため誰でも，どこでも同様のセミナーが開催できるように実施マニュアルを公開する．このマニュアルを参考に各地で独自のセミナーが開催され，DAM のセミナーが発展していくことを期待している．

❶ DAM 実践セミナーの準備

《1》 指導スタッフと受講生数

　DAM 実践セミナーは，規約にもあるように講義，ハンズオントレーニング，シナリオトレーニングの 3 つのパートに分かれている．講義は，一度に何人でも受講することは可能である．

　ハンズオントレーニングは，1 手技のインストラクター 1 名につき，4 名程度の受講が可能である．ハンズオントレーニングで使用するシミュレータは，タスクトレーナーで十分である．高機能シミュレータを準備するより多くのブースを設営して，受講生を少人数に分けてじっくり練習してもらうと効果的である．

　シナリオトレーニングは，シミュレータ 1 体あたり一度に 4〜5 名受講することを想定している．受講生を麻酔担当医，直接の指導医，挿管補助看護師，外回りの指導医に分けて行う．5 名の場合は，外回りの指導医を 2 名にすればよい．

　指導スタッフは，講義に 1 名，ハンズオントレーニング 1 ブースあたり 1 名，シナリオトレーニング 1 ブースあたり 2 名が必要である．当然，兼務は可能なので最低 2 名で運営できる．現在われわれは，指導スタッフ 2 名，受講生 4 名，中機能シミュレータ 1 台（あればタスクトレーナー 1 台）で行うのを基本としている．

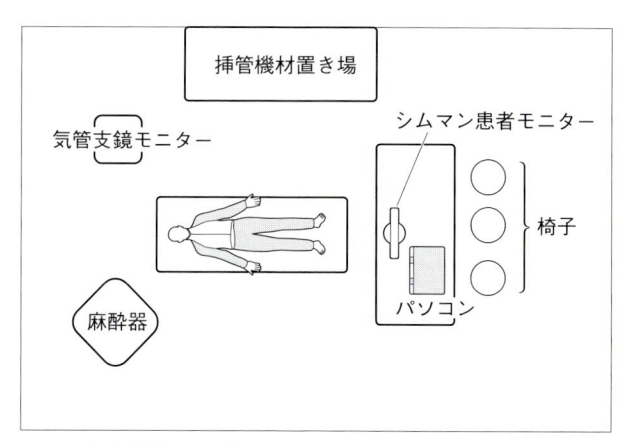

図1 教室配置の1例

表1 必要物品

講義	パソコン，プロジェクター，ポインターなど
共通物品	中機能シミュレータ（シムマン®）1セット，もしあれば挿管用タスクトレーナーも シムマン用テーブル（180×80 cm），シムマンのモニター・コンピュータ用，機材用テーブルの計3台，イスを3脚
マスク換気	フェイスマスク，麻酔器（BVMでも可）
挿管セット	マッキントッシュ型喉頭鏡（♯3），スタイレット，カフ用注射器，挿管チューブ（♯7.5くらい），聴診器
GEB（p.41参照）	ガムエラスティックブジー，チューブエクスチェンジャー
I-LMA（p.48参照）	♯4のI-LMA，7.5 mm専用チューブ，プッシャー，カフ用注射器，可能であれば太さ5 mmくらいの気管支鏡
TTJV（p.100参照）	後ろに注射器接続可能な16Gより太い静脈留置針，5 ccの注射器，紙コップ，マニュアルジェットベンチレータ，ベンチレータ接続可能な酸素ボンベ
輪状甲状膜切開（p.107, 116参照）	セルジンガー法による輪状甲状膜切開キット，11番メス，ペアン，6 mm程度のカフ付き挿管チューブ
シナリオ	受講生提示用シナリオシート，ASA-DAMアルゴリズムパネル，シムマン操作マニュアル，
消耗品	手袋，ごみ袋，ティッシュ，シムマンの頚部補修用テープ，潤滑剤，筆記用具，メモ

(2) 必要物品

講義は，スライドを用いて行うのでスライド映写のシステムが必要である。講義用のスライドのひな型は，DVDに添付している。これをもとに各主催者が使いやすい（指導しやすい）ように追加・改変すればよい。

会場の広さは，最低6×4 mくらい。シムマンを置く台180×80 cm，機材を置くテーブルとコンピュータを置くテーブルとその操作者のイス3脚を配置する（図1）。電力はおおむね10～15 Aくらい必要であろう。また，ハンズオントレーニングをタスクトレーナーで行う場合は，そのためのスペースが必要である。

ハンズオントレーニング，シナリオトレーニングは，全体で使用する共通物品と個々の手技に必要な物品に分けられる（表1）。ハンズオントレーニングは，ガムエラスティックブジー

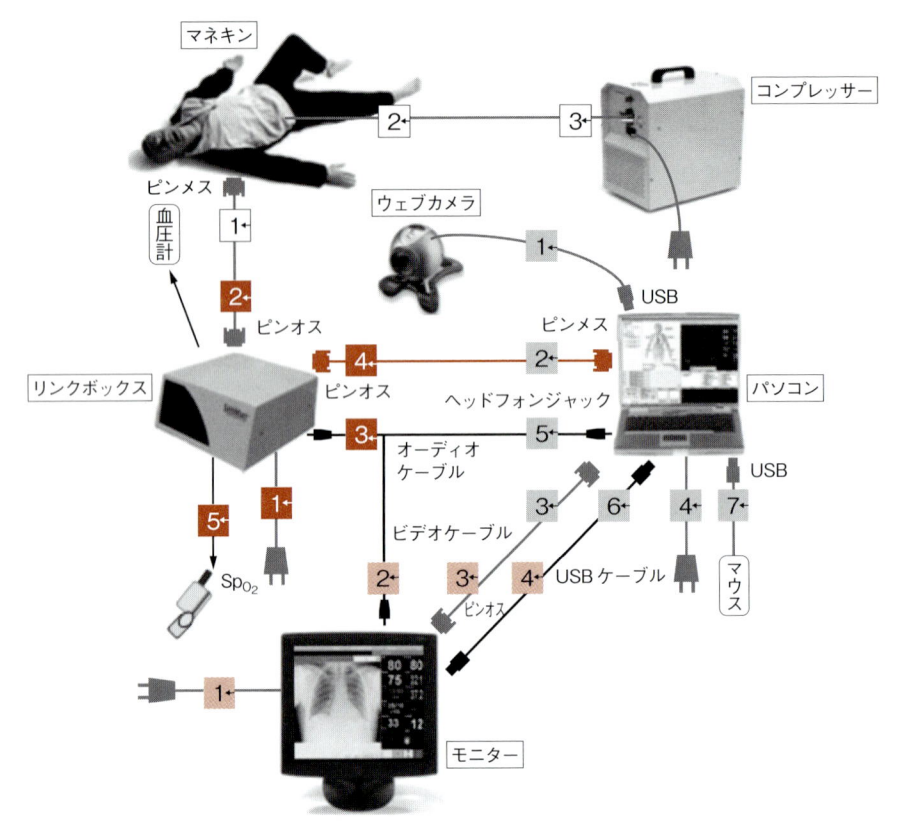

図2 シムマンの配線図

(Gum-Elastic Bougie：GEB)，ラリンジアルマスク・ファストラック（LMA Fastrach™：I-LMA），経気管ジェット換気（TTJV），輪状甲状膜切開を必須手技にしているので，これらに関する物品は必須で，ほかに各医局で教えておきたい手技があればそれらも準備する。

TTJVや輪状甲状膜切開は，輪状甲状膜部に穴のあいているタイプのシミュレータでないとできない。GEBは，どれでも実施可能であるが，I-LMAは，フィットの関係でラリンジアルマスク（LMA）での換気ができないタスクトレーナーもあるので，実施可能か確認が必要である。

❷ シムマンの組み立て

シムマンの組み立ての詳細は，シムマンの取扱説明書をよく読んでほしい。DVDに添付している「シムマンの組み立て方」に沿って簡単に説明する。シムマンは，マネキンケース，周辺機器ケース，コンプレッサーケース，パソコンバッグの4つに収納されている。ケースを開けて中身を確認し，取り出す。

すべての部品を取り出したら，図2にあるように接続する。

マネキンにはコンプレッサーからのダブルルーメンチューブとリンクボックスからの15ピンケーブルを接続する。また，リンクボックスよりSp_{O_2}のアダプターとマンシェットがつく。リンクボックスには，パソコンからの9ピンケーブルと音声ケーブルが接続する。モニターにはパソコンからの15ピンビデオケーブル，音声ケーブルなどが接続する。すべて接続できたら，リンクボックスとコンプレッサー，モニターの電源を入れてから，パソコンの電源を入れる。

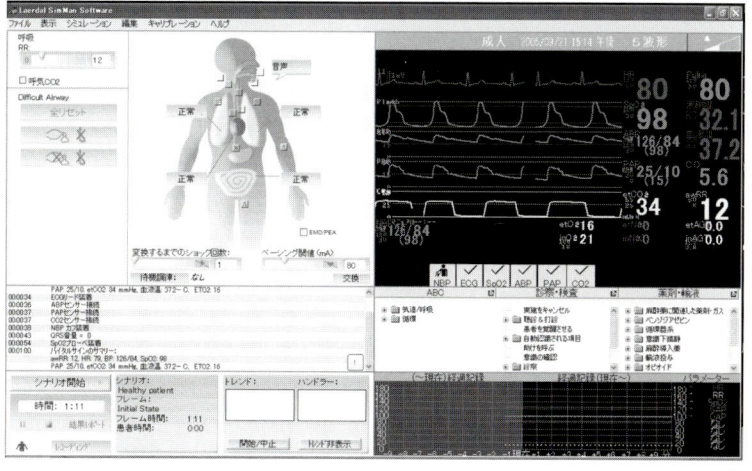

図3　操作画面

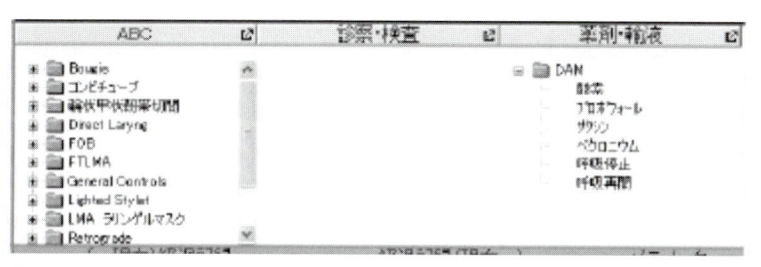

図4　各ハンドラー表示画面

❸ シムマンの使い方

（DVDのシムマン・クイックマニュアルも参照）

シムマンのパソコンを立ち上げたら，まず，DVDに付属している「JAMS-DAM」*ファイルを「C＞Program Files＞Laerdal Medical＞SimMan＞ri＞userdata＞ログイン名（各パソコンにより違います）＞SimMan＞scenarios」にコピーする。

次にシムマンを立ち上げる。デスクトップにある「シムマンのショートカット」をダブルクリックする。ログイン画面のパスワードは，施設で決めてあれば入れる。デフォルトでは，入っていないのでそのまま「OK」をクリックする。ユーザー編集の画面で「完了」をクリックすると操作画面になる（**図3**）。

操作画面左下の「シナリオ開始」をクリックし，「JAMS-DAM」を開始する。はじめに「ビデオレコーディング」開始のボックスが出るが，必要なら「はい」をクリックする。この時点では，受講生の見ているモニターに数字は出ていない。表示させたいモニターを画面右下のモニターボタンをクリックして，「✓」が出れば画面に表示されている。

「JAMS-DAM」のシナリオが開始されると，「ABC」欄に多くの手技のフォルダが，「薬剤・輸液」欄の「DAM」フォルダに「酸素」「プロポフォール」「サクシン」「ベクロニウム」「呼吸停止」「呼吸再開」の項目が表示される（**図4**）。フォルダの下の項目がハンドラー選択項目である。これらを選択することでシムマンの状態を設定どおりに変化させることができる。各ハンドラー選択肢の意味とそれによるシムマンの変化は，補足（p.198）にまとめてある。

* 「JAMS-DAM」ファイルはマイコンピュータ（Win）またはデスクトップ(Mac)→DVDアイコンをクリック→「SHIRYO」フォルダ内にあります。

❹ DAM 実践セミナーの開始

《1》 DAM 講義

　DVD に添付している「DAM 講義用スライド」を参考に独自に使用しやすいスライドを作成し，講義をする。60 分くらいが普段行っている時間である。

《2》 ハンズオントレーニング

　DAM 実践セミナーでは，GEB，I-LMA，TTJV，輪状甲状膜切開を必須手技として指導している。これらを必須としている理由の 1 つ目は，GEB と I-LMA を用いることで通常挿管が可能と判断した症例のほとんどが対処可能であること[1]。2 つ目は，TTJV，輪状甲状膜切開は，CVCI（cannot ventilate, cannot intubate）のときに救命処置として必要となること。また，通常臨床において訓練することが困難で，基本的にシミュレータでのみ訓練が可能なので，セミナーで取り上げる必要があることである。しかしこれらは，最後のバックアップとして準備をしておく必要があるが，使うような状況に至らないことが重要であるのは言うまでもない。

　その他の手技に関しては，時間の余裕があるときに行っている。また，施設によって，教えたい手技が異なるのは当然である。気管支鏡は，DAM において非常に重要な手技であるが，どこの施設においても訓練が可能であるのであえて取り上げてはいない。

　手技の指導方法は，「Ⅱ．手技」を参考にしてもらいたい。

《3》 DAM シナリオトレーニング

　シナリオトレーニングは，仮想患者における

表 2　シナリオトレーニング進行のポイント

- 事前に役割分担（麻酔担当，指導者，補助者など）をする。
- 受講者の対応に応じてシムマンを操作する。
- チェックシートを作って，対応を記録する。
- 到達目標，または心停止で終了する。
- シナリオ直後にデブリーフィングを行う。

表 3　デブリーフィングのポイント

- アルゴリズムに沿った対応ができていたか。
- 役割分担と相互の連携がうまくいっていたか。
- 患者情報の共有が適切であったか。
- 気道だけでなく，麻酔深度，全身管理が適切であったか。
- 正確な手技が行われたか。

麻酔導入中，および抜管時に起こり得る気道確保困難に対する対処法の訓練である。気道確保困難の状況はシミュレータで再現し，受講生が自分で状況を観察・分析し，実際に対処法を実行してもらえるようシナリオを作成した。シナリオトレーニングの目的は，個々人の挿管技術を競うのではなく，アルゴリズムに沿った対応，受講生間の連携ができるように訓練を行うことである。

　シナリオトレーニングを進めるポイントを**表 2** に示す。

　対応のチェックおよびデブリーフィングのポイントは**表 3** に示す。

　DAM 実践セミナーで用いているシナリオは，デモンストレーション用を含めて 12 種類準備している。シムマン操作の詳細は，DVD 添付の「DAM セミナー・シムマン操作マニュアル」を参考にしてもらいたい。

▶ DAM シナリオ

1 デモンストレーション

56歳，女性。身長148 cm，体重52 kg。慢性関節リウマチで，左股関節置換術が予定された。既往歴は，慢性関節リウマチでプレドニゾロン10 mg/日を服用中であった。術前評価では，環軸椎の不安定性なく，頸椎可動性の問題はなかった。開口2.5横指，Mallampati分類でクラス2であった。

その他，術前検査に異常なし。ASAのPS2（慢性関節リウマチ）であった。

手術歴として，2年前に右股関節置換術，1年前に右膝関節置換術を受けている。いずれも硬膜外麻酔併用全身麻酔で行われたが，1年前の膝関節置換術のとき，麻酔チャートに若干気管挿管が難しかったが1回で挿管できたと記載があった以外は，特に麻酔管理上の問題はなかった。通常の方法で気管挿管可能と考え，過去2回と同様，硬膜外麻酔併用全身麻酔が予定された。

L1/2より硬膜外カテーテル挿入後，全身麻酔を開始した。3分間の酸素化後，プロポフォール60 mgを投与し，マスク換気が可能なことを確認し，フェンタニル0.1 mg，ベクロニウム6 mgを投与した。

挿管を試みたところ，食道挿管となってしまった。2度の挿管試行に失敗し，上級医が代わって再度試行したが，やはり挿管できなかった。このときの喉頭所見はコルマックグレード3であり，かすかに見える喉頭蓋に，軽度の出血と浮腫を認めた。マスク換気が困難になり，高圧で換気したため胃内にエアを送り込んでしまい，さらに換気困難になり，徐々にSp_{O_2}が低下し，90％となった。

あなたならどうしますか？

▶ ポイント

本症例は，これから行うトレーニングをイメージしてもらうために行っている。設定として挿管困難のため研修医がうまくいかないのを，指導医は研修医の技術不足のため挿管できないと判断，さらに喉頭鏡で挿管を繰り返した。そのため出血，喉頭腫脹が進行し換気が不能になるようにしている。乱暴な喉頭操作を繰り返した結果，CVCIとなるが，その後CVCIに対して適切に対応する様子を見せることを目的にしたデモンストレーションである。

❷ 麻酔導入―マスク換気可能―

Case 1

65歳，男性。身長160 cm，体重75 kg。胃癌で幽門部胃切除術，胆摘術が予定された。

既往歴は，顎関節骨折と副鼻腔炎以外，特記すべきことはなかった。

術前評価では，頸部可動性は良好で，術前開口制限はなく（開口3横指可能），Mallampati分類でもクラス2であった。

呼吸機能検査は異常なし。ASAのPS2（肥満）であった。

T8/9より硬膜外カテーテル留置後に，全身麻酔を開始した。プロポフォール80 mg，フェンタニル100 μgで入眠後，マスク換気が容易なことを確認のうえ，ベクロニウム8 mgを投与した。

▶ ポイント

このシナリオは，顎関節症などで自分では開口できるにもかかわらず，麻酔後開口しようとしたら口が開かない症例を想定している。基本的に換気はできるので，じっくり気道確保の方法を考えればよい。インストラクターがシナリオで使用可能な手技を決め，それ以外は使えないように気道を操作する。

気道確保に熱中し，麻酔深度を保つことをしない（プロポフォールで導入し，セボフルランや持続のプロポフォールを開始しない）場合は，心拍数や血圧を上げて麻酔深度が浅いことに気付かせることを忘れないように。

▶ 到達目標

1．GEB，I-LMA，気管支ファイバースコープなど通常挿管以外の方法を適切に選ぶ。
2．麻酔深度，全身状態を適切に管理する。

Case 2

67歳，男性。身長160 cm，体重50 kg。頚部脊柱管狭窄症で脊弓形成術を予定された。狭窄が強く，安静時でも右腕にしびれがあり，頚部を少し後屈するだけでも，右腕に脱力感が生じるため，装具により頚部が固定されていた。開口障害はなく，動揺歯はなかった。

▶ ポイント

このシナリオは，頚部可動域制限患者への挿管である。可能であればスタッフの1人が参加し，頚部保持をして動かさないようにと注意をする整形外科医役を務める。気道確保は何を使ってもいいが，事前に許可する手技をインストラクターで決めておいた方がスムーズに進行する。

▶ 到達目標

1．何らかの方法で挿管する。
2．麻酔深度，全身状態を適切に管理する。

Case 3

58歳，男性。身長162 cm，体重58 kg。合併症は肺気腫症，高血圧だった。喫煙歴は30本/日×40年。

鼓室形成術の予定だった。

術前所見：開口3横指，Mallampati分類クラス2，頚部可動は良好だった。歯周炎で歯根部が露出しており，反っ歯だった。

麻酔計画：開口所見，Mallampati分類，頚部可動性などから，通常の急速導入が可能と考える。ただ，歯のことが少し気になる。抜けてしまうかもしれないといってはあるが…。マウスピースを使う？　この病院にそんなものはない。

麻酔導入：チオペンタールで就眠後，マスク換気が可能なことを確認，サクシニルコリンを投与した。喉頭鏡をかけたところ，上の門歯がぶつかってしまう。その状態でのコルマックグレード3であった。

さて，どうしましょう？

▶ ポイント

このシナリオは，抜けそうな歯をぜひ残してくれと頼まれていることを想定している。絶対抜けると言ってするのも方法だが，左口角アプローチなど少し違った挿管方法を体験させるのもよいかと考える。当然，経鼻ファイバー挿管なども選択肢である。

▶ 到達目標

1．何らかの方法で挿管する。
2．麻酔深度，全身状態を適切に管理する。

❸ 麻酔導入―マスク換気不可能―

Case 1

35歳，男性。身長176 cm，体重58 kg。

仕事上のトラブルにより服毒自殺をはかり，硝酸約100 ml を飲み，救急車で搬入された。緊急手術が行われ，食道・胃穿孔による縦隔炎・腹膜炎により，食道抜去，咽頭閉塞，縦隔洗浄，胃亜全摘，腹腔内洗浄，腸瘻造設術を行った。4週間に及ぶ集中治療のすえ，多臓器不全より離脱し，救命することができた。

4カ月後，結腸による胸骨後式食道再建術が予定された。開胸操作がないため，左右肺分離換気の必要はない。前回緊急手術時麻酔担当者からの情報では，挿管困難はなく，コルマックグレード1であった。前もって受診させた耳鼻科による喉頭ファイバーの所見では，喉頭蓋，声門周囲の肥厚・変形を認めるものの，声帯の可動性はありとのことであった。麻酔前診察で，頸部可動性良好，開口3.5横指，Mallampati分類クラス1であった。口蓋垂の短縮，咽頭の発赤が認められた。

▶ ポイント

このシナリオは，服毒による化学熱傷で喉頭が変形，炎症が残り，挿管操作で腫脹が進行し，CVCIになることを想定している。開口制限，舌浮腫などで喉頭鏡での挿管ができないようにし，はじめは可能であったマスク換気もできなくしてCVCIにしてしまっている。CVCIになってからは迅速なTTJV，輪状甲状膜切開をしてもらう。

▶ 到達目標

1. マスク換気不能に迅速に気付く。
2. エアウェイを試す。
3. ラリンジアルマスクを試す。
4. 迅速なTTJV，輪状甲状膜切開を実施する。
5. 麻酔深度，全身状態を適切に管理する。

Case 2

> 48歳，男性。身長 170 cm，体重 78 kg。
> 合併症：糖尿病，高血圧。
> 手術・麻酔既往：局麻による抜歯以外なし。
> 下垂体腺腫（GH 産生腫瘍）に対してハーディー手術が予定された。
> 麻酔前所見：開口 3.5 横指，Mallampati 分類クラス 2，舌の肥厚，下顎前突が認められた。睡眠時の舌根沈下の有無を尋ねたところ，以前より奥さんにいびきがうるさいと言われる，とのことであった。

▶ ポイント

末端肥大症のため喉頭展開困難，そのうちマスク換気困難になることを想定している。喉頭鏡が使いにくいように舌腫脹，咽頭腫脹で邪魔をする。そのまま喉頭鏡やラリンジアルマスクなどを入れようとしていると，そのうち換気不能となり，TTJV などで緊急対処できることを想定している。

▶ 到達目標

1．マスク換気不能に迅速に気付く。
2．エアウェイを試す。
3．ラリンジアルマスクを試す。
4．迅速な TTJV，輪状甲状膜切開を実施する。
5．麻酔深度，全身状態を適切に管理する。

Case 3

78歳，男性。身長160 cm，体重53 kg。

病名：絞扼性イレウス。術式：イレウス解除術。予定時間：1時間。

既往歴：半年前に交通事故で肝裂傷（手術），大腿骨折（現在：入院リハビリ中）。

術前評価：頸部可動性良好，術前開口制限なし（開口3横指可能），Mallampati分類クラス2。嗄声が前回の術後より継続している。

呼吸機能検査：なし。以前の全身麻酔では内径8.5の気管チューブを使用。ASA PS2E。

▶ ポイント

このシナリオは，フルストマック患者に起きた挿管困難，さらに複数の挿管操作で換気不能になることを想定した難易度の高い症例である。嗄声の原因は前回の手術で太い気管チューブを使用され，声帯にポリープ様変化が生じたためであった。そのポリープが邪魔で挿管できず，突っついている間に換気不能になることを想定している。ポリープをシミュレータで再現することは困難だが，挿管を繰り返すように誘導する。挿管操作の間のマスク換気は，セリック法を必須とする。数回の挿管操作後に，CVCIにし，迅速な対応を要求している。

▶ 到達目標

1. セリック法を合わせたマスク換気を行う。
2. 乱暴な挿管操作を行わない。
3. マスク換気不能を迅速に判断する。
4. ラリンジアルマスクは，誤嚥のリスクより不適切であることに気づく。
5. 迅速なTTJV，輪状甲状膜切開を実施する。
6. 麻酔深度，全身状態を適切に管理する。

Case 4

68歳，男性。身長 160 cm，体重 55 kg。

病名：頚椎症性脊髄症，カラー装着中。術式：C3-7 椎弓形成術（腹臥位）。

術前評価：開口制限なし（開口3横指可能）。舌の大きさ普通。下顎の大きさ正常。頚椎は，少し動かしただけでも上腕に脱力感が生じるので，整形外科からは可能な限り動かさないよう要請されている。

Mallampati 分類クラス 2。ASA PS2。

頚椎の可動域制限以外に問題がないため，入眠後にマスク換気が可能であれば筋弛緩薬を用いて挿管することにした。

麻酔導入：頚部保持のため，補助者に足元から頭部を固定してもらう。プロポフォールを用いて入眠させ，マスク換気が可能なことを確認後にベクロニウムを 8 mg 投与した。ベクロニウム投与後，徐々に換気が困難となってきた。

▶ ポイント

このシナリオは，頚部可動域制限のために気道解放ができないためか，ベクロニウムによるアナフィラキシーのためか不明であるが，マスク換気が不十分になっている。アルゴリズム上は，ラリンジアルマスクを選択するところである。ラリンジアルマスクで換気ができればじっくり挿管する方法を考えればよい。ラリンジアルマスク以外を選択した場合，CVCIになってしまう。その場合，CVCIに対する迅速な対応を要求すればよい。

▶ 到達目標

1. マスク換気不適切に迅速に気づく。
2. エアウェイを試す。
3. ラリンジアルマスクを選択する。

Case 5

30歳，女性。身長160 cm，体重45 kg。

病名：慢性扁桃炎。術式：両側扁桃摘出術。

術前評価：開口制限はないが（開口3横指可能），扁桃肥大（Mackenzie分類3度）は高度であった。舌の大きさ普通。下顎の大きさ正常。全身状態的には，特記事項なし。手術歴は3歳時に鼠径ヘルニアでPotts法の手術を受けている。

Mallampati分類クラス1，ASA PS1。

通常どおり，全麻導入，筋弛緩を得て挿管することにした。

▶ ポイント

このシナリオは，筋弛緩薬（ベクロニウム）によるアナフィラキシーショックを想定している。気道管理上は，CVCIになるので迅速な対応を求めることになる。また，アナフィラキシーに対する処置も行われないと，血圧低下から心室細動（ventricular fibrillation：VF）になるようにしている。その場合，麻酔科医は，呼吸だけでなく全身状態も見てくださいと締めくくることにしている。

▶ 到達目標

1．アナフィラキシーにより気道の状態が徐々に変化していることに気づく。
2．挿管だけでなくアナフィラキシーに対する治療も併せて行う。

4 抜 管

Case 1

55歳，男性。身長160 cm，体重90 kg。後頭葉正中部の髄膜腫に対し，全身麻酔下に腹臥位で摘出術が予定された。導入直後に喉頭展開したところ，コルマックグレード3であったが，容易に気管挿管できた。手術は止血に難渋し，10時間に及んだ。手術終了後に仰臥位に戻したところ，軽度の眼瞼浮腫と舌浮腫を認めたが，伏臥位によく見られる程度と判断した。応答良好でBIS＝97を示したため，筋弛緩をリバースして抜管した。

▶ ポイント

このシナリオは，長時間のうつ伏せによる気道浮腫の可能性を考えずに抜管して，CVCIになることを想定している。CVCIに対する迅速な対応を要求している。

▶ 到達目標

1. 抜管前のリークテストを行う。
2. チューブエクスチェンジャーを留置した抜管をする。
3. チューブエクスチェンジャーを介したジェット換気を行う。
4. チューブエクスチェンジャーを介した再挿管を試みる。
5. CVCIになった場合は，迅速な対応ができること。

Case 2

　28歳，女性。身長140 cm，体重75 kg。
　病名：慢性扁桃腺炎。術式：両側扁桃摘出術。
　覚醒時，マスク換気は容易だった。プロポフォール100 mg，フェンタニル100 μgで入眠後，マスク換気を行う。上気道確保が難しく，経口エアウェイを挿入した。下顎角をもう1人の麻酔医に保持してもらい換気可能となる。ベクロニウム8 mgを投与して喉頭展開した。マッキントッシュ型喉頭鏡では声門が確認できず，マッコイ型喉頭鏡でコルマックグレード3で気管挿管を得た。
　術中，GOS（酸素濃度50%で，Sp_{O_2} 96%）で麻酔維持。60分で手術は終了した。終了5分後より自発呼吸再開，7分後より体動が激しくなり，バッキングも強くなったので，そろそろ抜管を…。

▶ ポイント

　このシナリオは，肥満に加え扁桃手術による咽頭周辺の浮腫で抜管後，換気不能になることを想定している。CVCIに対する迅速な対応を要求している。上級対応として，チューブエクスチェンジャーを留置した抜管ができるとなおよい。

▶ 到達目標

1．抜管前のリークテストを行う。
2．チューブエクスチェンジャーを留置した抜管をする。
3．チューブエクスチェンジャーを介したジェット換気を行う。
4．チューブエクスチェンジャーを介した再挿管を試みる。
5．CVCIになった場合は，迅速な対応ができること。

Case 3

58 歳，男性。身長 160 cm，体重 75 kg。

病名：外傷性環軸椎亜脱臼。ハローベスト装着中。術式：頸椎固定術（腹臥位）

術前評価：開口 3 横指可能。舌の大きさ普通。下顎の大きさ正常。
Mallampati 分類クラス 2，ASA PS2。

頸椎の可動域制限以外に問題がないため，入眠後に経口エアウェイ（オバサピアン）と気管支ファイバーを使用した経口挿管を予定。ほかにトラキライト，ラリンジアルマスクも準備した。

麻酔導入：マスク換気が可能なことを確認後にプロポフォール 80 mg で入眠を得た。入眠後もマスク換気容易，フェンタニル 100 μg，ベクロニウム 8 mg を投与後，オバサピアンエアウェイを挿入。筋弛緩を十分に得た後，気管支ファイバーを気管内に留置しそれをガイドとして内径 8.5 mm のリンフォース気管チューブを挿入した。挿入時，若干の抵抗があった。

手術は予定どおり終了。1 日，頸椎の安静を保つため鎮静下に気管挿管による人工呼吸管理とした。翌日朝，胸部 X 線写真で異常がないことを確認し，抜管を行うことになった。さあ，抜管してください。患者は取り外し可能な頸椎カラーで頸椎固定中である。また，現在デクスメデトミジン 0.2 μg/kg/hr 投与中。意識清明，F_{IO_2} 0.3，CPAP 4 cmH$_2$O で Sp_{O_2} 100 %。呼吸回数は 15 回 / 分，1 回換気量は 500 ml 以上あった。

▶ ポイント

このシナリオは，うつ伏せによる気道浮腫の可能性，さらにカラー装着による再挿管困難を考えずに抜管して，CVCI になることを想定している。CVCI に対する迅速な対応を要求している。上級対応として，チューブエクスチェンジャーを留置した抜管ができるとなおよい。

▶ 到達目標

1．抜管前のリークテストを行う。
2．チューブエクスチェンジャーを留置した抜管をする。
3．チューブエクスチェンジャーを介したジェット換気を行う。
4．チューブエクスチェンジャーを介した再挿管を試みる。
5．CVCI になった場合は，迅速な対応ができること。

> **補足**

▶ 「ABC」に表示される手技の内容と選択したときのマネキンの変化

- ●「Bougie」フォルダ
  - ・1_EGB Insert Allowed
    EGB が挿入可能な状態，普通の状態である。
  - ・2_EGB Insert Fail
    EGB が挿入不可能な状態。
  - ・3_EGB Works
    EGB が使用可能に，普通の状態に戻す。
- ●「コンビチューブ」フォルダ
  - ・1_CT Insert OK
    LMA を挿入可能な状態にするコマンド。
  - ・2_CT Insert fail
    開口可能だが，CT は挿入不可能になるコマンド。
  - ・3_CT Works
    CT 挿入後，換気可能な状態にするコマンド。
  - ・4_CT Removed
    CT を抜くコマンド。
  - ・5_CT HP Fail
    CT 挿入後，カフに空気を入れているときにでも使う。気道内圧が高くて換気できない状態にするコマンド。
  - ・6_CT LP Fail
    CT が入るが，フィットしない状態。気道内圧が上がらず，換気できない。
- ●「輪状甲状靱帯切開」フォルダ
  - ・1_Cricothyrotomy Works
    正確に輪状甲状膜穿刺をすれば，換気可能に。
- ●「Direct Laryng」フォルダ
  - ・1_DL Allowed
    喉頭展開可能な状態。
  - ・2_DL Fail
    喉頭展開不可能な状態。

- ●「FOB」フォルダ
  - ・1_View Obstructed
    視認不可能な状態。
  - ・2_View Improved
    視認可能な状態。
- ●「FTLMA」フォルダ
  - ・1_FTLMA Insert OK
    FTLMA を挿入可能な状態にするコマンド。
  - ・2_LMA Insert fail
    開口可能だが，FTLMA は挿入不可能になるコマンド。
  - ・3_LMA Works
    FTLMA 挿入後，換気可能な状態にするコマンド。
  - ・4_LMA Removed
    FTLMA を抜くコマンド。
  - ・5_Allow ETT Insert
    気管挿管できる状態にするコマンド。
  - ・6_Block ETT Insert
    喉頭展開可能だが，気管チューブを入れることをできなくするコマンド。
  - ・7_FTLMA HP Fail
    FTLMA 挿入後，カフに空気を入れているときにでも使う。気道内圧が高くて換気できない状態にするコマンド。
  - ・8_FTLMA LP Fail
    FTLMA が入るが，フィットしない状態。気道内圧が上がらず，換気できない。
- ●「General Control」フォルダ
  - ・Emergency Pathway
    CVCI の状態。
  - ・Nonemergent Pathway
    Can ventilate, cannot intubate の状態。
  - ・Hypoxia
    5 分で低酸素状態になる。CVCI のときに合わせて選ぶ。
  - ・Hypoxia Recover

低酸素からの回復，CVCI のあと TTJV などで酸素化が可能になった時点で入れる。

- 「Lighted Stylet」フォルダ
  - 1_LS Allowed
    トラキライト使用可能な状態。
  - 2_LS Fail
    トラキライト使用可能な状態。
- 「LMA　ラリンゲルマスク」フォルダ
  - 1_LMA Insert OK
    LMA を挿入可能な状態にするコマンド。
  - 2_LMA Insert fail
    開口可能だが，LMA は挿入不可能になるコマンド。
  - 3_LMA Works
    LMA 挿入後，換気可能な状態にするコマンド。
  - 4_LMA Removed
    LMA を抜くコマンド。
  - 5_LMA HP Fail
    LMA 挿入後，カフに空気を入れているときにでも使う。気道内圧が高くて換気できない状態にするコマンド。
  - 6_LMA LP Fail
    LMA が入るが，フィットしない状態。気道内圧が上がらず，換気できない。
- 「Retrograde」フォルダ
  - 1_Retro Insert OK
    逆行性挿管が可能な状態（何もない普通の状態）。
  - 2_Retro Blocked
    逆行性挿管が不可能な状態。
- 「TTJV」フォルダ
  - 1_TTJV Work
    TTJV が正確に実施されたのち，換気がうまくいく状態にする。
  - 2_TTJV Fail
    TTJV が正確に実施されても，換気は依然，不可能な状態。
- 「Tube Exchanger」フォルダ
  - 1_Jet Vent Allowed
    気管チューブ（チューブエクスチェンジャー）を介してジェット換気が可能な状態。
  - 2_Jet Vent Removed
    チューブエクスチェンジャーを抜去する。

▶ 輸液・投薬にある「DAM」フォルダ内の実施項目

- 「酸素」
  麻酔前，酸素投与のときに使用する。酸素飽和度のみがあがる。
- 「プロポフォール」
  麻酔導入に使用する。薬は何でもこれを使用する。約 15 分で効果が切れてくる。
- 「サクシン」
  急速導入用，5 分ほどで回復する。
- 「ベクロニウム」
  通常導入用，15 分ほどで麻酔が切れるとともに，血圧などは上がるようにしている。
- 「呼吸停止」
  換気をやめているときに使用する。酸素飽和度の低下，若干心拍も上がる。
- 「呼吸再開」
  換気を再開したときに使用する。酸素飽和度が上がる。

（中川雅史）

Ⅳ．DAM実践セミナーマニュアル

2. 録画映像を用いたデブリーフィング

●● はじめに ●●

　トレーニング後のデブリーフィング（ふり返り）は学習効果を向上させる。失敗を修正し，成功は再確認することで自信につながる。受講者全員の学習目標が明確となり，受講者はさらなる興味と向上心をもつ。これがデブリーフィングのメリットである。デブリーフィングの基本はトレーニング直後に指導者を交えて検証し，話し合うことである。特に，録画映像を用いたデブリーフィングは効果的である。映像を確認することで失敗の認識を明確にする。また，成功を映像で確認することは，受講者全員で正しい知識を共有することになる。映像の閲覧には時間を要するが，ポイントを押さえ機器を上手に使用すれば，短時間で効果的なトレーニングとなる。録画映像を用いたデブリーフィングのコツを紹介する。

❶ 準　備

　DAM実践セミナーではシムマンのデブリーフィングシステムが便利である。付属のUSBウェブカメラと結果レポート機能を使用すれば，トレーニング時の映像，患者モニターならびに実際に行った手技がイベントログとして記録される。また録画映像，患者モニター，イベントログはすべて同期させて閲覧ができ，確認したいイベントを選択すればすぐにトレーニン

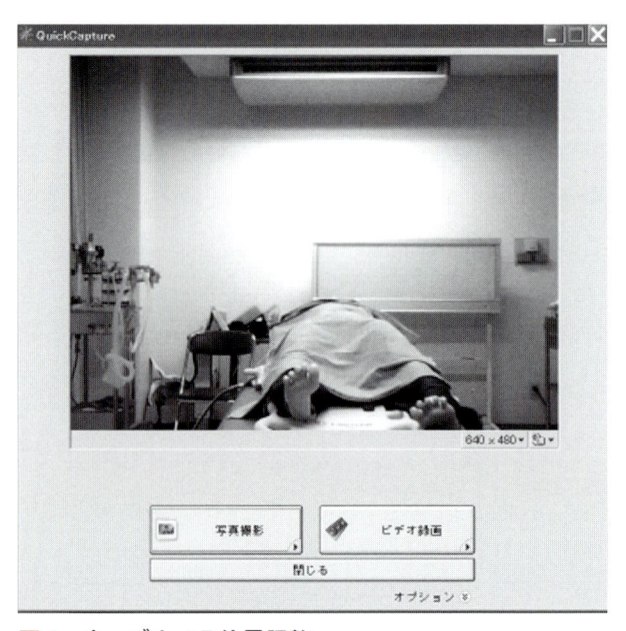

図1　ウェブカメラ位置調整

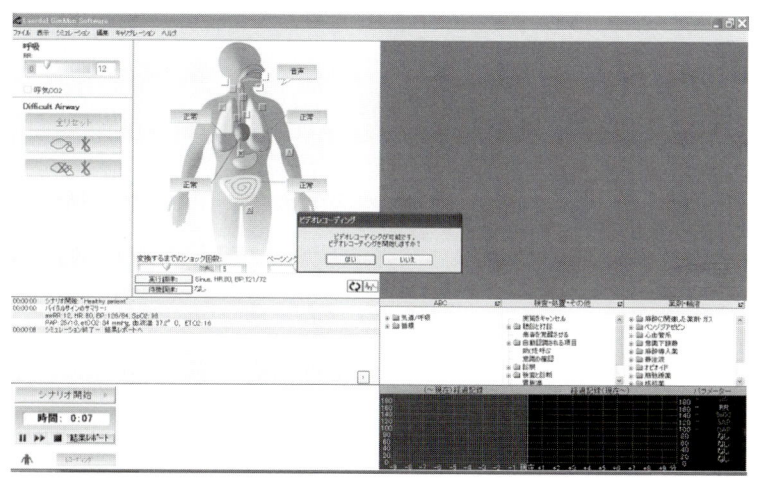

図2 ビデオレコーディングウィンドウ

グを再現できる。シムマンでの録画手順は以下のとおりである。

まず，トレーニングの開始前にUSBウェブカメラのチェックを行う。シムマン付属のウェブカメラ用ソフト，クイックキャプチャーを立ち上げ（**図1**），カメラの位置調整ならびに動作確認を実施する。トレーニングが終了し，いざデブリーフィングというときに録画が上手くいっていないと指導者，受講者ともにモチベーションが下がってしまう。カメラチェックは録画映像を用いたデブリーフィングの準備における最重要ポイントである。設置場所は学習目標によって変化させることが望ましい。たとえば学習目標がチームワークを中心としたものであれば，広角に録画できる場所に設置する。受講者全員の動線が把握でき，個々の目線や連携などが確認しやすくなる。学習目標が手順や手技の確認であれば，目的の場面にターゲットを絞って録画できる場所に設置することを勧める。

❷ 録画・再生

録画のスタートはとても簡単で，ビデオレコーディング開始をクリックするだけである。シムマンのシナリオを開始すると，画面中央にビデオレコーディングのウィンドウが現れる（**図2**）。新規トレーニングのスタート時にはDAMシナリオではなくても録画開始を問われるので，必ず「はい」をクリックする。シナリオ終了後に結果レポートをクリックすれば結果レポート閲覧用の画面に切り替わる。録画さえできていれば画面構成は後から自由に変更ができる（**図3，4**）。各画面をダブルクリックすれば1つの画面を拡大表示することも可能である。また，確認したいイベントログをクリックすればすぐにその場面から再生がスタートする。マウスのジョグダイヤルを使えばコマ送り，巻き戻しなど自由自在であり見たい場面を即座に確認できる。

デブリーフィング用に4分割された録画システムが整備されている場合[1]には，システムを活用することでより効果的なデブリーフィングが可能となる。チームワーク，リーダーシップ，コミュニケーションなど多くの学習目標に対応させるためには全体像だけではなく多方向から確認ができる4分割画面での録画をお勧めする。

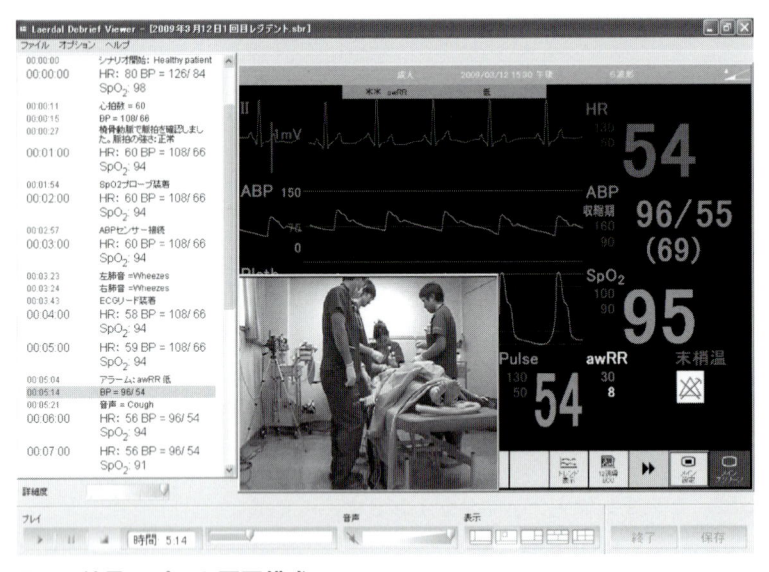

図3　結果レポート画面構成1

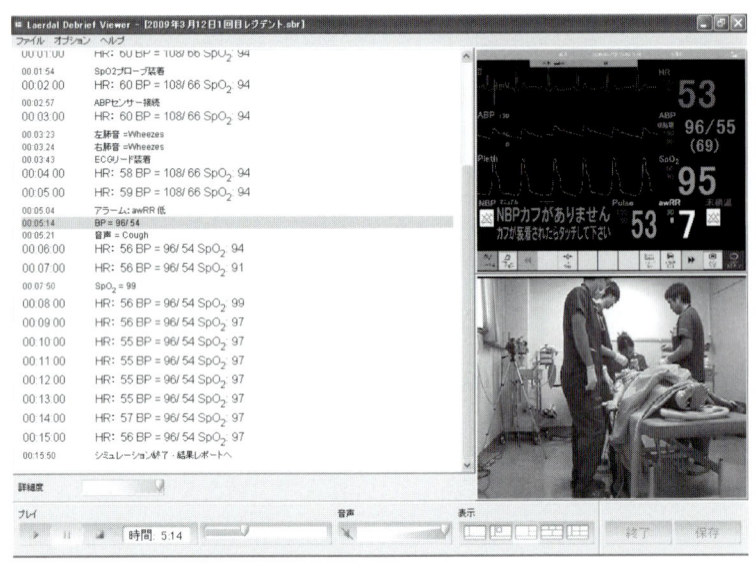

図4　結果レポート画面構成2

❸ デブリーフィング

　デブリーフィングを実践する場合，トレーニングしたシナリオの学習目標が何であったかを明確にする必要がある。そしてその学習目標に沿ったデブリーフィングを行う。漠然と映像を閲覧するだけでは何を学ぶべきかがわかりにくい。DAM実践セミナーのシナリオトレーニングでは，アルゴリズムの遂行とリーダーシップの発揮が最大の学習目標となる。この学習目標を意識することが効率のよいデブリーフィング実践の第一歩である。

　デブリーフィングに費やす時間は長くなりすぎないように注意する。デブリーフィングは重要とわかっていても，受講者はシミュレータによる実践トレーニングを望んでいる。デブリーフィングの時間が長くなると飽きてしまう。シナリオトレーニングとデブリーフィングをバランスよく時間管理することが大切である。時間を節約するためにも，指導者は確認すべき映像

の場面をスムーズに閲覧できるように準備すべきである。

録画映像の閲覧時には問題点を指導者が指摘するのではなく，受講者が映像を見てどう思うのか意見を述べてもらうことが望ましい。映像を見た受講者同士がお互いに話し合い，なるべく受講者自身で修正点に気付くようにサポートする。時として話し合いが学習目標から離れてしまうケースもあるが，その場合には指導者が軌道修正をする。

指導者がデブリーフィングに大きく介入する場合には，最初に優れた点を強調し，その後に修正点をアドバイスする。最初に駄目を出されるより，ほめられた後に修正点を指摘されるほうが受け入れは確実によい。録画映像を閲覧していると失敗した場面が目につき，ついつい修正点ばかり強調してしまいがちであるが，優れた場面を見つけ出すよう指導者は努力すべきである。受講者はほめられた場面であれば安心して楽しく映像を閲覧することができ，印象にも強く残る。

学習目標を確認し，優れた場面すなわち正しい行動を受講者全員で共有する。受講者全員が楽しみながら興味をもって参加する環境を提供する。これがデブリーフィングを成功させる最大のポイントである。効果的なデブリーフィングのためにポイントのまとめを示す。

◆◆ おわりに ◆◆

デブリーフィングはシミュレーショントレーニングの最も重要な要素の1つ[2]である。特に録画映像を用いると，正しい行動や問題点を全員で確認でき，意志の共有がより確実なものになる。デブリーフィングの実施には時間を要するが，シムマンの結果レポート機能を使用すれば，簡単かつ自由にデブリーフィングが実施できる。デブリーフィング後に，再び同様なシナリオトレーニングを実施すれば，さらなる学習効果の向上が期待できる。録画映像を用いたデブリーフィングを是非DAM実践セミナーで活用していただきたい。

文献

1) 松島久雄, 神津成紀. 新しい医学教育用シミュレーション録画システムの導入. 日臨麻会誌 2009；29：862-6.
2) O'Brien G. Interns' perceptions of performance and confidence in participating in and managing simulated and real cardiac arrest situations. Med Teach 2001；23：389-95.

（松島久雄）

指導 POINT

【デブリーフィングのポイント】
1．学習目標を明確にする。
2．学習目標を中心としたデブリーフィングを行う。
3．バランスのよい時間管理を心がける。
4．映像を見て自分自身で気づかせる。
5．優れた点を強調し、その後に修正点をアドバイスする。
6．失敗を強調しない。
7．楽しく映像を閲覧できる環境を整える。

索　引

和　文

●あ
圧損傷 46, 47, 101
アデノイド 3
アングルタイプ 61
鞍状歯列弓 3

●い
意識下挿管 21
　　──アルゴリズム 156
意識下のファイバー挿管 148
胃充満 144
一般病棟におけるDAM 174
一般病棟における特殊性 171
イベントログ 201
院外気道確保アルゴリズム 178
院外で使いやすい補助器具 179
院外での気管挿管症例 179
インターサージカル ラリンゲル
　マスク 56
咽頭 2, 3
　　──カフ型デバイス 58
咽頭軸（PA） 32
咽頭扁桃 3

●え
エアQシングルユース 141
エアウェイ 178
エアウェイスコープ 18, 38, 43,
　149, 165, 179
エアトラック 39, 141
エンドスコピーマスク 140

●お
オトガイ（頤） 4
オトガイ-甲状軟骨距離 11, 173
オトガイ-舌骨距離 10

●か
開口 10
　　──制限 71, 98, 127, 128
会場の広さ 183
解剖学的特徴 136
下咽頭 3
下顎-甲状軟骨間距離 128
下顎-舌骨間距離 128
下顎智歯周囲炎 127
合併症 108
カテコラミン 167
ガムエラスティックブジー ... 179,
　183
換気・挿管困難 174
患者のポジション 84

●き
気管 2
気管支ファイバースコープ 71,
　140
　　──の構造 71
　　──のセッティング 73
　　──を用いた挿管方法 140
気管挿管アルゴリズム 175
気管挿管確認方法 31
気管チューブイントロデューサ®
　... 41
気管チューブ・イントロデュー
　サー 41
気管チューブサイズ 82
器具の解説 30, 41, 44, 48, 59,
　61, 62, 63, 64, 65, 66, 67, 68, 71,
　82, 93
キットを用いた輪状甲状膜切開
　... 107
気道 2
　　──確保困難な障害 128
　　──管理に影響をもつ病態 .. 12
　　──抵抗 136
　　──の保護 159
機能的残気量 5, 136, 144

●か
救急外来 153
　　──における気道管理戦略
　... 154
救急におけるDAM 153
救急における気管挿管の適応
　... 155
救急の特殊性 153
急速挿管 156, 178
　　──（RSI）アルゴリズム
　... 156, 157
胸骨圧迫 160
教室配置 183
禁忌・禁止 68
緊急気道確保 21
緊急事態気道管理アルゴリズム
　... 154
緊急の非外科的気道換気 22
筋弛緩薬 158, 168, 171
緊張性気胸 101

●く
クイックトラック 111
クリアラリンゲルマスク 56, 63
訓練 112, 120

●け
経気管ジェット換気（TTJV）
　.............................. 16, 22, 100, 184
経口意識下挿管 155
経口摂取 16
頚椎可動域制限 128
頚部可動域制限 98
外科的輪状甲状膜切開 116
ケタミン 166

●こ
口蓋扁桃 3
口腔 2, 3
口腔咽頭 3
口腔・咽頭粘膜下気腫 101
口腔〜咽頭表面麻酔 75

205

口腔軸（OA）............................. 31
口腔内の浮腫 145
口腔保健センター 128
硬口蓋 3
甲状軟骨 4
喉頭 2, 4
喉頭咽頭 3
喉頭蓋エレベータバー...... 49, 52, 54, 55
喉頭軸（LA）............................ 32
喉頭上デバイス 56, 178, 179
喉頭展開困難の頻度 173
喉頭展開困難リスク因子 173
喉頭展開の困難 9
誤嚥 16
　──防止のための絶飲食時間 16
小型軽量呼気 CO₂ モニター 179
呼吸器系の生理的変化 144
呼吸生理学的特徴 136
コブラ PLA 56, 65
コルマックグレード 10, 173

●さ
サクシニルコリン 7
産科における DAM 146
産科の特殊性 144
酸素化 146, 157
酸素供給量 164
酸素消費量 6, 136, 144

●し
ジェット換気 24
歯科異物 129
歯科口腔外科手術の再手術症例 128
歯科治療 126
歯科における DAM 127
歯科の特殊性 126
歯科用ラバーダムシート 140
実施のための基礎知識...100, 107, 116
指導スタッフと受講生数 182
シナリオトレーニング... 182, 186
　──を進めるポイント 186
シムマン 183, 184
　──の組み立て 184

──の使い方 185
ジャクソン噴霧器 73, 74
縦隔気腫 101
集中治療の特殊性 163
手技および手順 118
潤滑剤 83
準備......... 30, 42, 45, 50, 59, 61, 62, 63, 64, 65, 66, 68, 73, 82, 94, 101, 108, 117, 156, 200
上咽頭 3
障害者 128
　──歯科 128
小顎症 128
上気道閉塞 3
状況評価 177
使用する気管チューブ 73
上・中・下鼻道 2
小児気道 136
小児における DAM 136
小児の挿管で通常準備する物品 139
小児の特殊性 136
使用方法 30, 42, 45, 51, 60, 61, 62, 63, 64, 65, 66, 68, 76, 84, 95, 102, 108
症例 60, 61, 63, 64, 65, 67, 69, 97, 104, 113, 121, 129, 142, 160, 168, 175
食道挿管 44
　──検知器 159, 160
歯列弓 127
迅速導入 164, 171
心肺停止 160

●す
睡眠時無呼吸症候群 127
スタイレットスコープ 93
スミウェイ WB................. 56, 67

●せ
正中中間位 158
声門下狭窄 108
声門上エアウェイデバイス 48
舌骨 4
舌骨-甲状軟骨距離 10
舌扁桃 3
　──過形成 3, 9

──の過大 128
前酸素化 5, 165
前処置 74
専用固定器具 160
専用ロッド（プッシャー）..... 55

●そ
挿管困難症例に対する準備物品 139
挿管困難症例の予測 136
挿管困難に関連した遺伝性症候群 11
挿管用ラリンジアルマスク専用チューブ 78
操作方法・使用方法 67
総鼻道 2, 75
ソフトシール・ラリンゲルマスク 50, 56, 62

●た
第 1 世代喉頭鏡 34
第 2 世代喉頭鏡 36
第 3 世代喉頭鏡 37
代替挿管手段 21
ダイナブレード 35
タスクトレーナー 182
脱窒素化 5
縦切開 118

●ち
チオペンタール 166
知的障害者 132
遅発性気道閉塞 46
中咽頭 3
チューブエクスチェンジャー 23, 44, 150
チューブ先行法 73
チューブの選択 83
チューブの留置・確認......... 159
超緊急帝王切開 146
直視型喉頭鏡 34
直接切開法 107
治療操作が口腔気道に与える影響 127
鎮静下抜管 23

206　索　引

●て
帝王切開時 144
帝王切開の意識下ファイバー挿管症例 150
適応と禁忌 116
溺水 161
デブリーフィング 186, 200, 202

●と
透過光の確認 86
導入後挿管 21
動脈血酸素含量 164
ドブタミン 167
吐物 161
トラキライト 82
トラヘルパー 112
トラマゾリン 73, 74
鳥様顔貌 98

●な～ね
軟部組織を損傷 36
日本医学シミュレーション学会 25
妊娠中毒症合併 145
妊娠中の気道合併症のリスク 145
妊娠の生理的変化 144
妊婦 6
　――の気道困難症のアルゴリズム 147
　――の気道のリスクファクター 144
熱傷 161

●は
パーカー気管チューブ® ...37, 44, 78, 128
パーカースパイラルチューブ ..73
肺気量分画 6
肺水腫 161
抜管後に上気道閉塞出現 46
抜管のアルゴリズム 23, 24
ハンズオントレーニング 182, 186

●ひ
鼻咽頭 3

皮下・縦隔気腫 101
非緊急 21
鼻腔 2
　――表面麻酔 75
非外科的気道確保法 53
非侵襲的気道確保 104
左アプローチ 32
必要物品 183
ビデオレコーディング 201
肥満 6, 7, 145
　――妊婦 146
病院外 177
　――におけるDAM 177
　――における気道管理の特殊性 177
病院前救護活動のガイドライン 177

●ふ
フェースシールド 102
豚喉頭 112, 120
ブラード型喉頭鏡 37, 141
フランク・スターリングの曲線 166
ふり返り 200
フルストマック ...16, 156, 171, 177
　――への対応 171
ブレード 30
プロポフォール 166

●へ
米国麻酔科学会 182
ペンシルテスト 12

●ま
マギール鉗子 161
マスク換気困難 ...13, 15, 21, 171
　――時の対応 22
　――の主な原因 15
　――のリスク因子 172
　――のリスクファクター 13
マスク換気不能 14
マッキントッシュ型（彎曲型） 30
マッコイ型喉頭鏡 32, 33, 35
マニュアルジェットベンチレーター 101, 102

●み
ミダゾラム 166
ミニDAMセミナー 25
ミニトラックIIセルジンガーキット 109, 110
ミラー型（直型） 30

●む
無呼吸許容時間 5, 6, 16
ムコ多糖症 137

●め
メルカー緊急用輪状甲状膜切開カテーテルセット 109
メンテナンス 32, 43, 45, 53, 60, 61, 63, 64, 65, 67, 69, 79, 90, 98

●よ
用手的正中中間位固定 158
横切開 118
予測不能の気道困難症 148

●ら
ラリンゲルチューブLT 56, 66
ラリンゲルチューブLTS ...56, 66
ラリンゲルマスク 56
　―― Solus™ 64
　――アングル 50, 61
　――型デバイス 57
　――ストレート 61
　――フレックス 61
ラリンジアルマスク ...15, 18, 48, 56, 147, 179
　――クラシック 48
　――スプリーム 48, 50, 59
　――ファストラック...21, 48, 49, 165, 184
　――ファストラック専用気管チューブ 44
　――フレキシブル 48, 49
　――プロシール 48, 49
　――ユニーク 50

●り・ろ
リークチェック 23
リークテスト 150
リジットタブ 60

輪状甲状間膜切開術..................165
輪状甲状靱帯......................................4
　　──穿刺..............................139
輪状甲状膜..................................100
　　──切開..........100, 107, 184, 186
　　──切開キット....................107
　　──切開による換気の合併症
　　　...108
　　──切開の適応と禁忌.......107
　　──部の解剖.................100, 107
輪状軟骨圧迫..............................147
録画・再生..................................201

● わ
ワルダイエル咽頭輪..................3
ワンド..82

英　文

● A
Airway Approach Algorithm
　（AAA）...................................9
American Society of
　Anesthesiologists（ASA）
　....................................17, 182
ASA-DAM ガイドライン..........17
AWS..165

● B
Beckwith-Wiedemann 症候群
　...137
BURP..................................31, 35

● C
cannot ventilate, cannot intubate
　（CVCI）..........22, 100, 174, 186
cannot ventilate, cannot
　oxygenate................................121
click sign..42
Cloverleaf 症候群........................137
Condition C...................................175
Cornelia de Lange 症候群..........137
Cystic hygroma.............................137

● D
DAM アルゴリズム.....................20
DAM カート..................................18
DAM 講義....................................186
　　──用スライド.....................186
DAM 実践セミナー...........25, 182
　　──の開始............................186
　　──の準備............................182
DAM シナリオトレーニング..186
DAM 症例..............................32, 98
DAM セット........................18, 19
DAM 世話人会............................25
DAM に必要な解剖......................2
DAM の時間的考察......................5
DAM のためのテクニック........22
DAM への適用....43, 46, 53, 80, 91
Difficult Airway Society.............17
Difficult Airway の定義..............18
Difficult Airway の頻度..............18
distal hold up sign.......................42

● E
Emergency Transtracheal
　Airway Catheters...................102
Enk Oxygen Flow Modulator
　...103
Eschmann tracheal tube
　introducer................................41

● F
fiberoptic bronchoscope（FOB）
　...71
FOB 先行法...................................77
Freeman-Sheldon 症候群............137
functional residual capacity
　（FRC）......................................5

● G
GlideScope®...................................36
Goldenhar synd..............................11
Gum-Elastic Bougie（GEB）......41,
　179, 184, 186

● H
Han の分類....................................13
head elevated laryngoscopy
　position......................................7

HELP 体位......................................7

● I
ICU での気道管理アルゴリズム
　...164
ICU での気道管理におけるカテ
　コラミン使用........................167
ICU での気道管理の際の筋弛緩
　薬の使用................................168
ICU で頻用される鎮静薬.........166
ICU における前酸素化.............165
i-gel..56, 68
I-LMA 専用チューブ..................51
I-LMA 専用のロッド（プッ
　シャー）....................................52
Intubating LMA（I-LMA）........48,
　49, 50, 148, 165, 174, 184, 186

● J・K
Japan Prehospital Trauma
　Evaluation and Care
　（JPTEC™）.............................177
Klippel-Feil synd............................11

● L
Laryngeal Mask Airway
　（LMA）.................48, 148, 174
left molar approach.......................32
L-E-M-O-N 法..............................10
LMA Classic™..............................48
LMA C-Trach™...................48, 174
LMA Fastrach™.......48, 49, 148,
　184
LMA Flexible™.............................49
LMA ProSeal™............48, 49, 148
LMA Supreme™.............48, 50, 59
LMA Unique™..............................50

● M
Mallampati 分類.........11, 128, 145,
　173
MCS-3.................................101, 102
MERA クリアマスク................140
M-O-A-N-S 法..............................13

● N・O
Nager 症候群..............................137

obstructive sleep apnea syndrome（OSAS）.................127

●P

Patil の三角 11
peardrop 現象 34
PENTAX AWS® 18, 38, 179
Pierre-Robin synd 11
preoxygenation.............................157
preparation 156
preplanned strategy..................... 21
primary strategy............................ 21

●R

rapid sequence induction（RSI）
....164, 171
rapid sequence intubation
（RSI）.................................156, 178
Rapi-Fit® 45
Robin Sequence...........................137
R-O-D-S 法..................................... 15

●S

secondary strategy........................ 21
Sellick 手技...........................156, 159
sniffing position 32
Spray As You Go 法...................... 77
supraglottic devices..................... 56

●T・U

thyromental distance と身長の
  比...146
transtracheal jet ventilation
（TTJV）.....................100, 184, 186
Treacher Collins 症候群 11, 137
TruView® 36
 ── EVO2 36
TTJV の合併症..............................101
tube exchanger（TE）................. 23
Turner synd 11
Upper Lip Bite Test（ULBT）
  10

数　字

3-3-2（横指）法............................... 10
3-3-2 ルール 175
5 点聴診 159
21trisomy（Down synd）............. 11

【付録 DVD について】
- 資料編を閲覧するには Adobe Reader, Microsoft Word, PowerPoint, インターネットブラウザーのインストールが必要です。
- シムマン・シナリオデータは，マイコンピュータ（Win）またはデスクトップ（Mac）上の DVD アイコンをクリックし，「SHIRYO」フォルダを開くと「JAMS-DAM」ファイルがありますので，ご自分のパソコンにコピーしてお使いください。
- 営利目的・個人使用にかかわらず本 DVD に収録された動画のコピー・配布は著作権法上での例外を除き禁じられています。

Difficult Airway Management
—気道管理スキルアップ講座— ＜検印省略＞

2010 年 11 月 3 日　第 1 版第 1 刷発行

定価（本体 7,600 円＋税）

編集者　中川雅史, 上農喜朗
発行者　今井　良
発行所　克誠堂出版株式会社
〒113-0033　東京都文京区本郷 3-23-5-202
電話（03）3811-0995　振替 00180-0-196804
URL　http://www.kokuseido.co.jp

ISBN978-4-7719-0375-3 C3047 ¥7600E　印刷　ソフト・エス・アイ株式会社
Printed in Japan　© Masashi Nakagawa, Yoshiroh Kaminoh, 2010
- 本書の複製権・翻訳権・上映権・譲渡権・公衆送信権（送信可能化権を含む）は克誠堂出版株式会社が保有します。
- JCOPY ＜（社）出版者著作権管理機構　委託出版物＞
本書の無断複写は著作権法上での例外を除き禁じられています。複写される場合は，そのつど事前に（社）出版者著作権管理機構（電話 03-3513-6969，FAX 03-3513-6979，e-mail：info@jcopy.or.jp）の許諾を得てください。